# 第1種 スーパー合格

# 衛生管理者

'24~'25年版
法改正・新傾向
対応

## 一問一答 パーフェクト 1500問

衛生管理者試験対策研究会 著

秀和システム

# はじめに

## ●衛生管理者試験は過去問対策がポイント！

　第1種衛生管理者は、受験者数が年間6万7千人を超える人気資格です。合格率は46.0％（令和5年度）ですが、何度も挑戦する受験者も多く、一度で合格するためには、要点を押さえた学習が大切です。

　衛生管理者試験は、類似の問題がくり返し出題されるので、いかに過去問対策を行うかがポイントです。ただし、やみくもに過去問に当たっても、要点がわかりにくく、重複も多いため、得策ではありません。また、2〜3年間（5〜6回）分くらいでは、受験対策として十分とはいえません。

## ●過去20年の出題分析でわかった合格のポイント

　過去20年間の出題を分析すると、①「ほぼ毎回出題される問題」、②「数回おきに出題される問題」、③「新傾向の問題」の3つがあることがわかります。

　たとえば「総括安全衛生管理者」に関する問題は、毎回必ず出題されていますし、「衛生委員会」に関する問題は、2回に一度ほど出題されています。また、直近では、「喫煙対策」「ストレスチェック」「メンタルヘルスケア」などで、新傾向の問題が続いています。

　ただし例年、③「新傾向の問題」は15％程度であり、①「ほぼ毎回出題される問題」（60〜70％程度）と、②「数回おきに出題される問題」（20〜30％程度）で、おおむね80〜90％がカバーされています。

## ●本書だけで本試験は8割以上！ 完全合格対応！！

　そこで本書は、最近10年（20回分）の公表問題に、過去20年以上にわたって独自に収集した非公表問題を加えた約1,500問超（7,500枝超）をベースとし、当面出題が予想される問題をほぼ網羅しました。

その上で、各問題を項目別に分類・整理し、過去6年（12回）で、1〜2回出題されたものに★、3〜4回出題されたものに★★、5回以上出題されたものに★★★を付けました。また、新傾向の問題については、直近2回を対象に「これまで出題されたことのない問題」「ここ10年間に出題されていなかった問題」に 新傾向 のアイコンを付しました。

　また、最新の傾向がつかめるよう、直近2回分の設問には、 令和6年4月 令和5年10月 の表示を付けました。

## ●60点で合格！ 満点を目指す必要はありません！！

　衛生管理者試験は、各分野で40%、合計で60%以上の得点で合格です。合格を目標とするなら、必ずしも満点を目指す必要はありません。

　これまでのデータでは、★★★〜★と 新傾向 の設問（約1000枝）を確実に押さえることで、70%を取得できるので、これだけで合格ラインはクリアです。さらに、無印の設問までマスターすれば、80%以上取得できますので、余裕を持って合格できるでしょう。


　本書の収録問題数は1500問超です。1日50問ずつ取り組めば、およそ30日間でムリなくマスターできます。ぜひ、本問題集をご活用いただき、合格を勝ち取られることをお祈りいたします。



令和6年5月
衛生管理者試験対策研究会

# Contents

## 第2章 労働衛生（有害業務に係るもの）

## 第3章 関係法令 (有害業務に係るもの以外のもの)

# よくわかる衛生管理者試験のしくみ

## 衛生管理者免許とは？

　労働安全衛生法では、常時50人以上の労働者を使用する事業場について、その事業場の規模に応じて1人以上の衛生管理者を選任し、労働者の健康障害を防止するための作業環境管理、作業管理及び健康管理、労働衛生教育の実施、作業場の定期巡視、労働者の負傷疾病統計等の作成、健康の保持増進措置などの職務を行うことになっています。

　衛生管理者の免許には、第1種衛生管理者免許、第2種衛生管理者免許、衛生工学衛生管理者免許があり、このうち第1種衛生管理者免許、第2種衛生管理者免許を取得するには、厚生労働大臣の指定する指定試験機関が行う試験に合格する必要があります。

　第1種衛生管理者免許を有する者は、すべての業種の事業場において衛生管理者となることができます。

## 試験科目及び配点

| 試験科目 | 範囲 | 出題数 | 配点 |
|---|---|---|---|
| 関係法令 | 有害業務に係るもの | 10 | 80 |
| 関係法令 | 有害業務に係るもの以外のもの | 7 | 70 |
| 労働衛生 | 有害業務に係るもの | 10 | 80 |
| 労働衛生 | 有害業務に係るもの以外のもの | 7 | 70 |
| 労働生理 | | 10 | 100 |
| 合計 | | 44 | 400 |

| 出題形式 | 試験時間 | |
|---|---|---|
| 5枝択一式 | 3時間 | ただし、特例での受験者（第2種衛生管理者免許を有する者）は2時間。 |

# 受験案内

## 指定受験機関

試験は全国8ヶ所に設けられている安全衛生技術センターで毎月1～4回行われています。試験日等の詳細は、各センターで作成している「免許試験案内」や安全衛生技術試験協会本部のWebサイト（**https://www.exam.or.jp**）で公表されています。

## 受験申請書の入手方法

### ●窓口で請求する場合

「免許試験受験申請書」は、安全衛生技術試験協会、各センター又は免許試験受験申請書取扱機関一覧に示す団体で無料配布されています。

### ●郵送で請求する場合

郵送を希望する場合は、「免許試験受験申請書△部」と明記したメモ書と、あて先を明記した返信用封筒（返信用切手を貼る）を同封し、協会本部又は受験を希望する各センターのいずれかに申し込みます。

## 試験手数料

### 8,800円
（令和6年4月1日現在）

## 受験申請書類の提出

上記の受験申請書に証明写真（30mm×24mm）を貼り、試験手数料を添えて、受験を希望する各安全衛生技術センターに提出します。

## 提出方法及び受付期間

### ●センター窓口へ持参の場合

直接提出先に第1受験希望日の2ヶ月前からセンターの休日を除く2日前まで（定員に達したときは第2希望日になる）に持参します。

### ●郵便（簡易書留）の場合

第1受験希望日の2ヶ月前から14日前（消印）まで（定員に達したときは第2希望日になる）に郵送します。

# 合格について

## 合格基準

それぞれの試験科目ごとの得点が40%以上であり、かつ、全科目の合計得点が満点の60%以上である場合に合格となります。

## 最近の合格率

| | |
|---|---|
| 受験者数 | 67,572人 |
| 合格者数 | 31,108人 |
| 合格率 | 46.0% |

※令和5年度

## 合格者への通知

合格者には郵送又はインターネットで発表します。また、不合格者には本人が取得した総得点と各科目の得点が通知されます。なお、通知は本人宛に送付し、企業、団体等に送付することはありません。

## 免許証の申請

各安全衛生技術センターから合格通知が送付されると、免許申請を東京労働局宛に郵送します。同局から免許証が交付されます。免許申請先は、下記の通りです。

**東京労働局　免許証発行センター**
〒108-0014　東京都港区芝5-35-1　産業安全会館

## ●試験の問い合わせ先

### （財）安全衛生技術試験協会
〒101-0065　東京都千代田区西神田3-8-1
千代田ファーストビル東館9階
☎03-5275-1088

### 北海道安全衛生技術センター
〒061-1407　北海道恵庭市黄金北3-13
☎0123-34-1171

### 東北安全衛生技術センター
〒989-2427　宮城県岩沼市里の杜1-1-15
☎0223-23-3181

### 関東安全衛生技術センター
〒290-0011　千葉県市原市能満2089
☎0436-75-1141

### 関東安全衛生技術センター東京試験場
〒105-0022　東京都港区海岸1-11-1
ニュービア竹芝ノースタワー21階
☎03-6432-0461

### 中部安全衛生技術センター
〒477-0032　愛知県東海市加木屋町丑寅海戸51-5
☎0562-33-1161

### 近畿安全衛生技術センター
〒675-0007　兵庫県加古川市神野町西之山字迎野
☎079-438-8481

### 中国四国安全衛生技術センター
〒721-0955　広島県福山市新涯町2-29-36
☎084-954-4661

### 九州安全衛生技術センター
〒839-0809　福岡県久留米市東合川5-9-3
☎0942-43-3381

# 衛生管理者試験に合格するには!?

| 関係法令<br>(有害業務) | 労働衛生<br>(有害業務) | 関係法令<br>(有害業務以外) | 労働衛生<br>(有害業務以外) | 労働生理 | **合計** |
|---|---|---|---|---|---|
| 80点 | 80点 | 70点 | 70点 | 100点 | 400点 |

満点

**合格ライン**

**240点**

60%

| 32点 | 32点 | 30点 | 30点 | 40点 |
|---|---|---|---|---|

40%

| 8点<br>×<br>10問 | 8点<br>×<br>10問 | 10点<br>×<br>7問 | 10点<br>×<br>7問 | 10点<br>×<br>10問 |
|---|---|---|---|---|

## 100点を目指す必要はありません。60点以上で合格です!

　各科目の得点が40%以上で、かつ全科目の合計得点が60%以上であれば合格です。ここ数年、毎年新しい問題が見られますが、過去問をしっかりマスターしておくことで、十分に合格可能です。

## 「労働生理」から手を付けよう!

労働生理は、からだのしくみと機能が中心で手をつけやすいうえ、過去問からの繰り返しの出題がほとんどです。過去問をしっかりマスターして、得点源としてください。

## 「関係法令」はとっつきにくいが、意外と点を取りやすい!

法令科目、とくに有害業務にかかわるものは、聞きなれない化学物質名などが出てきて、とっつきにくい印象がありますが、出題範囲や問題形式が限られており、実は点を取りやすい分野です。なお、「○○法第○○条……」といった根拠を覚える必要はありません。

## 「労働衛生」は最近の傾向も押さえておこう!

この分野は、比較的に新しい話題から出題されることが多く、とくにガイドラインや指針に注意してください。直近では「事業場における労働者の健康保持増進のための指針（THP指針）」「事業者が講ずべき快適な職場環境の形成のための措置に関する指針（快適職場指針）」などから新たな出題が続いています。とはいえ、多くは過去の出題の繰り返しですから、やはり過去問対策が重要になります。

## 本書の特徴

# 過去10年間、20回分の出題を収録!

　この問題集は、過去10年間に公表された20回分の出題に、過去20年間に独自に収集した非公開問題の出題を加えて作成しています。

　本試験問題は**5枝択一式**です。すなわち、5つの「枝」それぞれについて、○×を問われています。

次の作業のうち、法令上、作業主任者の選任が義務づけられていないものはどれか。

(1) 金属製品製造工程において硫酸を取り扱う作業
(2) コールタールを製造する作業
(3) レーザー光線により金属を加工する作業
(4) 圧気工法により大気圧を超える気圧下の作業室において行う作業
(5) 屋内作業のメタノール製造工程において、メタノールを容器に注入する作業

枝1 ✗ 選任が義務づけられている。（安衛令第6条）

枝2 ✗ 選任が義務づけられている。（安衛令第6条）

枝3 ○ 選任は義務づけられていない。

枝4 ✗ 選任が義務づけられている。（安衛令第6条）

枝5 ✗ 選任が義務づけられている。（安衛令第6条）

　そこで本書は、収集した合計7,500枝（1500問）を条文・項目ごとに整理・分類し、重複や類似を省いて、約1,600問（枝）に整理しました。例年、新傾向問題は15%程度であり、当面出題が予想される問題は、これでほぼ網羅されているとみてよいでしょう。

| 出題順 | 1（第1章） | 2（第2章） | 3（第3章） | 4（第4章） | 5（第5章） |
|---|---|---|---|---|---|
| 試験科目 | 有害業務に係るもの | | 有害業務に係るもの以外のもの | | 労働生理 |
| | 関係法令 | 労働衛生 | 関係法令 | 労働衛生 | |
| 1回試験出題数 | 10 | 10 | 7 | 7 | 10 |
| 掲載問題数 | 約400問 | 約300問 | 約300問 | 約300問 | 約300問 |

# 出題頻度を★★★～★で表示！

過去12回のうち、5回以上出題されたものには★★★を、3～4回出題されたものには★★を、1～2回出題されたものには★を付けました。

また、直近2回を対象に「これまで出題されたことのない問題」「ここ10年間に出題されていなかった問題」に 新傾向 のアイコンを付しましたので、今後の出題に注意してください。

## 本書の構成

本書は、各項目ごとに概要と出題項目、チェックポイントを示しています。ここで、これからどんな出題がされるか、概要を理解してください。

次いで問題編では、左ページに出題問題を、右ページに解答・解説を配置しています。問題と解答・解説は同じ位置（目線）に合わせてあるので、学習のスピードが上げられます。各問題の左肩には、出題頻度（★★★～★）とともに、チェック欄（□□□）を設けてあるので、活用してください。また、直近2回分の出題には、令和6年4月 令和5年10月 のアイコンを付けてありますので、参考にしてください。なお、令和6年4月[2種] 令和5年10月[2種] のアイコンは、第2種試験の出題です。

# 効果的な学習方法

　本試験では、5分野から合計44問出題されます。試験会場で問題が配布されたら、普通、自分の得意な科目から手をつけると思います。本書もぜひその要領で着手してください。たとえば、第5章（労働生理）は一般的にわかりやすいので、そこから入っていくのも一策です。

　また、各科目では、まずは出題頻度の高い★★★～★の問題と、**新規傾向**の問題をマスターしてください。★★★～★と**新規傾向**だけで、例年、実際の本試験問題の7割をカバーしています。これに無印の問題を加えると、8～9割のカバー率となります。

　本書は全部で1,500問超ですから、1日50問くらい進めれば、30日ほどでマスターすることができます。チェック欄を有効にご活用下さい。本試験は60%以上の正解で合格なので、必ずしも100%の得点を目指す必要はありません。この問題集の各科目について60%以上マスターできれば、胸をはって試験に臨めます。

### 法令略称

本書の第1章及び第3章で掲載している法令は、以下のように略しています。

●**労働基準法**

| | | |
|---|---|---|
| 労働基準法 | ➡ | 労基法 |
| 労働基準法施行規則 | ➡ | 労基則 |
| 年少者労働基準規則 | ➡ | 年少則 |
| 女性労働基準規則 | ➡ | 女性則 |

●**労働安全衛生法**

| | | |
|---|---|---|
| 労働安全衛生法 | ➡ | 安衛法 |
| 労働安全衛生法施行令 | ➡ | 安衛令 |
| 労働安全衛生規則 | ➡ | 安衛則 |
| 事務所衛生基準規則 | ➡ | 事務所則 |

●**有害関係法令**

| | | |
|---|---|---|
| 有機溶剤中毒予防規則 | ➡ | 有機則 |
| 鉛中毒予防規則 | ➡ | 鉛則 |
| 特定化学物質障害予防規則 | ➡ | 特化則 |
| 高気圧作業安全衛生規則 | ➡ | 高圧則 |
| 電離放射線障害防止規則 | ➡ | 電離則 |
| 酸素欠乏症等防止規則 | ➡ | 酸欠則 |
| 粉じん障害防止規則 | ➡ | 粉じん則 |
| 石綿障害予防規則 | ➡ | 石綿則 |
| じん肺法 | ➡ | じん肺法 |

＊問題文は一部表記に揺れがありますが、原則として出題の原文通りとしています。

# 第1章 関係法令（有害業務に係るもの）

# 1 安全衛生管理体制

**出題のポイント**

衛生管理体制のうち、主に**衛生管理者**と**作業主任者**から、有害業務に関わるものが出題されます。とくに「衛生管理者」は、本試験の第1問目として、必ず出題されます。ここ数年は組合せ問題の形となっており、数字等も含めて、特にきちんとした理解が求められます。

「作業主任者」も近年ほぼ毎回出題されています。出題パターンは比較的限られていますので、確実に押さえておいてください。

## 衛生管理者の選任 ➡ 第3章-1 参照

## 衛生工学衛生管理者の選任／衛生管理者の専任／産業医の専属

❶ 衛生工学衛生管理者の選任
**常時500人を超える**労働者を使用する事業場で、一定の有害業務（**表**）に**常時30人以上**の労働者を従事させる場合は、衛生管理者のうち1人を**衛生工学衛生管理者**から選任する。

❷ 衛生管理者の専任
**常時1,000人を超える**労働者を使用する事業場、または、**常時500人を超える**労働者を使用する事業場で、一定の有害業務（**表**）に**常時30人以上**の労働者を従事させる事業場では、衛生管理者のうち少なくとも1人を**専任**とする。

❸ 産業医の専属
常時50人以上の労働者を使用する事業場では、産業医を選任しなければならないが、**常時1,000人以上**の労働者を使用する事業場、または、一定の有害業務（**表**）に**常時500人以上**の労働者を従事させる事業場では、産業医はその事業場に**専属**の者とする。

| 有害業務 | 衛生工学衛生管理者の選任 | 衛生管理者の専任 | 産業医の専属 |
|---|:---:|:---:|:---:|
| **多量の高熱物体**を取り扱う業務及び**著しく暑熱な場所**における業務 | ○ | ○ | ○ |
| **多量の低温物体**を取り扱う業務及び**著しく寒冷な場所**における業務 | | ○ | ○ |
| ラジウム放射線、エックス線その他の有害放射線にさらされる業務 | ○ | ○ | ○ |

| | | | |
|---|---|---|---|
| 土石、獣毛等のじんあいまたは**粉末を著しく飛散する場所**における業務 | ○ | ○ | ○ |
| 異常気圧下における業務 | ○ | ○ | ○ |
| 削岩機、鋲打機等の使用によって身体に**著しい振動**を与える業務 | | ○ | ○ |
| 重量物の取扱い等重激なる業務 | | ○ | ○ |
| ボイラー製造等**強烈な騒音**を発する場所における業務 | | ○ | ○ |
| 坑内における業務 | ○ | ○ | ○ |
| 深夜業を含む業務 | | | ○ |
| 水銀、砒素、黄りん、弗化水素酸、塩酸、硝酸、硫酸、青酸、か性アルカリ、石炭酸その他これらに準ずる有害物を取り扱う業務 | | | ○ |
| 鉛、水銀、クロム、砒素、黄りん、弗素、塩素、塩酸、硝酸、亜硫酸、硫酸、一酸化炭素、二硫化炭素、青酸、ベンゼン、アニリン、その他これに準ずる有害物の粉じん、蒸気またはガスを発散する場所における業務 | ○ | ○ | ○ |
| 病原体によって汚染のおそれが著しい業務 | | | ○ |

## 作業主任者の選任

労働災害防止のための管理を必要とする特定作業については、免許を受けた者または技能講習を修了した者のうちから作業主任者を選任して、当該作業に従事する労働者の指揮等を行わせなければならない。

| 作業 | 名称 | 資格 |
|---|---|---|
| 高圧室内作業 | 高圧室内作業主任者 | 免許 |
| 放射線業務に係る作業 | **エックス線作業主任者** | |
| ガンマ線照射装置を用いて行う透過写真の撮影の作業 | **ガンマ線透過写真撮影作業主任者** | |
| **特定化学物質**＊を製造し、又は取り扱う作業 | 特定化学物質及び四アルキル鉛等作業主任者 | 技能講習 |
| 鉛業務 | 鉛作業主任者 | |
| 四アルキル鉛等業務 | 特定化学物質及び四アルキル鉛等作業主任者 | |
| **酸素欠乏危険場所**における作業 | 酸素欠乏危険作業主任者 | |
| **有機溶剤**を製造し、又は取り扱う屋内作業 | 有機溶剤作業主任者 | |
| 石綿を取り扱う作業 | **石綿作業主任者** | |

＊法改正により、溶接ヒュームが特定化学物質に分類された。

# 1　衛生管理者

**1**  2人以上の衛生管理者を選任すべき事業場では、そのうち1人については、その事業場に専属でない労働衛生コンサルタントのうちから選任することができる。

**2**  常時250人の労働者を使用する運送業の事業場では、衛生管理者は、2人以上選任しなければならない。

**3**  常時600人の労働者を使用する製造業の事業場では、衛生管理者は、2人以上選任しなければならない。

**4**  常時1,800人の労働者を使用する製造業の事業場で、衛生管理者を3人選任している。

**5**  常時250人を超える労働者を使用し、そのうち多量の低温物体を取り扱う業務に常時50人が従事する事業場では、衛生管理者のうち少なくとも1人を専任の衛生管理者としなければならない。

　　　　　　　　　　　　　　　　　　　　令和6年4月　令和5年10月

**6**  常時800人を超える労働者を使用し、そのうち強烈な騒音を発する場所における業務に常時30人が従事する事業場では、衛生管理者のうち少なくとも1人を専任の衛生管理者としなければならない。

**7**  常時800人の労働者を使用し、そのうち鉛、水銀、クロム及び一酸化炭素の粉じん又はガスを発散する場所における業務に常時30人、深夜業を含む業務に常時300人が従事する製造業の事業場では、衛生管理者のうち少なくとも1人を、専任の衛生管理者として選任しなければならない。

**8**  常時1,800人の労働者を使用し、そのうち多量の高温物体を取り扱う業務に常時20人の労働者を従事させている事業場で、専任の衛生管理者が1人もいない。

## 解答 衛生管理者

**1 ○** 記述どおり正しい。衛生管理者を2人以上を選任する場合は、その中に**労働衛生コンサルタント**がいれば、うち1人は専属でなくてもかまわない。言い換えると、衛生管理者を複数選任する場合、うち1人のみ労働衛生コンサルタント（**外部委託＝専属でない**）でもかまわない。
➡安衛則第7条第1項第2号

**2 ○** 記述どおり正しい。労働者数**201～500人**の事業場では、衛生管理者は**2人以上**選任しなければならない。 ➡安衛則第7条第1項第4号

**3 ✕** 労働者数**501～1,000人**の事業場では、衛生管理者は**3人以上**選任しなければならないため、誤り。 ➡安衛則第7条第1項第4号

**4 ✕** 労働者数**1,001～2,000人**の事業場では、衛生管理者は**4人以上**選任しなければならないため、誤り。 ➡安衛則第7条第1項第4号

**5 ✕** 常時1,000人を超える労働者を使用する事業場、または常時500人を超える労働者を使用し、一定の有害業務（「**著しく暑熱な場所における業務**」「**多量の高熱物体および多量の低温物体を取り扱う業務**」等）に常時**30人以上**の労働者を従事させる事業場では、衛生管理者のうち少なくとも1人を**専任**の衛生管理者としなければならない。問題文の「常時250人の労働者を使用する事業場」は、これに該当しないため、誤り。 ➡安衛則第7条第1項第5号

**6 ○** 記述どおり正しい。「**強烈な騒音を発する場所における業務**」は、上述の一定の有害業務に該当する。
➡安衛則第7条第1項第5号ロ、労規則第18条

**7 ○** 記述どおり正しい。「**鉛、水銀、クロム及び一酸化炭素の粉じん**又はガスを発散する場所における業務」は、上述の一定の有害業務に該当する。
➡安衛則第7条第1項第5号ロ、労規則第18条

**8 ✕** 常時1,000人を超える労働者を使用する事業場では、衛生管理者のうち少なくとも1人を**専任**の衛生管理者としなければならないため、誤り。 ➡安衛則第7条第1項第5号イ

**1**

関係法令（有害業務に係るもの）

**9**  常時800人を超える労働者を使用し、そのうち著しく暑熱な場所における業務に常時20人以上が従事する事業場において、衛生工学衛生管理者免許を有する者のうちから選任した衛生管理者が1人もいない。

**10**  常時800人の労働者を使用し、そのうち鉛、水銀、クロム及び一酸化炭素の粉じん又はガスを発散する場所における業務に常時30人、深夜業を含む業務に常時300人が従事する製造業の事業場では、衛生管理者のうち1人を、衛生工学衛生管理者免許を有する者のうちから選任しなければならない。

**11**  常時600人の労働者を使用し、そのうち多量の低温物体を取り扱う業務に常時35人の労働者を従事させる事業場では、選任する衛生管理者のうち少なくとも1人を衛生工学衛生管理者免許を受けた者のうちから選任しなければならない。 令和6年4月

**12**  常時800人の労働者を使用し、そのうち強烈な騒音を発する場所における業務に常時30人の労働者を従事させる事業場では、選任する衛生管理者のうち少なくとも1人を衛生工学衛生管理者免許を受けた者のうちから選任しなければならない。

**13**  常時使用する労働者数は800人であり、このうち、深夜業を含む業務に常時500人が、著しく暑熱な場所における業務に常時20人が従事している事業場において、選任している産業医がこの事業場に専属でない。 令和6年4月 令和5年10月

**14**  常時800人の労働者を使用し、そのうち鉛、クロム及び一酸化炭素の粉じん又はガスを発散する場所における業務に常時30人、深夜業を含む業務に常時300人が従事する製造業の事業場では、産業医は、この事業場に専属の者を選任しなければならない。

**9 ○** 記述どおり正しい。常時500人を超える労働者を使用する事業場で、一定の有害業務(「多量の高熱物体を取り扱う業務及び著しく暑熱な場所における業務」等)に常時30人以上の労働者を従事させる場合には、衛生管理者のうち1人を衛生工学衛生管理者免許を有する者のうちから選任しなければならないが、常時20人ではその必要はない。

➡安衛則第7条第1項第6号、労基則第18条

**10 ○** 記述どおり正しい。「鉛、水銀、クロム及び一酸化炭素の粉じん又はガスを発散する場所における業務」は、上述の一定の有害業務に該当する。 ➡安衛則第7条第1項第6号、労基則第18条

**11 ✕** 「多量の低温物体を取り扱う業務」は、上述の一定の有害業務に該当しないため、記述は誤り。 ➡安衛則第7条第1項第6号、労基則第18条

**12 ✕** 「強烈な騒音を発する場所における業務」は、上述の一定の有害業務に該当しないため、記述は誤り。

➡安衛則第7条第1項第6号、労基則第18条

**13 ✕** 常時1,000人以上の労働者を従事させる事業場、または一定の有害業務(「深夜業を含む業務」「多量の高熱物体を取り扱う業務」「多量の低温物体を取り扱う業務」等)に常時500人以上の労働者を従事させる事業場においては、産業医はその事業場に専属の者でなければならないため、誤り。 ➡安衛法第13条第1項、安衛則第13条第1項第3号ヌ

**14 ✕** 「鉛、水銀、クロム及び一酸化炭素の粉じん又はガスを発散する場所における業務」および「深夜業を含む業務」は、上述の一定の有害業務に該当するが、専属の産業医が必要となるのはこれらの業務に常時500人以上の労働者を従事させる場合であって、常時330人ではその必要はないため、誤り。

➡安衛法第13条第1項、安衛則第13条第1項第3号

**1**

関係法令(有害業務に係るもの)

## 2 作業主任者

1  高圧室内作業（潜函工法その他の圧気工法により、大気圧を超える気圧下の作業室又はシャフトの内部において行う作業に限る。）では、作業主任者の選任義務がある。

2  屋内作業場においてアーク溶接する作業は、作業主任者を選任しなければならない。

3  特定化学物質のうち第三類物質を製造する業務は、特定化学物質作業主任者を選任しなければならない。 令和6年4月

4  製造工程において硝酸を用いて行う洗浄の作業は、法令上、作業主任者の選任が義務付けられている。 令和6年4月

5  試験研究業務として塩素を取り扱う作業は、法令上、作業主任者を選任しなければならない。 令和5年10月

6  鉛蓄電池を解体する工程において人力で鉛等を運搬する業務に係る作業は、法令上、作業主任者の選任が義務付けられている。

7  溶融した鉛を用いて行う金属の焼入れの業務に係る作業は、法令上、作業主任者の選任が義務付けられている。

8  乾性油を入れてあるタンクの内部における作業は、法令上、作業主任者の選任が義務付けられている。

9  石炭を入れてあるホッパーの内部における作業は、法令上、作業主任者の選任が義務付けられている。

10  屋内作業場においてトルエンを用いて行う洗浄の作業は、法令上、作業主任者の選任が義務付けられている。

## 解答 作業主任者

**1** ◯ 記述どおり正しい。　　　　　　　　➡安衛法第14条、安衛令第6条第1号

**2** ◯ 記述どおり正しい。溶接ヒュームは第2類物質であり、**特定化学物質**を製造し、又は取り扱う作業では、作業主任者の選任義務がある。
➡安衛法第14条、安衛令第6条第18号、別表第3第2項

**3** ◯ 記述どおり正しい。**特定化学物質**を製造し、又は取り扱う作業では、作業主任者の選任義務がある。
➡安衛法第14条、安衛令第6条第18号、別表第3第3項

**4** ◯ 記述どおり正しい。硝酸は第3類物質であり、**特定化学物質**を製造し、又は取り扱う作業では、作業主任者の選任義務がある。
➡安衛法第14条、安衛令第6条第18号、別表第3第3項の4

**5** ✕ 塩素は**第2類物質**であるが、**試験研究業務として取り扱う**場合は、作業主任者の選任義務はないため、誤り。
➡安衛法第14条、安衛令第6条第18号かっこ書き

**6** ◯ 記述どおり正しい。鉛蓄電池を解体する工程において人力で鉛等を運搬する業務に係る作業は**鉛業務**であり、作業主任者の選任義務がある。　　　➡安衛法第14条、安衛令第6条第19号、別表第4第3項

**7** ✕ 溶融した鉛を用いて行う金属の焼入れの業務に係る作業は**鉛業務**であるが、作業主任者の選任は義務付けられてない。
➡安衛法第14条、安衛令第6条第19号、別表第4第16項

**8** ◯ 記述どおり正しい。乾性油を入れてあるタンクの内部における作業は、**酸素欠乏危険作業**であり、作業主任者の選任義務がある。
➡安衛法第14条、安衛令第6条第21号、別表第6第5項

**9** ◯ 記述どおり正しい。石炭を入れてあるホッパーの内部における作業は、**酸素欠乏危険作業**であり、作業主任者の選任義務がある。
➡安衛法第14条、安衛令第6条第21号、別表第6第5項

**10** ◯ 記述どおり正しい。トルエンは第2種有機溶剤であり、**有機溶剤**を製造し、又は取り扱う屋内作業では、作業主任者の選任義務がある。
➡安衛法第14条、安衛令第6条第22号、別表第6の2第37項

関係法令（有害業務に係るもの）

27

**11** ★★★ 潜水器を用い、かつ、ボンベからの吸気を受けて深さ7mで潜水作業を行うときは、作業主任者を選任しなければならない。
令和6年4月

**12** ★★★ 自然換気が不十分な場所におけるはんだ付けの作業は、法令上、作業主任者の選任が義務付けられている。

**13** ★★★ チェーンソーを用いて行う立木の伐木の作業は、作業主任者を選任しなければならない。
令和6年4月

**14** ★★★ 強烈な騒音を発生する作業は、作業主任者を選任しなければならない。
令和6年4月

**15** ★★★ レーザー光線により金属を加工する作業は、作業主任者を選任しなければならない。

**16** ★★★ セメント製造工程においてセメントを袋詰めする作業は、作業主任者の選任義務がある。
令和6年4月

**17** 新傾向 高圧室内作業主任者免許は、労働安全衛生法令に定められている。
令和5年10月

**18** 新傾向 エックス線作業主任者免許は、労働安全衛生法令に定められている。
令和5年10月

**19** 新傾向 ガンマ線透過写真撮影作業主任者免許は、労働安全衛生法令に定められている。
令和5年10月

**20** 新傾向 潜水士免許は、労働安全衛生法令に定められている。
令和5年10月

**21** 新傾向 石綿作業主任者免許は、労働安全衛生法令に定められている。
令和5年10月

**22** ★★★ 特定化学物質等作業主任者の資格は、所定の技能講習を修了した者に与えられる。

**23** ★★★ 石綿作業主任者の資格は、労働安全衛生法に基づく技能講習を修了することによって取得できる。

**11** ✕ 潜水作業は、作業主任者を選任すべき作業には該当しないため、誤り。
➡安衛法第61条、安衛令第20条第9号、安衛則第41条、別表第3

**12** ✕ 自然換気が不十分な場所におけるはんだ付けの作業は、作業主任者を選任すべき作業に該当しないため、誤り。
➡安衛法第14条、安衛令第6条、第19号、別表第4第13項

**13** ✕ チェーンソーを用いて行う立木の伐木の作業は、作業主任者の選任義務はないため、誤り。 ➡安衛法第14条、安衛令第6条

**14** ✕ 強烈な騒音を発生する作業は、作業主任者の選任義務はないため、誤り。 ➡安衛法第14条、安衛令第6条

**15** ✕ レーザー光線により金属を加工する作業は、作業主任者を選任すべき作業に該当しないため、誤り。 ➡安衛法第14条、安衛令第6条

**16** ✕ セメント製造工程においてセメントを袋詰めする作業（粉じん作業）は、作業主任者を選任すべき作業に該当しないため、誤り。
➡安衛法第14条、安衛令第6条

**17** ◯ 記述どおり正しい。
➡安衛法第14条、安衛令第6条第1号、安衛則第16条、別表第1

**18** ◯ 記述どおり正しい。
➡安衛法第14条、安衛令第6条第5、安衛則第16条、別表第1号

**19** ◯ 記述どおり正しい。
➡安衛法第14条、安衛令第6条第5の2号、安衛則第16条、別表第1

**20** ◯ 記述どおり正しい。 ➡安衛法第75条、高圧則第52条

**21** ✕ 石綿作業主任者の資格は、免許ではなく、労働安全衛生法に基づく技能講習を修了することによって取得できるため、誤り。
➡安衛法第14条、安衛則第16条、別表第1

**22** ◯ 記述どおり正しい。 ➡安衛法第14条、安衛則別表第1、特化則第27条

**23** ◯ 記述どおり正しい。 ➡安衛法第14条、安衛則別表第1、石綿則第19条

関係法令（有害業務に係るもの）

24 有機溶剤作業主任者の資格は、労働安全衛生法に基づく技能講習を修了することによって取得できる。

25 酸素欠乏危険作業主任者の資格は、労働安全衛生法に基づく技能講習を修了することによって取得できる。

26 海水が滞留したことのあるピットの内部における作業については、酸素欠乏危険作業主任者技能講習を修了した者のうちから、酸素欠乏危険作業主任者を選任しなければならない。

令和6年4月

27 高圧室内作業主任者の資格は、所定の技能講習を修了した者に与えられる。

**24 ◯** 記述どおり正しい。 ➡安衛法第14条、安衛則別表第1、有機則第19条

**25 ◯** 記述どおり正しい。 ➡安衛法第14条、安衛則別表第1、酸欠則第11条

**26 ✕** 第一種酸素欠乏危険作業にあっては**酸素欠乏危険作業主任者技能講習**又は**酸素欠乏・硫化水素危険作業主任者技能講習**を修了した者のうちから、第二種酸素欠乏危険作業にあっては**酸素欠乏・硫化水素危険作業主任者技能講習**を修了した者のうちから、酸素欠乏危険作業主任者を選任しなければならない。「海水が滞留したことのあるピットの内部における作業」「パルプ液を入れたことのある槽の内部における作業」等は、第二種酸素欠乏危険作業であるため、問題文は誤り。
➡安衛法第14条、安衛則別表第1、酸欠則第11条第1項

**27 ✕** 高圧室内作業主任者、エックス線作業主任者及びガンマ線透過写真撮影作業主任者、潜水士等の資格は、所定の**免許試験**に合格した者に与えられるため、誤り。
➡安衛法第14条、安衛則別表第1、高圧則第10条

**1**

関係法令（有害業務に係るもの）

# 2 有害物等に関する規制

　危険や健康障害にかかわる機械等の**譲渡等の制限**、**定期自主検査**、労働者に重度の健康障害を与える物質の**製造等の禁止**、**製造の許可**等が主な項目です。この中から偏りなく、毎回2〜3題が必ず出題されています。

　聞きなれない物質名も多いと思いますが、新規問題はあまり見られず、パターンは限られていますので、確実に暗記するようにしてください。

## 譲渡等の制限

　下記の機械等については、厚生労働大臣が定める規格又は安全装置を具備しなければ、譲渡・貸与・設置してはならない。

（「譲渡」「貸与」とは、所有権を譲渡・貸与することで、物を製造して販売したりレンタルやリースをすることをいう。）

・防じんマスク

・防毒マスク（一酸化炭素用、有機ガス用、アンモニア用、ハロゲンガス用、亜硫酸ガス用）

　＊これら5つ以外の防毒マスクは、譲渡等の制限に該当しないので注意！

・電動ファン付き呼吸用保護具

・再圧室

・潜水器

・エックス線装置

・ガンマ線照射装置

・排気量40cm³以上の内燃機関を内蔵するチェーンソー

## 定期自主検査が必要な機械と検査頻度

| 設備等 | 検査頻度 | 記録保存 |
|---|---|---|
| 透過写真撮影用ガンマ線照射装置 | 1か月以内ごとに1回 | 3年間<br>(これらの装置を初めて使用するとき、分解して改造・処理したとき) |
| 局所排気装置、プッシュプル型換気装置、除じん装置、排ガス処理装置、排液処理装置 | 1年以内ごとに1回 | |
| 特定化学設備及びその附属設備 | 2年以内ごとに1回 | |

## 有害物に関する規制

| | 主な物質名 | 規制内容 |
|---|---|---|
| 製造の禁止 | • ベータ-ナフチルアミン及びその塩<br>• 4-アミノジフェニル及びその塩<br>• ベンジジン及びその塩<br>• ビス（クロロメチル）エーテル<br>• 黄りんマッチ<br>• 石綿<br>• 4-ニトロジフェニル及びその塩<br>• ベンゼンを含有するゴムのり | **製造、輸入、譲渡、提供及び使用**を禁止 |
| 製造許可物質 | • ジクロルベンジジン及びその塩<br>• アルファ-ナフチルアミン及びその塩<br>• 塩素化ビフェニル（別名PCB）<br>• オルト-トリジン及びその塩<br>• ジアニシジン及びその塩<br>• ベリリウム及びその化合物<br>• ベンゾトリクロリド<br>• 石綿分析用試料 | **製造**しようとする者は、あらかじめ**厚生労働大臣**の許可が必要 |

関係法令（有害業務に係るもの）

関係法令（有害業務に係るもの）

**1** 　譲渡の制限

**1**
ろ過材及び面体を有する防じんマスクは、厚生労働大臣が定める規格を具備しなければ、譲渡し、貸与し、又は設置してはならない機械等に該当する。　`令和6年4月`

**2**
アンモニア用防毒マスクを譲渡、貸与又は設置するときは、厚生労働大臣が定める規格を具備しなければならない。　`令和6年4月`

**3**
硫化水素用防毒マスクは、厚生労働大臣が定める規格を具備しなければ、譲渡し、貸与し、又は設置してはならない機械等に該当する。

**4**
電動ファン付き呼吸用保護具は、厚生労働大臣が定める規格を具備しなければ、譲渡し、貸与し、又は設置してはならない機械等に該当する。

**5**
再圧室を譲渡、貸与又は設置するときは、厚生労働大臣が定める規格を具備しなければならない。　`令和6年4月`

**6**
潜水器を譲渡、貸与又は設置するときは、厚生労働大臣が定める規格を具備することとされていない。

**7**
特定エックス線装置を譲渡、貸与又は設置するときは、厚生労働大臣が定める規格を具備しなければならない。

**8**
ガンマ線照射装置は、厚生労働大臣が定める規格を具備しなければ、譲渡し、貸与し、又は設置してはならない機械等に該当しないものである。

**9**
排気量40cm³以上の内燃機関を内蔵するチェーンソーは、法定の規格を具備しなければ、譲渡し、貸与し、又は設置してはならない。　`令和6年4月`

**10**
送気マスクを譲渡、貸与又は設置するときは、厚生労働大臣が定める規格を具備しなければならない。

## 解答 譲渡の制限

**1** ◯ 記述どおり正しい。なお、ろ過材又は面体を有していない防じんマスクは、譲渡等の制限に該当しない。
➡安衛法第42条、安衛法別表第2第8号、安衛令第13条第5項

**2** ◯ 記述どおり正しい。防毒マスクのうち、**一酸化炭素用**、**有機ガス用**、**アンモニア用**、**ハロゲンガス用**、**亜硫酸ガス用**は、譲渡等の制限に該当する。なお、これら以外（**硫化水素用**など）は、譲渡等の制限に該当しない。 ➡安衛法第42条、安衛法別表第2第9号、安衛令第13条第5項

**3** ✕ **硫化水素用防毒マスク**は、譲渡等の制限に該当しないため、誤り。理由は同上。 ➡安衛法第42条、安衛法別表第2、安衛令第13条第5項

**4** ◯ 記述どおり正しい。 ➡安衛法第42条、安衛法別表第2第16号

**5** ◯ 記述どおり正しい。 ➡安衛法第42条、安衛令第13条第3項第20号

**6** ✕ 潜水器は、厚生労働大臣が定める規格を具備しなければ、譲渡し、貸与し、又は設置してはならないため、誤り。
➡安衛法第42条、安衛令第13条第3項第21号

**7** ◯ 記述どおり正しい。 ➡安衛法第42条、安衛令第13条第3項第22号

**8** ✕ ガンマ線照射装置は、譲渡等の制限に該当するため、誤り。
➡安衛法第42条、安衛令第13条第3項第23号

**9** ◯ 記述どおり正しい。 ➡安衛法第42条、安衛令第13条第3項第29号

**10** ✕ 送気マスクは、譲渡等の制限に該当しないため、誤り。
➡安衛法第42条、安衛法別表第2、安衛令第13条

11 ★★★ 空気呼吸器は、厚生労働大臣が定める規格を具備しなければ、譲渡し、貸与し、又は設置してはならない機械等に該当しない。

12 ★★★ 防振手袋は、厚生労働大臣が定める規格を具備しなければ、譲渡し、貸与し、又は設置してはならない機械等に該当しない。

13 ★★★ 防音保護具は、厚生労働大臣が定める規格を具備しなければ、譲渡し、貸与し、又は設置してはならないとされている機械等に該当しない。

14 ★★★ 聴覚保護具は、厚生労働大臣が定める規格を具備しなければ、譲渡し、貸与し、又は設置してはならないとされている機械等に該当しない。

15 ★★★ 化学防護服は、厚生労働大臣が定める規格を具備しなければ、譲渡し、貸与し、又は設置してはならない機械等に該当しない。

16 ★★★ 放射性物質による汚染を防止するための防護服は、厚生労働大臣が定める規格を具備しなければ、譲渡し、貸与し、又は設置してはならない機械等に該当しない。

17 ★★★ 放射線測定器は、厚生労働大臣が定める規格を具備しなければ、譲渡し、貸与し、又は設置してはならない機械等に該当しない。

令和6年4月

18 ★★★ 放射線装置室は、厚生労働大臣が定める規格を具備しなければ、譲渡し、貸与し、又は設置してはならない機械等に該当しない。

19 ★★★ 遮光保護具は、厚生労働大臣が定める規格を具備しなければ、譲渡し、貸与し、又は設置してはならない機械等に該当しない。

20 ★★★ 検知管方式による一酸化炭素検定器は、厚生労働大臣が定める規格を具備しなければ、譲渡し、貸与し、又は設置してはならない機械等に該当しない。

## 2 定期自主検査

1 ★★★ 局所排気装置の定期自主検査は、1年以内ごとに1回、定期に行わなければならない。

**11 ◯** 記述どおり正しい。 ➡安衛法第42条、安衛法別表第2、安衛令第13条

**12 ◯** 記述どおり正しい。 ➡安衛法第42条、安衛法別表第2、安衛令第13条

**13 ◯** 記述どおり正しい。 ➡安衛法第42条、安衛法別表第2、安衛令第13条

**14 ◯** 記述どおり正しい。 ➡安衛法第42条、安衛法別表第2、安衛令第13条

**15 ◯** 記述どおり正しい。 ➡安衛法第42条、安衛法別表第2、安衛令第13条

**16 ◯** 記述どおり正しい。 ➡安衛法第42条、安衛法別表第2、安衛令第13条

**17 ◯** 記述どおり正しい。 ➡安衛法第42条、安衛法別表第2、安衛令第13条

**18 ◯** 記述どおり正しい。 ➡安衛法第42条、安衛法別表第2、安衛令第13条

**19 ◯** 記述どおり正しい。 ➡安衛法第42条、安衛法別表第2、安衛令第13条

**20 ◯** 記述どおり正しい。 ➡安衛法第42条、安衛法別表第2、安衛令第13条

## 解答 定期自主検査

**1 ◯** 記述どおり正しい。
➡安衛法第45条第1項、安衛令第15条第1項第7号

**2** ☐☐☐ ★★★ 1年を超える期間使用しない局所排気装置等については、その期間中は、定期自主検査を行う必要はない。

**3** ☐☐☐ ★★★ 化学繊維を製造する工程において、二硫化炭素を重量の5%を超えて含有する溶剤を混合する屋内の作業場所に設けた局所排気装置は、法令上、定期自主検査の実施義務が規定されていない。

**4** ☐☐☐ ★★★ 酢酸エチルを重量の5%を超えて含有する接着剤を製造する工程において、当該接着剤を容器に注入する屋内の作業場所に設けた局所排気装置は、法令上、定期自主検査を行わなければならない。

**5** ☐☐☐ ★★★ 粉状の酸化チタンを袋詰めする屋内の作業場所に設けた局所排気装置は、2年以内ごとに1回、定期自主検査を行わなければならない。

**6** ☐☐☐ ★★★ 鉛化合物を製造する工程において鉛等の溶融を行う屋内の作業場所に設置した局所排気装置の定期自主検査は、1年以内ごとに1回行わなければならない。

**7** ☐☐☐ ★★★ エタノールを使用する作業場所に設けた局所排気装置は、定期自主検査を行わなければならない。 令和6年4月

**8** ☐☐☐ ★★★ トルエンを使用する作業場所の局所排気装置の定期自主検査は、2年に1回行わなければならない。 令和6年4月

**9** ☐☐☐ ★★★ 塩酸を使用する屋内の作業場所に設けた局所排気装置は、定期自主検査を行わなければならない。 令和6年4月

2 ○ 記述どおり正しい。
➡有機則第20条第2項、鉛則第35条第2項、特化則第30条、
粉じん則第17条第2項、各ただし書き

3 ✕ 二硫化炭素は第1種有機溶剤であり、**有機溶剤**を取り扱う屋内の作業
箇所に設けた局所排気装置は、法令上、定期自主検査の実施義務が規
定されているため、誤り。
➡安衛法第45条第1項、安衛令第15条第1項第9号、
有機則第20条第2項

4 ○ 記述どおり正しい。酢酸エチルは第2種有機溶剤であり、**有機溶剤を**
取り扱う屋内の作業箇所に設けた局所排気装置は、法令上、定期自主
検査の実施義務が規定されている。
➡安衛法第45条第1項、安衛令第15条第1項第9号、
有機則第20条第2項

5 ✕ 粉状の酸化チタンを袋詰めする屋内の作業場所に設けた局所排気装
置は、**1年**以内ごとに1回、定期自主検査を行わなければならないた
め、誤り。
➡安衛法第45条第1項、安衛令第15条第1項第9号、
粉じん則第17条第2項

6 ○ 記述どおり正しい。
➡安衛法第45条第1項、安衛令第15条第1項第9号、鉛則第35条

7 ✕ エタノールは有機則で規定される有機溶剤ではないため、定期自主検
査の実施義務はないため、誤り。なお、メタノールは第2種有機溶剤
であり、定期自主検査が必要である。
➡安衛法第45条第1項、安衛令第15条第1項第9号、有規則第1条

8 ✕ トルエンを使用する作業場所の局所排気装置の定期自主検査は、**1年**
以内ごとに1回行わなければならないため、誤り。
➡安衛法第45条第1項、安衛令第15条第1項第9号、
有機則第20条第2項

9 ✕ 塩酸（第3類特定化学物質）を使用する作業場所に設けた局所排気装
置は、定期自主検査の実施義務が規定されていないため、誤り。
➡安衛法第45条第1項、安衛令第15条第1項第9号、
特化則第特化則第29条、第30条

**10** ★★★ 木材加工用丸のこ盤を使用する作業場所に設けた局所排気装置は、定期自主検査を行わなければならない。 <u>令和6年4月</u>

**11** ★★★ トルエンを用いて洗浄作業を行う屋内の作業場所のプッシュプル型換気装置の定期自主検査は、1年以内ごとに1回行わなければならない。

**12** ★★★ ジクロロメタン（二塩化メチレン）を用いて洗浄業務を行う屋内の作業場所に設けたプッシュプル型換気装置は、定期自主検査の対象とされていない。

**13** ★★★ フライアッシュを袋詰めする屋内の作業場所に設けたプッシュプル型換気装置は、法令上、定期自主検査の実施義務が規定されていない。

**14** ★★★ 鉛ライニングを施した物の溶接、溶断等を行う屋内の作業場所に設けたプッシュプル型換気装置は、6月以内ごとに1回、定期自主検査を行わなければならない。

**15** ★★★ アンモニアを使用する作業場所に設けたプッシュプル型換気装置は、定期自主検査を行わなければならない。 <u>令和6年4月</u>

**16** ★★★ セメントを袋詰めする屋内の作業箇所に設けた局所排気装置の除じん装置は、法令上、定期自主検査を行わなければならない。

**17** ★★★ 粉状の鉱石を袋詰めする場所の局所排気装置に設けた除じん装置は、2年以内ごとに1回、定期自主検査を行わなければならない。

**10** ✕ 木材加工用丸のこ盤を使用する作業場所に設けた局所排気装置は、定期自主検査の実施義務が規定されていないため、誤り。
➡安衛法第45条第1項、安衛令第15条第1項第9号、
粉じん則第17条第1項

**11** ○ 記述どおり正しい。
➡安衛法第45条第1項、安衛令第15条第1項第9号、
有機則第20条第2項

**12** ✕ ジクロロメタンは第2類特定化学物質（特別有機溶剤）であり、ジクロロメタンを用いる作業場所に設けたプッシュプル型換気装置は、定期自主検査の対象となるため、誤り。
➡安衛法第45条第1項、安衛令第15条第1項第9号、有機則第1条、
第20条

**13** ✕ フライアッシュ（粉じん）を袋詰めする屋内の作業箇所に設けた局所排気装置は、法令上、定期自主検査の実施義務が規定されているため、誤り。
➡安衛法第45条第1項、安衛令第15条第1項第9号、粉じん則第2条、
第17条、別表第2第9号

**14** ✕ 鉛ライニングを施した物の溶接、溶断等を行う屋内の作業場所に設けたプッシュプル型換気装置は、1年以内ごとに1回、定期自主検査を行わなければならないため、誤り。
➡安衛法第45条第1項、安衛令第15条第1項第9号、鉛則第35条

**15** ✕ アンモニアを使用する作業場所に設けたプッシュプル型換気装置は、定期自主検査を行わなくてもよいため、誤り。
➡安衛法第45条第1項、安衛令第15条第1項第9号、特化則第29条

**16** ○ 記述どおり正しい。
➡安衛法第45条第1項、安衛令第15条第1項第9号、粉じん則第2条、
第17条、別表第2第9号

**17** ✕ 粉状の鉱石を袋詰めする場所の局所排気装置に設けた除じん装置は、1年以内ごとに1回、定期自主検査を行わなければならないため、誤り。
➡安衛法第45条第1項、安衛令第15条第1項第9号、粉じん則第2条、
第17条、別表第2第9号

**1**

関係法令（有害業務に係るもの）

18 ☆☆☆ 弗化水素を含有する気体を排出する製造設備に設けた排ガス処理装置は、法令上、1年以内ごとに1回定期自主検査を行わなければならない。

19 ☆☆☆ 一酸化炭素を含有する気体を排出する製造設備の排気筒に設けた排ガス処理装置は、定期自主検査の対象とされている。

20 ☆☆☆ 塩酸を含有する排液用に設けた排液処理装置は、定期自主検査を行わなければならない。

21 ☆☆☆ 硫酸を含有する排液用に設けた排液処理装置は、定期自主検査を行わなければならない。

22 ☆☆☆ シアン化カリウムを含有する排液用に設けた排液処理装置は、法令上、定期自主検査の実施義務が規定されていない。

23 ☆☆☆ アンモニアを含有する排液用に設けた排液処理装置は、法令上、定期自主検査を行わなければならない。

24 ☆☆☆ アンモニアを取り扱う特定化学設備は、法令上、定期自主検査の実施義務が規定されていない。

25 ☆☆☆ 硫酸を製造する特定化学設備の定期自主検査は、2年に1回行えばよい。

**18 ◯** 記述どおり正しい。
➡ 安衛法第45条第1項、安衛令第15条第1項第9号、特化則第10条、第29条第4号、第30条第1項第3号

**19 ✕** 弗化水素の気体を排出する排ガス処理装置は、定期自主検査の対象とされているが、一酸化炭素については規定されていないため、誤り。
➡ 安衛法第45条第1項、安衛令第15条第1項第9号、特化則第10条、第29条第4号、第30条第1項第3号

**20 ◯** 記述どおり正しい。塩酸を含有する排液用に設けた排液処理装置は、定期自主検査を行わなければならない。
➡ 安衛法第45条第1項、安衛令第15条第1項第9号、特化則第11条、第29条第5号、第30条第1項第3号

**21 ◯** 記述どおり正しい。硫酸を含有する排液用に設けた排液処理装置は、定期自主検査を行わなければならない。
➡ 安衛法第45条第1項、安衛令第15条第1項第9号、特化則第11条、第29条第5号、第30条第1項第3号

**22 ✕** シアン化カリウム（第2類特定化学物質）を含有する排液用に設けた排液処理装置は、法令上、定期自主検査の実施義務が規定されているため、誤り。
➡ 安衛法第45条第1項、安衛令第15条第1項第9号、特化則第29条第5号、第30条第1項第3号

**23 ✕** アンモニア（第3類物質）を含有する排液用に設けた排液処理装置は、定期自主検査の対象とされていないため、誤り。
➡ 安衛法第45条第1項、安衛令第15条第1項第9号、特化則第11条、第29条第5号

**24 ✕** 特定化学設備は、法令上、定期自主検査の実施義務が規定されているため、誤り。
➡ 安衛法第45条第1項、安衛令第15条1項第10号、特化則第31条第1項

**25 ◯** 記述どおり正しい。特定化学設備の定期自主検査は、**2年**以内ごとに1回行う。ただし、2年を超える期間使用しない設備は、この限りでない。
➡ 安衛法第45条第1項、安衛令第15条第10号、特化則第31条第1項

**1**

関係法令（有害業務に係るもの）

26 □□□ ★★★ 透過写真撮影用ガンマ線照射装置の定期自主検査は、2年以内ごとに1回行わなければならない。

27 □□□ ★★★ アーク溶接を行う屋内作業場に設置した全体換気装置は、その定期自主検査を2年以内ごとに1回行わなければならない。

28 □□□ ★★★ 手持ち式動力工具を用いて金属の研磨作業を行う屋内作業場に設けた全体換気装置は、定期自主検査の対象とされていない。

29 □□□ ★★★ 鋳物製造工程において砂型をこわすために用いる型ばらし装置の定期自主検査は、1年以内ごとに1回行わなければならない。

30 □□□ ★★★ 定期自主検査の結果に基づき補修等の措置を講じたときは、その内容についても記録しなければならない。

31 □□□ ★★★ 定期自主検査の記録は、3年間保存しなければならない。

32 □□□ ★★★ 関係業務を行う事業場の事業者は、定期自主検査実施結果報告書を所轄労働基準監督署長に提出しなければならない。

## 3 製造の禁止

1 □□□ ★★★ ベータ-ナフチルアミン及びその塩は、製造等が禁止されている化学物質である。

2 □□□ ★★★ 4-アミノジフェニル及びその塩は、製造等が禁止されている化学物質である。

3 □□□ ★★★ ベンジジン及びその塩は、製造が禁止されている物質である。

**26** ✕ 透過写真撮影用ガンマ線照射装置の定期自主検査は、**1月以内ごとに1回**行わなければならないため、誤り。

➡安衛法第45条第1項、安衛令第15条第11号、電離則第18条の5

**27** ✕ 全体換気装置は、定期自主検査を行う必要はないため、誤り。なお、同作業場に設置した**局所排気装置、プッシュプル型換気装置、除じん装置**は、定期自主検査の対象となる。

➡安衛法第45条第1項、安衛令第15条第1項第9号、粉じん則第17条第2項

**28** ◯ 記述どおり正しい。全体換気装置は、定期自主検査の対象とされていない。 ➡安衛法第45条第1項、安衛令第15条第1項

**29** ✕ 型ばらし装置は、定期自主検査が義務づけられていないため、誤り。なお、型ばらし装置等の作業場に設置される局所排気装置は、定期自主検査が義務づけられている。

➡安衛法第45条第1項、安衛令第15条、粉じん則第17条第2項

**30** ◯ 記述どおり正しい。

➡有機則第21条第6号、鉛則第36条第6号、特化則第32条第6号、粉じん則第18条第6号

**31** ◯ 記述どおり正しい。

➡有機則第21条、鉛則第36条、電離則第18条の7、特化則第32条、粉じん則第18条

**32** ✕ 定期自主検査実施結果報告書は、**実施結果を3年間保存する義務**はあるが、その報告書を行政官庁に提出する義務はないため、誤り。

➡安衛法第45条

## 解答　製造の禁止

**1** ◯ 記述どおり正しい。ベータ-ナフチルアミン及びその塩は、**製造禁止物質**である。 ➡安衛法第55条、安衛令第16条第1項第7号

**2** ◯ 記述どおり正しい。4-アミノジフェニル及びその塩は、**製造禁止物質**である。 ➡安衛法第55条、安衛令第16条第1項第3号

**3** ◯ 記述どおり正しい。ベンジジン及びその塩は、**製造禁止物質**である。

➡安衛法第55条、安衛令第16条第1項第2号

関係法令（有害業務に係るもの）

4 □□□ ★★★　黄りんマッチ、ベンジジン等一定のもので労働者に重度の健康障害を及ぼすものは、原則として製造し、輸入し、譲渡し、提供し又は使用してはならない。

5 □□□ ★★★　ジクロルベンジジン及びその塩は、製造が禁止されている。

6 □□□ ★★★　オルト-トリジン及びその塩は、原則として、製造し、輸入し、譲渡し、提供し、又は使用することが禁止されている。

7 □□□ ★★★　オーラミンは、原則として、製造し、輸入し、譲渡し、提供し、又は使用することが、原則として禁止されている。

8 □□□ ★★★　クロム酸及びその塩は、製造が禁止されている化学物質である。

9 □□□ ★★★　五酸化バナジウムは、製造が禁止されている化学物質である。

10 □□□ ★★★　シアン化水素は、製造が禁止されている化学物質である。

11 □□□ ★★★　臭化メチルは、製造が禁止されている化学物質である。

12 □□□ ★★★　ペンタクロルフェノール及びそのナトリウム塩は、原則として、製造し、輸入し、譲渡し、提供し、又は使用することが禁止されている。

## 4　製造の許可

1 □□□ ★★★　特定化学物質等のうち、第一類物質を製造しようとする者は、あらかじめ、物質ごとに、かつ、当該物質を製造するプラントごとに厚生労働大臣の許可を受けなければならない。

2 □□□ ★★★　ジクロルベンジジン及びその塩を製造しようとする者は、あらかじめ厚生労働大臣の許可を受けなければならない。

**4 ◯** 記述どおり正しい。黄りんマッチ、ベンジジン等は、**製造禁止物質で**ある。　　　　→安衛法第55条、安衛令第16条第1項第1号、第2号

**5 ✕** ジクロルベンジジン及びその塩は、**製造許可物質**であるため、誤り。
→安衛法第56条、安衛令第17条、安衛令別表第3第1項第1号

**6 ✕** オルト-トリジンは、**製造許可物質**であるため、誤り。
→安衛法第56条、安衛令第17条、安衛令別表第3第1項第4号

**7 ✕** オーラミンは、製造禁止物質に該当しないため、誤り。
→安衛法第55条、安衛令第16条

**8 ✕** クロム酸及びその塩は、製造禁止物質に該当しないため、誤り。
→安衛法第55条、安衛令第16条

**9 ✕** 五酸化バナジウムは、製造禁止物質に該当しないため、誤り。
→安衛法第55条、安衛令第16条

**10 ✕** シアン化水素は、製造禁止物質に該当しないため、誤り。
→安衛法第55条、安衛令第16条

**11 ✕** 臭化メチルは、製造禁止物質に該当しないため、誤り。
→安衛法第55条、安衛令第16条

**12 ✕** ペンタクロルフェノールは、製造禁止物質に該当しないため、誤り。
→安衛法第55条、安衛令第16条

---

**解 答　製造の許可**

**1 ◯** 記述どおり正しい。　　　　→安衛法第56条1項、安衛令第17条

**2 ◯** 記述どおり正しい。ジクロルベンジジン及びその塩は、**第1類特定化学物質**であり、製造にはあらかじめ厚生労働大臣の許可を受けなければならない。
→安衛法第56条第1項、安衛令第17条、安衛令別表第3第1項第1号

**3** ★★★ アルファ-ナフチルアミン及びその塩は、厚生労働大臣の許可を
受けなくても製造することができる化学物質である。
令和5年10月

**4** ★★★ 塩素化ビフェニル（PCB）は、厚生労働大臣の許可を受けなくて
も製造することができる化学物質である。 令和5年10月

**5** ★★★ オルト-トリジンを製造しようとするときは、労働安全衛生法に
基づく厚生労働大臣の許可を必要としない。 令和5年10月

**6** ★★★ ジアニシジンは、厚生労働大臣の許可を受けなくても製造するこ
とができる化学物質である。

**7** ★★★ ベリリウム及びその化合物は、厚生労働大臣の許可を受けなくて
も製造することができる化学物質である。

**8** ★★★ ベンゾトリクロリドは、厚生労働大臣の許可を受けなくても製造
することができる化学物質である。 令和5年10月

**9** ★★★ インジウム化合物を製造しようとするとき、労働安全衛生法に基
づく厚生労働大臣の許可を必要としない。

**10** ★★★ エチレンイミンは、製造しようとする者が、あらかじめ、厚生労働
大臣の許可を受けなければならない化学物質である。

**11** ★★★ エチレンオキシドは、製造しようとする者が、あらかじめ、厚生労
働大臣の許可を受けなければならない化学物質である。

**12** ★★★ 塩化ビニルは、厚生労働大臣の許可を受けなくても製造すること
ができる化学物質である。

**3** ✕ アルファ-ナフチルアミン及びその塩は、**第1類特定化学物質**であり、製造にはあらかじめ厚生労働大臣の許可を受けなければならないため、誤り。

➡安衛法第56条第1項、安衛令第17条、安衛令別表第3第1項第2号

**4** ✕ 塩素化ビフェニルは、**第1類特定化学物質**であり、製造にはあらかじめ厚生労働大臣の許可を受けなければならないため、誤り。

➡安衛法第56条第1項、安衛令第17条、安衛令別表第3第1項第3号

**5** ✕ オルト-トリジン及びその塩は、**第1類特定化学物質**であり、製造にはあらかじめ厚生労働大臣の許可を受けなければならないため、誤り。

➡安衛法第56条第1項、安衛令第17条、安衛令別表第3第1項第4号

**6** ✕ ジアニシジンは、**第1類特定化学物質**であり、製造にはあらかじめ厚生労働大臣の許可を受けなければならないため、誤り。

➡安衛法第56条第1項、安衛令第17条、安衛令別表第3第1項第5号

**7** ✕ ベリリウム及びその化合物は、**第1類特定化学物質**であり、製造にはあらかじめ厚生労働大臣の許可を受けなければならないため、誤り。

➡安衛法第56条第1項、安衛令第17条、安衛令別表第3第1項第6号

**8** ✕ ベンゾトリクロリドは、**第1類特定化学物質**であり、製造にはあらかじめ厚生労働大臣の許可を受けなければならないため、誤り。

➡安衛法第56条第1項、安衛令第17条、安衛令別表第3第1項第7号

**9** ⭕ 記述どおり正しい。インジウム化合物は、**第2類特定化学物質**であり、製造には厚生労働大臣の許可を必要としない。

➡安衛法第56条第1項、安衛令第17条、安衛令別表第3第2項第3-2号

**10** ✕ エチレンイミンは、**第2類特定化学物質**であり、製造には厚生労働大臣の許可を必要としないため、誤り。

➡安衛法第56条第1項、安衛令第17条、安衛令別表第3第2項第4号

**11** ✕ エチレンオキシドは、**第2類特定化学物質**であり、製造には厚生労働大臣の許可を必要としないため、誤り。

➡安衛法第56条第1項、安衛令第17条、安衛令別表第3第2項第5号

**12** ⭕ 記述どおり正しい。塩化ビニルは、**第2類特定化学物質**であり、製造には厚生労働大臣の許可を必要としない。

➡安衛法第56条第1項、安衛令第17条、安衛令別表第3第2項第6号

**1**

関係法令（有害業務に係るもの）

**13** 新傾向 オルト-トルイジンは、厚生労働大臣の許可を受けなくても製造することができる化学物質である。 `令和5年10月`

 **14** ★★★ オルト-フタロジニトリルは、厚生労働大臣の許可を受けなくても製造することができる化学物質である。

 **15** ★★★ クロロメチルメチルエーテルは、製造しようとする者が、あらかじめ、厚生労働大臣の許可を受けなければならない化学物質である。

 **16** ★★★ パラ-ニトロクロルベンゼンは、製造しようとする者が、あらかじめ、厚生労働大臣の許可を受けなければならない化学物質である。

 **17** ★★★ 砒素及びその化合物は、厚生労働大臣の許可を受けなくても製造することができる化学物質である。

**18** ★★★ ベータ-プロピオラクトンは、製造しようとする者が、あらかじめ、厚生労働大臣の許可を受けなければならない化学物質である。

**13 ◯** 記述どおり正しい。オルト-トルイジンは、**第2類**特定化学物質であり、製造には厚生労働大臣の許可を必要としない。
➡安衛法第56条第1項、安衛令第17条、安衛令別表第3第2項第8-2号

**14 ◯** 記述どおり正しい。オルト-フタロジニトリルは、**第2類**特定化学物質であり、製造には厚生労働大臣の許可を必要としない。
➡安衛法第56条第1項、安衛令第17条、安衛令別表第3第2項第9号

**15 ✕** クロロメチルメチルエーテルは、**第2類**特定化学物質であり、製造には厚生労働大臣の許可を必要としないため、誤り。
➡安衛法第56条第1項、安衛令第17条、安衛令別表第3第2項第12号

**16 ✕** パラ-ニトロクロルベンゼンは、**第2類**特定化学物質であり、製造には厚生労働大臣の許可を必要としないため、誤り。
➡安衛法第56条第1項、安衛令第17条、安衛令別表第3第2項第27号

**17 ◯** 記述どおり正しい。砒素及びその化合物は、**第2類**特定化学物質であり、製造には厚生労働大臣の許可を必要としない。
➡安衛法第56条第1項、安衛令第17条、安衛令別表第3第2項第27の2

**18 ✕** ベータ-プロピオラクトンは、**第2類**特定化学物質であり、製造には厚生労働大臣の許可を必要としないため、誤り。
➡安衛法第56条第1項、安衛令第17条、安衛令別表第3第2項第29号

**1**

関係法令（有害業務に係るもの）

# 3 安全衛生教育

この分野からの出題は、**特別教育**を必要とする業務か否かを問うものがほとんどです。特別教育を必要としない業務も含めて、新しい問題はほぼ見られませんが、×問にまぎらわしいものが多く、あやふやな知識では対応できません。特別教育を必要とする業務、しない業務をしっかり区別して覚えるようにしてください。

## 特別教育を必要とする業務（抜粋）

・**チェーンソーを用いて行う立木の伐木の業務及び造材の業務**

・**潜水作業者への送気の調節を行うためのバルブ又はコックを操作する業務**

・**再圧室を操作する業務**

・**高圧室内作業に係る業務**

・四アルキル鉛等業務

・**酸素欠乏危険場所における作業に係る業務**

・**エックス線装置またはガンマ線照射装置を用いて行う透過写真の撮影の業務**

・除染等業務

・**特定粉じん作業に係る業務**

・廃棄物焼却施設（ダイオキシン類特別措置法）におけるばいじん、焼却灰等を取り扱う業務

・廃棄物焼却施設の焼却炉、集じん機等の設備の保守点検等の業務

・**廃棄物焼却炉を有する廃棄物の焼却施設において、ばいじん及び焼却灰その他の燃え殻を取り扱う業務**

・**石綿等が使用されている建築物の解体の作業に係る業務**

**＜特別教育を必要としない業務（例）＞**

- チェーンソー以外の振動の業務
  ＊チェーンソーを用いて行う業務は、特別教育が義務づけられている
- 人力により重量物を取り扱う業務
  ＊動力を用いた重量物を取り扱う業務は、特別教育が義務づけられている
- 騒音の業務
- 潜水業務
  ＊潜水作業者への送気の調節を行うためのバルブ又はコックを操作する業務
  は、特別教育が義務づけられている
- 鉛ライニングの業務
- 超音波にさらされる業務
- 赤外線又は紫外線にさらされる業務
- エックス線回折装置を用いて行う分析の業務
  ＊エックス線装置またはガンマ線照射装置により透過写真撮影を行う業務は、
  特別教育が義務づけられている
- 特定化学物質にかかわる業務
- 有機溶剤にかかわる業務

## 特別教育の科目の省略

特別教育の科目について**十分な知識及び技能を有している**と認められる労働者については、当該科目についての**特別教育を省略**することができる。（教育全般の共通事項）

## 特別教育の記録の保存

特別教育を行ったときは、その受講者、科目等の記録を作成して、これを**3年間保存**する。なお、実施報告書を所轄労働基準監督署長に提出する義務はない。

# 1 特別教育

 **1** 衛生管理者を選任しなければならない事業場では、衛生に係る特別の教育を衛生管理者に行わせなければならない。

 **2** チェーンソーを用いて行う立木の伐木の業務及び造材の業務は、特別教育を必要とする業務である。

 **3** 潜水作業者への送気の調節を行うためのバルブ又はコックを操作する業務に労働者を従事させるときは、特別の教育を行わなければならない。

 **4** 再圧室を操作する業務に労働者を就かせるときは、特別教育を行わなければならない。

 **5** 高圧室内作業に係る業務に就かせる者には、特別の教育を行わなければならない。

 **6** 酸素欠乏危険場所における作業に係る業務に労働者を就かせるときは、特別教育を行わなければならない。

 **7** エックス線装置を用いて行う透過写真撮影の業務に労働者を就かせるときは、特別教育を行わなければならない。

 **8** 特定粉じん作業に係る業務に労働者を就かせるときは、特別教育を行わなければならない。

 **9** 廃棄物焼却炉を有する廃棄物の焼却施設において、ばいじん及び焼却灰その他の燃え殻を取り扱う業務に労働者を就かせるときは、特別の教育を行わなければならない。　令和5年10月

 **10** 石綿等が使用されている建築物の解体の作業に係る業務に労働者を就かせるとき、法令に基づく安全又は衛生のための特別の教育を行わなければならない。

 **11** 削岩機、チッピングハンマー等チェーンソー以外の振動工具の取扱の業務に労働者を就かせるときは、特別教育を行わなければならない。

## 解答 特別教育

**1** ✗ 特別教育を行うものは**事業者**であって、衛生管理者ではないため、誤り。　　➡安衛法第59条第3項

**2** ◯ 記述どおり正しい。なお、**チェーンソー以外の振動工具を取り扱う業務**は、特別教育が義務づけられていないので注意のこと。
➡安衛則第36条第8号の2

**3** ◯ 記述どおり正しい。　　➡安衛則第36条第23号

**4** ◯ 記述どおり正しい。　　➡安衛則第36条第24号

**5** ◯ 記述どおり正しい。　　➡安衛則第36条第24号の2

**6** ◯ 記述どおり正しい。　　➡安衛則第36条第26号

**7** ◯ 記述どおり正しい。**エックス線装置**または**ガンマ線照射装置**により透過写真撮影を行う業務に労働者を就かせるときには、特別の教育を行わなければならない。　　➡安衛則第36条第28号

**8** ◯ 記述どおり正しい。なお、特定粉じん作業以外の粉じん作業は、特別教育を行う業務ではない。　　➡安衛則第36条第29号

**9** ◯ 記述どおり正しい。　　➡安衛則第36条第36号

**10** ◯ 記述どおり正しい。　　➡安衛則第36条第37号、石綿則第27条

**11** ✗ **チェーンソー以外の振動の業務**は、特別教育が義務づけられていないため、誤り。なお、**チェーンソーを用いて行う立木の伐木の業務及び造材の業務**は、特別教育が義務づけられているので注意のこと。
➡安衛則第36条第8号

**12** ☐☐☐ ★★★ 人力により重量物を取り扱う業務に労働者を就かせる際には、特別の教育を行わなければならない。

**13** ☐☐☐ ★★★ 著しい騒音を発する場所における業務に労働者を就かせるときには、特別の教育を行わなければならない。

**14** ☐☐☐ ★★★ ボンベから給気を受けて行う潜水業務に労働者を従事させるときは、特別の教育を行わなければならない。

**15** ☐☐☐ ★★★ 鉛ライニングの業務に労働者を就かせるとき、法令に基づく安全又は衛生のための特別の教育を行わなければならない。

**16** ☐☐☐ ★★★ 赤外線又は紫外線にさらされる業務に労働者を就かせるときは、特別の教育を行わなければならない。 　令和5年10月

**17** ☐☐☐ ★★★ エックス線回折装置を用いて行う分析の業務に労働者を就かせる際には、特別の教育を行わなければならない。 　令和5年10月

**18** ☐☐☐ ★★★ 塩酸を用いて行う分析の業務に労働者を就かせる際には、特別の教育を行わなければならない。 　令和5年10月

**19** ☐☐☐ ★★★ 有機溶剤等を用いて行う接着の業務に労働者を就かせるときは、特別の教育を行わなければならない。 　令和5年10月

**20** ☐☐☐ ★★★ 特別教育の科目について十分な知識及び技能を有していると認められる労働者については、当該科目についての特別教育を省略することができる。

**21** ☐☐☐ ★★★ 安全衛生のための特別の教育を行ったときは、その受講者、科目等の記録を作成し、3年間保存しなければならない。

**12** ✗ 人力により重量物を取り扱う業務は、特別教育が義務づけられていないため、誤り。なお、**動力**を用いた重量物を取り扱う業務は、特別教育が義務づけられているので注意のこと。　➡安衛則第36条各号

**13** ✗ 騒音の業務は、特別教育が義務づけられていないため、誤り。
　➡安衛則第36条各号

**14** ✗ 潜水業務は、特別教育が義務づけられていないため、誤り。なお、潜水作業者への送気の調節を行うためのバルブ又はコックを操作する業務は、特別教育が義務づけられている。　➡安衛則第36条各号

**15** ✗ 問題文の業務は、特別教育が義務づけられていないため、誤り。
　➡安衛則第36条各号

**16** ✗ 問題文の業務は、特別教育が義務づけられていないため、誤り。
　➡安衛則第36条各号

**17** ✗ 問題文の業務は、特別教育が義務づけられていないため、誤り。なお、**エックス線装置**または**ガンマ線照射装置**により透過写真撮影を行う業務に労働者を就かせるときには、特別の教育を行わなければならないので注意のこと。　➡安衛則第36条各号

**18** ✗ **特定化学物質**にかかわる業務は、特別教育が義務づけられていないため、誤り。　➡安衛則第36条各号

**19** ✗ **有機溶剤**にかかわる業務は、特別教育が義務づけられていないため、誤り。　➡安衛則第36条各号

**20** ◯ 記述どおり正しい。　➡安衛則第37条

**21** ◯ 記述どおり正しい。　➡安衛則第38条

関係法令（有害業務に係るもの）

1

# 4 健康の保持増進のための措置

**出題のポイント**

安衛法には、健康の保持増進のための措置として、特定の有害業務について、適切な作業環境管理のための**作業環境測定**と、常時従事する労働者に対する**特殊健康診断等、健康管理手帳**が規定されています。

この分野の出題頻度はそれほど高くありませんが、中では「特殊健康診断」からの出題が多く見られます。また、「作業環境測定」では、測定回数を問う出題が多く見られますので、整理して押さえておきましょう。

## 作業環境測定を行う作業場

| 作業環境測定を行うべき作業場 | | 測定内容等 | | | |
|---|---|---|---|---|---|
| 作業場の種類（安衛令第21条） | | 測定の種類 | 測定回数 | 記録の保存年 | 測定者 |
| ❶ 土石、岩石、鉱物、金属又は炭素の粉じんを著しく発散する屋内作業場 | | 空気中の粉じんの濃度及び粉じん中の遊離けい酸含有率 | 6月以内ごとに1回 | 7 | 作業環境測定士* |
| ❷ 暑熱、寒冷又は多湿の屋内作業場 | | 気温、湿度及びふく射熱 | 半月以内ごとに1回 | 3 | － |
| ❸ 著しい騒音を発する屋内作業場 | | 等価騒音レベル | 6月以内ごとに1回 | 3 | － |
| ❹ 坑内作業場 | ①二酸化炭素が停滞する作業場 | 二酸化炭素の濃度 | 1月以内ごとに1回 | 3 | － |
| | ②28℃を超える作業場 | 気温 | 半月以内ごとに1回 | 3 | － |
| | ③通気設備のある作業場 | 通気量 | 半月以内ごとに1回 | 3 | － |
| ❺ 中央管理方式の空気調和設備を設けている建築物の室で、事務の用に供されるもの | | 一酸化炭素及び二酸化炭素の含有率、室温及び外気温、相対湿度 | 2月以内ごとに1回 | 3 | － |
| | 室の建築、大規模の修繕又は、大規模の模様替えを行ったとき | | | | |
| ❻ 放射線業務を行う作業場 | ①放射線業務を行う管理区域 | 外部放射線による線量当量率又は、線量当量 | 1月以内ごとに1回 | 5 | － |
| | ②放射線物質取扱作業室 | 空気中の放射性物質の濃度 | 1月以内ごとに1回 | 5 | 作業環境測定士* |
| ❼ 特定化学物質（第1類物質又は第2類物質）を製造し、又は取り扱う屋内作業場など | | 第1類物質又は第2類物質の空気中の濃度 | 6月以内ごとに1回 | 3（特定の物については30年間） | 作業環境測定士* |
| | 石綿に係るものの作業 | 石綿の空気中における濃度 | 6月以内ごとに1回 | 40 | 作業環境測定士* |

＊又は作業環境測定機関

| ⑧ | 一定の鉛業務を行う屋内作業場 | 空気中の鉛の濃度 | 1年以内ごとに1回 | 3 | 作業環境測定士* |
| ⑨ | 酸素欠乏危険場所において作業を行う当該作業場 | 第1種酸素欠乏危険作業に係る作業場にあっては、空気中酸素の濃度 | 作業開始前 | 3 | 酸素欠乏危険作業主任者 |
| | | 第2種酸素欠乏危険作業に係る作業場にあっては、空気中酸素及び硫化水素の濃度 | | | |
| ⑩ | 第1種有機溶剤又は第2種有機溶剤を製造し、又は取り扱う業務を行う屋内作業場 | 当該有機溶剤の濃度 | 6月以内ごとに1回 | 3 | 作業環境測定士* |

## 特殊健康診断等

| | | 対象者 | 内容 | 頻度 | 結果の記録 | 記録の保存 |
|---|---|---|---|---|---|---|
| 特殊健康診断 | 有機溶剤等健康診断 | **有機溶剤を製造し、又は取り扱う業務に常時従事する労働者** | 尿中の蛋白の有無<br>種別の項目（トルエン：尿中の馬尿酸） | **6月以内1回** | **有機溶剤等健康診断個人票** | **5年間** |
| | 鉛健康診断 | **鉛業務に常時従事する労働者** | **血液中の鉛の量**<br>**尿中のデルタアミノレブリン酸の量** | 6月以内1回 | 鉛健康診断個人票 | 5年間 |
| | 四アルキル鉛健康診断 | **四アルキル鉛**等業務に常時従事する労働者 | 好塩基点赤血球数<br>尿中のコプロポルフィリン | 6月以内1回 | 四アルキル鉛健康診断個人票 | 5年間 |
| | 特定化学物質健康診断 | **特定化学物質**を製造し、又は取り扱う業務に常時従事する労働者及び過去に従事した労働者（一部の物質に係る業務に限る） | （各種別の項目） | 6月以内1回（例外あり） | 特定化学物質健康診断個人票 | 5年間<br>（特別管理物質30年間） |
| | 高気圧業務健康診断 | **高圧室内業務**または**潜水業務**に常時従事する労働者 | **鼓膜及び聴力**<br>**四肢の運動機能**<br>肺活量 | 6月以内1回 | 高気圧業務健康診断個人票 | 5年間 |
| | 電離放射線健康診断 | 放射線業務に常時従事する労働者で**管理区域**に立ち入る者 | **白血球、赤血球**<br>**白内障**<br>**皮膚**<br>尿中の潜血の有無の検査はない | 6月以内1回 | 電離放射線健康診断個人票 | 30年間 |
| | 除染等電離放射線健康診断 | 除染等業務に常時従事する労働者 | 被ばく歴の有無<br>白血球、赤血球<br>白内障<br>皮膚 | 6月以内1回 | 除染等電離放射線健康診断個人票 | 30年間 |
| | 石綿健康診断 | **石綿**の業務に常時従事する労働者、及び過去に従事したことのある在籍労働者 | **胸部のエックス線**<br>尿中又は血液中の石綿の量の検査はない | 6月以内1回 | 石綿健康診断個人票 | 40年間 |
| | じん肺健康診断 | 常時粉じん作業に従事する労働者及び従事したことのある管理2又は管理3の労働者 | 胸部のエックス線 | 3年以内1回（1年以内1回） | 結果の記録、エックス線写真 | 7年間 |
| | 歯科医師による健康診断 | ①**塩酸**、②**硝酸**、③**硫酸**、④**亜硫酸**、⑤**弗化水素**、⑥**黄りん**などのガス、蒸気又は粉じんを発散する場所における業務 | — | 6月以内1回 | 健康診断個人票 | 5年間 |

# 1 作業環境測定

**1**  関係業務を有する事業場の事業者は、作業環境測定結果報告書を所轄労働基準監督署に提出することが義務づけられている。

**2**  特定粉じん作業を行う屋内作業場については、6か月以内ごとに1回、定期に、空気中の粉じんの濃度を測定しなければならない。
令和5年10月

**3**  鋳物工場で、型ばらし装置を用いて砂型をこわす箇所のある屋内作業場は、6月以内ごとに1回作業環境測定を行わなければならない。

**4**  暑熱、寒冷又は多湿の屋内作業場における気温及び湿度の測定は、2月以内ごとに1回作業環境測定を行わなければならない。

**5**  溶融ガラスからガラス製品を成型する業務を行う屋内作業場については、半月以内ごとに1回、定期に、気温、湿度及びふく射熱を測定しなければならない。
令和6年4月　令和5年10月

**6**  多量のドライアイスを取り扱う業務を行う屋内作業場における気温及び湿度の測定は、半月以内ごとに1回、定期に、行わなければならない。

**7**  動力により駆動されるハンマーを用いる金属の成型の業務を行う屋内作業場は、6月以内ごとに1回作業環境測定を行わなければならない。

## 解答 作業環境測定

**1** ✕ 作業環境測定を行ったときは、その結果を記録しなければならないが、所轄労働基準監督署に提出する義務はないため、誤り。

➡安衛法第65条第1項

**2** ◯ 記述どおり正しい。

➡安衛法第65条1項、安衛令第21条第1号、粉じん則第25条、第26条

**3** ◯ 記述どおり正しい。鋳物工場で、型ばらし装置を用いて砂型をこわす業務は、**粉じん**の業務であり、**6月**以内ごとに1回、作業環境測定を行わなければならない。

➡安衛法第65条第1項、安衛令第21条第1号、粉じん則第25条、第26条

**4** ✕ 暑熱、寒冷又は多湿の屋内作業場については、**半月**以内ごとに1回、定期に、当該屋内作業場の作業環境測定を行わなければならないため、誤り。

➡安衛法第65条第1項、安衛令第21条第2号、安衛則第607条

**5** ◯ 記述どおり正しい。**溶融ガラス**からガラス製品を成型する業務、**溶融金属**の運搬又は鋳込みの業務などは、**暑熱**の業務であり、**半月**以内ごとに1回、定期に、当該屋内作業場の作業環境測定を行わなければならない。

➡安衛法第65条第1項、安衛令第21条第2号、安衛則第587条第7号、第8号、607条

**6** ◯ 記述どおり正しい。多量の液体空気、ドライアイス等を取り扱う業務を行なう屋内作業場は、**寒冷**の屋内作業場であり、半月以内ごとに1回、定期に、気温及び湿度の測定を行わなければならない。

➡安衛法第65条第1項、安衛令第21条第2号、安衛則第587条第11号、607条

**7** ◯ 記述どおり正しい。問題文の屋内作業場のほか、「**鋲打ち機、はつり機**等圧縮空気により駆動される機械又は器具を取り扱う屋内作業場」「ロール機による金属の圧延を行う屋内作業場」「チッパーによりチップする業務を行なう屋内作業場」など、**著しい騒音**を発する屋内作業場は、**6月**以内ごとに一回、定期に、**等価騒音レベル**を測定しなければならない。

➡安衛法第65条第1項、安衛令第21条第3号、安衛則第588条各号、第590条

**8** ☐☐☐ ★★★ チッパーによりチップする業務を行う屋内作業場における等価騒音レベルの測定は、1月以内ごとに1回、定期に、行わなければならない。　令和6年4月

**9** ☐☐☐ ★★★ 通気設備が設けられている坑内の作業場は、半月以内ごとに1回、通気量について作業環境測定を行わなければならない。　令和6年4月　令和5年10月

**10** ☐☐☐ ★★★ 中央管理方式の空気調和設備を設けている事務室は、法令上作業環境測定を行わなくてもよい。

**11** ☐☐☐ ★★★ 放射線業務を行う作業場のうち管理区域に該当する部分は、1月以内ごとに1回、定期に作業環境測定を行わなければならない。

**12** ☐☐☐ ★★★ 放射性物質取扱作業室における空気中の放射性物質の濃度の測定は、1か月以内ごとに1回、定期に、行わなければならない。

**13** ☐☐☐ ★★★ 非密封の放射性物質を取り扱う作業室における空気中の放射性物質の濃度の測定は、6か月以内ごとに1回、定期に、行わなければならない。　令和6年4月　令和5年10月

**14** ☐☐☐ ★★★ 特定化学物質等のうち第2類物質を取り扱う屋内作業場は、6月以内ごとに1回作業環境測定を行わなければならない。

**15** ☐☐☐ ★★★ 金属の表面処理のため硝酸を取り扱う屋内作業場は、作業環境測定の対象とされていない。

**16** ☐☐☐ ★★★ 鉛蓄電池の解体工程において鉛等を切断する業務を行う屋内作業場については、1年以内ごとに1回、定期に、空気中の鉛の濃度を測定しなければならない。　令和6年4月

**17** ☐☐☐ ★★★ 鉛ライニングの業務を行う屋内作業場における空気中の鉛の濃度の測定は、1年以内ごとに1回、定期に行わなければならない。　令和5年10月

**8** ✕ チッパーによりチップする騒音を発する業務を行う屋内作業場の作業環境測定は、**6月以内ごとに1回行わなければならないため、誤り。**
➡安衛法第65条第1項、安衛令第21条第3号、安衛則第588条第7号、第590条第1項

**9** ○ 記述どおり正しい。
➡安衛法第65条第1項、安衛令第21条第4号、安衛則第589条第3号、第603条第1項

**10** ✕ 空気調和設備を設けている事務室は、作業環境測定の実施義務があるため、誤り。 ➡事務所則第7条

**11** ○ 記述どおり正しい。
➡安衛法第65条第1項、安衛令第21条第6号、電離則第53条第1号、電離則第54条

**12** ○ 記述どおり正しい。
➡安衛法第65条第1項、安衛令第21条第6号、電離則第53条第2号、電離則第54条

**13** ✕ **放射性物質を取り扱う作業室における空気中の放射性物質の濃度の測定は、1か月以内ごとに1回、定期に、測定しなければならない。**
➡安衛法第65条第1項、安衛令第21条第6号、電離則第53条第2号、第55条

**14** ○ 記述どおり正しい。第1類、第2類特定化学物質等を製造、取り扱う屋内作業場は、**6月以内ごとに1回、空気中の特定化学物質の濃度の**測定を行わなければならない。
➡安衛法第65条第1項、安衛令第21条第7号、特化則第36条

**15** ○ 記述どおり正しい。硝酸は、**第3類特定化学物質**であり、これを取り扱う屋内作業場は、測定の対象とされていない。
➡安衛法第65条第1項、安衛令第21条第7号、安衛令別表第3第3号4

**16** ○ 記述どおり正しい。
➡安衛法第65条第1項、安衛令第21条第8号、別表第4第3号、鉛則第52条

**17** ○ 記述どおり正しい。
➡安衛法第65条第1項、安衛令第21条第8号、別表第4第7号、鉛則第52条

**18**  酸素欠乏危険場所における当該作業場の第2種酸素欠乏危険作業については、空気中の酸素及び硫化水素濃度の作業環境測定を1月以内ごとに1回、定期に行わなければならない。

**19**  第一種有機溶剤等又は第二種有機溶剤等を用いて有機溶剤業務を行う屋内作業場については、6月以内ごとに1回、定期に、空気中の有機溶剤の濃度を測定しなければならない。

**20**  アンモニアを取り扱う屋内作業場は、法令上作業環境測定を行わなくてもよい。

**21**  常時セメントを袋詰めする作業を行う屋内作業場における空気中の粉じん濃度の測定は、法令上、作業環境測定士が実施しなければならない。

**22**  有機溶剤等を製造する工程で有機溶剤等の混合の業務を行う屋内作業場における空気中のトルエン濃度の測定は、法令上、作業環境測定士が実施しなければならない。

**23** ★★★ 有機溶剤業務を行う屋内作業場についての作業環境測定を、有機溶剤作業主任者に実施させる。

**24** ★★★ チッパーによりチップする業務を行い著しい騒音を発する屋内作業場における等価騒音レベルの測定は、法令上、作業環境測定士が実施しなければならない。

**25** ★★★ パルプ液を入れたことのある槽の内部において作業を行う場合の当該作業場における空気中の酸素及び硫化水素の濃度の測定は、法令上、作業環境測定士が実施しなければならない。

**18** ✕ 第1種酸素欠乏危険作業については空気中の酸素濃度、第2種酸素欠乏危険作業については、空気中の酸素及び硫化水素濃度の作業環境測定を、その日の作業を開始する前に行わなければならないため、誤り。
➡ 安衛法第65条第1項、安衛令第21条第9号、安衛令別表第6、酸欠則第3条第1項

**19** ◯ 記述どおり正しい。
➡ 安衛法第65条第1項、安衛令第21条第10号、安衛令別表第6の2、有機則第28条第2項

**20** ◯ 記述どおり正しい。アンモニア（第3類特定化学物質）は、法令上の作業環境測定義務はない。
➡ 安衛法第65条、安衛令第21条第7号、安衛令別表第3第1号、特化則第36条

**21** ◯ 記述どおり正しい。①粉じんを著しく発散する屋内作業場、②特定化学物質を製造または取り扱う屋内作業場、③石綿等を取扱い、もしくは試験研究のため製造する屋内作業場、④一定の鉛業務を行う屋内作業場】、⑤有機溶剤を製造または取り扱う屋内作業場については、作業環境測定士または作業環境測定機関が測定を実施しなければならない。「常時セメントを袋詰めする作業」は、①に該当する。
➡ 安衛法第65条、安衛令第21条、作業環境測定法第3条、粉じん則第2条、第26条、別表第2の9号

**22** ◯ 記述どおり正しい。
➡ 安衛法第65条、安衛令第21条、作業環境測定法第3条、有機則第28条

**23** ✕ 有機溶剤を製造または取り扱う屋内作業場については、作業環境測定士または作業環境測定機関が測定を実施しなければならないため、誤り。
➡ 安衛法第65条、安衛令第21条、作業環境測定法第3条、有機則第28条

**24** ✕ 作業環境測定士が測定を実施する必要はない。
➡ 安衛法第65条、安衛令第21条、作業環境測定法第3条

**25** ✕ 作業環境測定士が測定を実施する必要はない。
➡ 安衛法第65条、安衛令第21条、作業環境測定法第3条

**1**

関係法令（有害業務に係るもの）

26 溶融ガラスからガラス製品を成型する業務を行う屋内作業場における気温、湿度及びふく射熱の測定は、法令上、作業環境測定士が実施しなければならない。

 27 炭酸ガス（二酸化炭素）が停滞するおそれのある坑内の作業場における空気中の炭酸ガス濃度の測定は、法令上、作業環境測定士が実施しなければならない。

 28 通気設備が設けられている坑内の作業場における通気量の測定は、法令上、作業環境測定士が実施しなければならない。

## 2　特殊健康診断

 1 潜水業務に常時従事する労働者に対し、特別の項目について行う、医師による健康診断は、6月以内ごとに1回、定期に行わなければならない。

 2 潜水業務に従事する労働者に対して、特別の項目について行う健康診断の項目の一部として、四肢の運動機能の検査がある。

 3 高気圧業務に従事する労働者の特別の項目の健康診断には四肢の運動機能の検査がある。

 4 管理区域内における放射線業務に従事する労働者に対して、医師による特別の項目についての健康診断を行わなければならない。

 5 放射線業務の健康診断項目として、尿中の潜血の有無の検査がある。

 6 特定化学物質のうち第一類物質を製造し、又は取り扱う業務に常時従事する労働者に対して、医師による特別の項目についての健康診断を行わなければならない。

26 ✕ 作業環境測定士が測定を実施する必要はない。
➡ 安衛法第65条、安衛令第21条、作業環境測定法第3条

27 ✕ 作業環境測定士が測定を実施する必要はない。
➡ 安衛法第65条、安衛令第21条、作業環境測定法第3条

28 ✕ 作業環境測定士が測定を実施する必要はない。
➡ 安衛法第65条、安衛令第21条、作業環境測定法第3条

## 解答 特殊健康診断

1 ◯ 記述どおり正しい。 ➡ 安衛法第66条第2項、高圧則第38条第1項

2 ◯ 記述どおり正しい。**高圧室内業務**または**潜水業務（高気圧業務）**に常時従事する労働者には、**血圧の測定並びに尿中の糖及び蛋白の有無の検査、鼓膜及び聴力、四肢の運動機能、肺活量**等の項目について行う。
➡ 安衛法第66条第1項、第2項、安衛令第22条、高圧則第38条第1項

3 ◯ 記述どおり正しい。理由は同上。
➡ 安衛法第66条第1項、安衛令第22条第2項、高圧則第38条第1項第3号

4 ◯ 記述どおり正しい。
➡ 安衛法第66条第1項、第2項、安衛令第22条第1項第2号、電離則第56条第1項

5 ✕ 放射線業務の労働者には、**白血球数、赤血球数、白内障、皮膚**の検査などを行わなければならないが、尿中の潜血の有無の検査はないため、誤り。尿中の潜血の有無の検査は、一般健康診断の項目である。
➡ 安衛法第66条第1項、第2項、安衛令第22条第1項第2号、電離則第56条第1項

6 ◯ 記述どおり正しい。
➡ 安衛法第66条第1項、第2項、安衛令第22条第1項第3号、安衛令別表第3第1項第1号、特化則第39条第1項

**7** ★★★ 硫化水素を製造する業務に常時従事する労働者に対し、特別の項目について行う医師による健康診断は、6月以内ごとに1回、定期に行わなければならない。

**8** ★★★ キシレンのばく露の生物学的モニタリングの指標としての尿中代謝物は、メチル馬尿酸である。 令和5年10月

**9** ★★★ トルエンのばく露の生物学的モニタリングの指標としての尿中代謝物は、メタノールである。 令和5年10月

**10** ★★★ ノルマルヘキサンのばく露の生物学的モニタリングの指標としての尿中代謝物は、2,5-ヘキサンジオンである。

**11** ★★★ 鉛業務の健康診断項目として、尿中のマンデル酸の量の検査がある。 令和5年10月

**12** ★★★ スチレンを製造し、又は取り扱う業務の健康診断項目として、尿中のマンデル酸の量の測定がある。 令和5年10月

**13** ★★★ テトラクロロエチレンのばく露の生物学的モニタリングの指標としての尿中代謝物には、トリクロロ酢酸がある。

**14** ★★★ トリクロロエチレンを製造し、又は取り扱う業務の健康診断項目として、尿中のトリクロロ酢酸の量の測定がある。

**15** 新傾向 マンガンを取り扱う業務に常時従事する労働者に対して行う特殊健康診断の項目として、握力の測定がある。 令和6年4月

**16** ★★★ 石綿等を取り扱う業務の健康診断項目として、尿中又は血液中の石綿の量の検査がある。

**17** ★★★ 屋内作業場において、第二種有機溶剤等を使用して常時洗浄作業に従事する労働者に対し、6か月以内ごとに1回、定期に、特別の項目について医師による健康診断を行い、その結果に基づき作成した有機溶剤等健康診断個人票を5年間保存する。

**7** ◯ 記述どおり正しい。
➡ 安衛法第66条第1項、第2項、安衛令第22条第1項第3号、特化則第39条第1項、別表第3

**8** ◯ 記述どおり正しい。　　　　　　　　➡ 有機則第29条別表第3号

**9** ✕ トルエンのばく露の生物学的モニタリングの指標としての尿中代謝物は、**馬尿酸**であるため、誤り。　　➡ 有機則第29条別表第6号

**10** ◯ 記述どおり正しい。　　　　　　　➡ 有機則第29条別表第8号

**11** ✕ 鉛業務の健康診断項目は、血液中の**鉛**の量の検査、尿中の**デルタ-アミノレブリン酸**の量の検査等であるため、誤り。尿中のマンデル酸の量の検査は、スチレン業務の健康診断項目である。
➡ 鉛則第53条第1項、特化則第39条第1項、別表第3第42号

**12** ◯ 記述どおり正しい。　➡ 特化則第39条第1項、別表第3第42号

**13** ◯ 記述どおり正しい。　➡ 特化則第39条第1項、別表第3第44号

**14** ◯ 記述どおり正しい。　➡ 特化則第39条第1項、別表第3第45号

**15** ◯ 記述どおり正しい。　➡ 特化則第39条第1項、別表第3第59号

**16** ✕ 石綿等を取り扱う業務に従事する労働者には、胸部の**エックス線直接撮影**による検査などを行わなければならないが、尿中又は血液中の石綿の量の検査はないため、誤り。　　➡ 石綿則第40条

**17** ◯ 記述どおり正しい。**有機溶剤**を製造し、又は取り扱う業務に常時従事する労働者には、特別の項目についての健康診断を行わなければならない。
➡ 有機則第29条第2項、有機則第30条

**1**

関係法令（有害業務に係るもの）

**18** メタノールを取り扱う業務に常時従事させたことがあり、現に他の業務に従事させている労働者に対し、特別の項目について行う、医師による健康診断は、6月以内ごとに1回、定期に行わなければならない。

 **19** 酸素欠乏危険場所における作業に係る業務に常時従事する労働者に対し、特別の項目についての健康診断を行わなければならない。

 **20** 塩酸の蒸気を発散する場所における業務に常時従事する労働者に対して行う歯科医師による健康診断は、6月以内ごとに1回、定期に行わなければならない。

 **21** 黄りんのガス、蒸気等を発散する業務に従事する労働者に対し、歯科医師による健康診断を行わなければならない。

 **22** キシレンのガス、蒸気等を発散する業務に常時従事する労働者に対し、定期に歯科医師による健康診断を行わなければならない。

 **23** 酢酸エチルのガス、蒸気等を発散する業務に常時従事する労働者に対し、定期に歯科医師による健康診断を行わなければならない。

## 3　健康管理手帳

 **1** ベンジジンを取り扱う業務に3ヶ月従事した者には、離職の際に健康管理手帳が交付される。

 **2** ベータ-ナフチルアミンを取り扱う業務に3月以上従事した者には、健康管理手帳が交付される。

 **3** 粉じん作業に従事した者で、じん肺管理区分が管理二又は管理三の者は、離職の際に又は離職の後に、法令に基づく健康管理手帳の交付対象となる。

**18 ✕** メタノールなどの有機溶剤等については、業務を離れた後は特殊健康診断の必要はなく、1年以内ごとに1回の定期健康診断でよいため、誤り。なお、業務を離れた後も特殊健康診断の対象となるのは、特定化学物質（第1類物質と一部の第2類物質）、石綿、じん肺である。
➡ 安衛法第66条第2項後段、安衛令第22条第2項

**19 ✕** 酸素欠乏危険場所における作業は、特別の項目についての健康診断を行う業務に該当しないため、誤り。
➡ 安衛法第66条第2項、安衛令第22条第1項

**20 ○** 記述どおり正しい。歯科医師による健康診断の対象になるのは、①塩酸、②硝酸、③硫酸、④亜硫酸、⑤弗化水素、⑥黄りんなどのガス、蒸気又は粉じんを発散する場所における業務である。
➡ 安衛法第66条第3項、安衛令第22条第3項、安衛則第48条

**21 ○** 記述どおり正しい。
➡ 安衛法第66条第3項、安衛令第22条第3項、安衛則第48条

**22 ✕** キシレンの業務は、歯科医師による健康診断を行う必要がないため、誤り。　➡ 安衛法第66条第3項、安衛令第22条第3項、安衛則第48条

**23 ✕** 酢酸エチルの業務は、歯科医師による健康診断を行う必要がないため、誤り。
➡ 安衛法第66条第3項、安衛令第22条第3項、安衛則第48条

## 解答 健康管理手帳

**1 ○** 記述どおり正しい。
➡ 安衛法第67条第1項、安衛令第23条第1号、安衛則第53条第1項

**2 ○** 記述どおり正しい。ベータ-ナフチルアミンを取り扱う業務に3か月以上従事した者は、交付対象となる。
➡ 安衛法第67条第1項、安衛令第23条第2号、安衛則第53条第1項

**3 ○** 記述どおり正しい。
➡ 安衛法第67条第1項、安衛令第23条第3号、安衛則第53条第1項

4 ★★★ 特定粉じん作業に10年以上従事し、かつ、じん肺管理区分が管理一である者は、離職の際に又は離職の後に、法令に基づく健康管理手帳の交付対象となる。

5 ★★★ コークス炉に接して、コークスを製造する業務に5年以上従事した者には、健康管理手帳が交付される。

6 ★★★ ビス（クロロメチル）エーテルを取り扱う業務に3年以上従事した者には、健康管理手帳が交付される。

7 ★★★ ベリリウムを製造する業務に従事したことがあり、両肺野にベリリウムによる慢性の結節性陰影がある者は、健康管理手帳が交付される。

8 ★★★ 塩化ビニルを重合する業務に4年以上従事した者には、健康管理手帳が交付される。

9 ★★★ 石綿を取り扱う業務に従事したため、両肺野に石綿による不整形陰影がある者、又は石綿による胸膜肥厚がある者に対して、健康管理手帳が交付される。

10 ★★★ 石綿等が吹き付けられた建築物の解体の作業に1年以上従事した者で、初めて石綿等の粉じんに、ばく露した日から10年以上経過している者については、離職の際に又は離職の後に、法令に基づく健康管理手帳が交付される。

11 ★★★ ジアニシジンを取り扱う業務に3か月以上従事した者には、健康管理手帳が交付される。

12 ★★★ シアン化ナトリウムを取り扱う業務に3年以上従事した者には、健康管理手帳が交付される。

13 ★★★ ベンゼンを取り扱う業務に5年間従事した者には、健康管理手帳が交付される。

14 ★★★ 水銀を取り扱う業務に5年以上従事した者は、離職の際に又は離職の後に、法令に基づく健康管理手帳が交付される。

4 ✗ じん肺管理区分が管理一（じん肺の所見がない）である者は、交付対象にならない。　➡安衛法第67条第1項、安衛令第23条

5 ◯ 記述どおり正しい。
　➡安衛法第67条第1項、安衛令第23条第6号、安衛則第53条第1項

6 ◯ 記述どおり正しい。
　➡安衛法第67条第1項、安衛令第23条第7号、安衛則第53条第1項

7 ◯ 記述どおり正しい。
　➡安衛法第67条第1項、安衛令第23条第8号、安衛則第53条第1項

8 ◯ 記述どおり正しい。塩化ビニルを重合する業務に4年以上従事した者は、交付対象となる。
　➡安衛法第67条第1項、安衛令第23条第10号、安衛則第53条第1項

9 ◯ 記述どおり正しい。
　➡安衛法第67条第1項、安衛令第23条第11号、安衛則第53条第1項

10 ◯ 記述どおり正しい。石綿等が吹き付けられた建築物の解体の作業に1年以上従事した者で、初めて石綿等の粉じんにばく露した日から10年以上経過している者は、交付対象となる。
　➡安衛法第67条第1項、安衛令第23条第11号、安衛則第53条第1項

11 ◯ 記述どおり正しい。ジアニシジンを取り扱う業務に3か月以上従事した者は、交付対象となる。
　➡安衛法第67条第1項、安衛令第23条第12号、安衛則第53条第1項

12 ✗ シアン化ナトリウム（第2類物質）を取り扱う業務に従事した者は、健康管理手帳の交付対象ではないため、誤り。
　➡安衛法第67条第1項、安衛令第23条各号

13 ✗ ベンゼン（第2類物質）を取り扱う業務に従事した者は、健康管理手帳の交付対象ではないため、誤り。
　➡安衛法第67条第1項、安衛令第23条各号

14 ✗ 水銀（第2類物質）を取り扱う業務に従事した者は、健康管理手帳の交付対象ではないため、誤り。
　➡安衛法第67条第1項、安衛令第23条各号

関係法令（有害業務に係るもの）

15 ★★★ 硝酸を取り扱う業務に5年以上従事した者は、離職の際に又は離職の後に、法令に基づく健康管理手帳の交付対象となる。

16 ★★★ メタノールを取り扱う業務に10年以上従事した者は、離職の際に又は離職の後に、法令に基づく健康管理手帳が交付される。

17 ★★★ 鉛化合物を製造する業務に7年以上従事した者には、離職の際に健康管理手帳が交付される。

## 4 計画の届出と報告

1 ★★★ 事業者は、定期自主検査実施結果報告書を所轄労働基準監督署長に提出することが義務づけられている。

2 ★★★ 事業者は、作業環境測定結果報告書を所轄労働基準監督署長に提出することが義務づけられている。

3 ★★★ 事業者は、高圧室内作業主任者の選任報告書を所轄労働基準監督署長に提出することが義務づけられている。

4 ★★★ 事業者は、定期の有機溶剤等健康診断結果報告書を所轄労働基準監督署長に提出することが義務づけられている。

5 ★★★ 雇入時の特定化学物質健康診断の実施結果については、所轄労働基準監督署長に報告することが義務づけられている。

**15** ✕ 硝酸（第3類物質）を取り扱う業務に従事した者は、健康管理手帳の交付対象ではないため、誤り。
➡安衛法第67条第1項、安衛令第23条各号

**16** ✕ メタノール（第2種有機溶剤）を取り扱う業務に従事した者は、健康管理手帳の交付対象ではないため、誤り。
➡安衛法第67条第1項、安衛令第23条各号

**17** ✕ 鉛業務に従事した者は、健康管理手帳の交付対象ではないため、誤り。
➡安衛法第67条第1項、安衛令第23条各号

## 解答 | 計画の届出と報告

**1** ✕ 該当規定がないため、誤り。

**2** ✕ 該当規定がないため、誤り。

**3** ✕ 該当規定がないため、誤り。**特定化学物質等作業主任者、石綿作業主任者**等、作業主任者の選任報告書を所轄労働基準監督署長に提出する義務は規定されていない。

**4** ◯ 記述どおり正しい。なお、**雇入時の有機溶剤等健康診断**の結果については、所轄労働基準監督署長への報告は規定されていない。
➡安衛法第100条第1項、有機則第30条の3

**5** ✕ 該当規定がないため、誤り。なお、**定期**の特定化学物質健康診断を行ったときは、遅滞なく特定化学物質健康診断結果報告書を所轄労働基準監督署に提出しなければならない。
➡安衛法第100条第1項、特化則第41条

# 5 衛生基準

**出題のポイント**

　有害物、ガス・蒸気・粉じん、有害光線・超音波、騒音・振動、病原体による汚染など、有害な作業場では、原因を除去するために、代替物の使用、作業の方法や機械等の改善など、必要な措置を講じなければなりません。

　この分野からの出題はあまり見られませんが、中では**立入禁止場所**の出題が群を抜いています。

## 有害作業場の衛生基準

❶ **内燃機関** ➡ 坑内・潜函など、自然換気が不十分な事業場では使用してはならない。

❷ **騒音** ➡ 著しい騒音を発する一定の屋内作業場では6か月以内ごとに1回、等価騒音レベルを測定する。この記録は3年間保存する。

## 著しい騒音を発する屋内作業場

❶ 鋲打機、はつり機、鋳物の型込機等、圧縮空気により駆動される機械や器具を取扱う業務を行う作業場

❷ ロール機、圧延機等による金属の圧延、伸線、ひずみ取り、板曲げの業務（液体プレスによるひずみ取り、板曲げ、ダイスによる線引きの業務を除く）

❸ 動力により、駆動されるハンマーを用いる金属の鍛造、成型の業務を行う屋内作業場

❹ タンブラーによる金属製品研磨、砂落としの業務を行う屋内作業場

❺ 動力により、チェーン等を用いてドラム缶を洗浄する作業を行う屋内作業場

❻ ドラムバーカーにより、木材を削皮する業務を行う屋内作業場

❼ チッパーにより、チップ業務を行う屋内作業場

❽ 多筒抄紙機により、紙をすく作業を行う屋内作業場

❾ 上記以外の騒音障害防止のためのガイドラインに掲げる作業場

# 有害な作業環境

## （騒音の伝ぱの防止）

**安衛則第584条** 事業者は、強烈な騒音を発する屋内作業場においては、その伝ぱを防ぐため、隔壁を設ける等必要な措置を講じなければならない。

## （立入禁止等）

**安衛則第585条** 事業者は、次の場所には、関係者以外の者が立ち入ることを禁止し、かつ、その旨を見やすい箇所に表示しなければならない。

① 多量の高熱物体を取り扱う場所又は著しく暑熱な場所
② 多量の低温物体を取り扱う場所又は**著しく寒冷な場所**
③ 有害な光線又は**超音波にさらされる場所**
④ **炭酸ガス濃度が1.5パーセントを超える場所**、酸素濃度が18パーセントに満たない場所又は**硫化水素濃度が100万分の10を超える場所**
⑤ ガス、蒸気又は粉じんを発散する有害な場所
⑥ **有害物を取り扱う場所**
⑦ **病原体による汚染のおそれの著しい場所**

## （騒音の測定等）

**安衛則第590条** 著しい騒音を発する屋内作業場では、6か月以内ごとに1回、定期に、等価騒音レベルを測定し、その記録を3年間保存しなければならない。

**安衛則第591条** 当該屋内作業場の施設・設備を変更し、または作業工程・作業方法を変更した場合についても等価騒音レベルを測定し、その記録を3年間保存しなければならない。

## （坑内の気温）

**安衛則第611条** 事業者は、坑内における気温を37度以下としなければならない。ただし、高温による健康障害を防止するため必要な措置を講じて人命救助又は危害防止に関する作業をさせるときは、この限りではない。

## （有害作業場の休憩設備）

**安衛則第614条** 事業者は、著しく暑熱、寒冷又は多湿の作業場、有害なガス、蒸気又は粉じんを発散する作業場その他有害な作業場においては、作業場以外に休憩の設備を設けなければならない。ただし、坑内等特殊な作業場でこれによることができないやむを得ない事由があるときは、この限りではない。

1 関係法令（有害業務に係るもの）

# 1 有害な作業環境

**1** 坑の内部その他の自然換気が不十分なところにおいては、原則として内燃機関を有する機械を使用してはならない。

**2** 病原体により汚染された排気、排液又は廃棄物については、消毒、殺菌等適切な処理をした後に、排出し、又は廃棄しなければならない。

**3** 強烈な騒音を発する屋内作業場における業務に労働者を従事させるときは、そこが強烈な騒音を発する場所であることを労働者が容易に知ることができるよう、標識によって明示する等の措置を講じなければならない。

**4** 強烈な騒音を発する屋内作業場においては、その伝ぱを防ぐため、隔壁を設ける等必要な措置を講じなければならない。
`令和5年10月`

**5** 多量の高熱物体を取り扱う場所は、労働安全衛生規則により、関係者以外の者が立ち入ることが禁止されている。

**6** 多量の低温物体を取り扱う場所は、労働安全衛生規則により、関係者以外の者が立ち入ることが禁止されている。

**7** 超音波にさらされる場所は、労働安全衛生規則により関係者以外の者が立ち入ることが禁止されている。

**8** 炭酸ガス（二酸化炭素）濃度が0.15％を超える場所には、関係者以外の者が立ち入ることを禁止し、かつ、その旨を見やすい箇所に表示しなければならない。
`令和5年10月`

**9** 硫化水素濃度が10ppmを超える場所には、関係者以外の者が立ち入ることを禁止し、かつ、その旨を見やすい箇所に表示しなければならない。

**10** 病原体による汚染のおそれの著しい場所は、労働安全衛生規則により、関係者以外の者が立ち入ることが禁止されている。

| 解答 | **有害な作業環境** |

**1** ◯ 記述どおり正しい。　　　　　　　　　　➡️安衛則第578条

**2** ◯ 記述どおり正しい。　　　　　　　　　　➡️安衛則第581条

**3** ◯ 記述どおり正しい。　　　　　　　　　　➡️安衛則第583条の2

**4** ◯ 記述どおり正しい。　　　　　　　　　　➡️安衛則第584条

**5** ◯ 記述どおり正しい。**多量の高熱物体を取り扱う場所又は著しく暑熱な場所**には、関係者以外の者が立ち入ることを禁止し、かつ、その旨を見やすい箇所に表示しなければならない。
➡️安衛則第585条第1項第1号

**6** ◯ 記述どおり正しい。**多量の低温物体を取り扱う場所又は著しく寒冷な場所**には、関係者以外の者が立ち入ることを禁止し、かつ、その旨を見やすい箇所に表示しなければならない。
➡️安衛則第585条第1項第2号

**7** ◯ 記述どおり正しい。　　　　　　　　　　➡️安衛則第585条第1項第3号

**8** ✕ 炭酸ガス（二酸化炭素）濃度が**1.5％**を超える場所には、関係者以外の者が立ち入ることを禁止し、かつ、その旨を見やすい箇所に表示しなければならないため、誤り。➡️安衛則第585条第1項第4号

**9** ◯ 記述どおり正しい。なお、10ppm＝100万分の10。
➡️安衛則第585条第1項第4号

**10** ◯ 記述どおり正しい。　　　　　　　　　　➡️安衛則第585条第1項第7号

**11** ☐☐☐ ★★★
ボイラー製造等強烈な騒音を発する場所は、労働安全衛生規則により、関係者以外の者が立ち入ることが禁止されている。

**12** ☐☐☐ 新傾向
多筒抄紙機により紙を抄く業務を行う屋内作業場については、6か月以内ごとに1回、定期に、等価騒音レベルを測定しなければならない。 令和5年10月

**13** ☐☐☐ ★★★
著しい騒音を発する一定の屋内作業場については、1年以内ごとに1回、定期に、等価騒音レベルを測定しなければならない。

**14** ☐☐☐ ★★★
著しい騒音を発する一定の屋内作業場で、施設、設備、作業工程又は作業方法を変更した場合には、遅滞なく、等価騒音レベルを測定しなければならない。

**15** ☐☐☐ ★★★
廃棄物の焼却施設において焼却灰を取り扱う業務を行う作業場については、1年以内ごとに1回、定期に、当該作業場における空気中のダイオキシン類の濃度を測定しなければならない。

**16** ☐☐☐ ★★★
強烈な騒音を発する場所における業務においては、業務に従事する労働者に使用させるため、耳栓その他の保護具を備えなければならない。

**17** ☐☐☐ ★★★
備え付けが義務付けられている保護具については、同時に就業する労働者数と同数以上を備え、常時有効かつ清潔に保持しなければならない。

**18** ☐☐☐ ★★★
陶磁器を焼成する業務を行う屋内作業場については、1月に1回、定期に、気温、湿度及びふく射熱を測定しなければならない。

**19** ☐☐☐ ★★★
屋内作業場に多量の熱を放散する溶融炉があるときは、加熱された空気を直接屋外に排出し、又はその放射するふく射熱から労働者を保護する措置を講じなければならない。 令和5年10月

**20** ☐☐☐ ★★★
坑内における気温は、原則として27℃以下にしなければならない。

**21** ☐☐☐ ★★★
著しく暑熱又は多湿の作業場においては、坑内等特殊な作業場でやむを得ない事由がある場合を除き、休憩の設備を作業場外に設けなければならない。 令和5年10月

**11 ✕** 著しい騒音を発する場所は、立ち入り禁止の場所には該当しないため、誤り。　➡安衛則第585条第1項

**12 ◯** 記述どおり正しい。
➡安衛法第65条第1項、安衛令第21条第3号、安衛則第588条第8号、第590条第1項

**13 ✕** 騒音の測定は、**6月**以内ごとに1回行わなければならないため、誤り。
➡安衛則第590条

**14 ◯** 記述どおり正しい。　➡安衛則第591条第1項

**15 ✕** ダイオキシンの濃度の測定は、**6月**以内ごとに1回、定期に行わなければならないため、誤り。　➡安衛則第592条の2

**16 ◯** 記述どおり正しい。　➡安衛則第595条第1項

**17 ◯** 記述どおり正しい。　➡安衛則第596条

**18 ✕** 陶磁器を焼成する業務を行う屋内作業場は、**半月**以内ごとに1回、定期に、気温、湿度及びふく射熱を測定しなければならないため、誤り。
➡安衛法第65条、安衛令第21条、安衛則第587条第4号、第607条

**19 ◯** 記述どおり正しい。　➡安衛則第608条

**20 ✕** 坑内における気温は、原則として**37℃**以下としなければならないため、誤り。　➡安衛則第611条

**21 ◯** 記述どおり正しい。　➡安衛則第614条

**1**

関係法令（有害業務に係るもの）

# 6 特別規則とじん肺法

特別規則では、**有機則**、**特化則**、**酸欠則**、**粉じん則**、**石綿則**から、ほぼ毎回出題されていますので、必ず押さえておきましょう。直近では、酸欠則、粉じん則からまとまった出題がありました。また、新傾向問題として、有機溶剤作業主任者の職務を問う出題がありました。

特別規則からの出題は、近年、組合せ問題が多くなっていますので、横断的に捉えるようにしましょう。直近では、新傾向問題として、有害物質等に係る作業とこれを規制している労働衛生関係規則を問う出題がありました。

## 有機溶剤

| 有機溶剤 | 物質 |
|---|---|
| 第1種有機溶剤 | 二硫化炭素　1,2ジクロルエチレン（塩化アセチレン） |
| 第2種有機溶剤 | アセトン<br>キシレン<br>酢酸エチル<br>酢酸メチル<br>トルエン<br>ノルマルヘキサン<br>メタノール　など |
| 第3種有機溶剤 | ガソリン、石油ナフサ　など |

## 特定化学物質

| 特定化学物質 | 物質 |
|---|---|
| 第1類物質 | ジクロルベンジジン、α-ナフチルアミン、塩素化ビフェニル（PCB）、オルトトリジン、ジアニシジン、ベリリウム、ベンゾトリクロリド |

| | | |
|---|---|---|
| 第2類物質 | 管理第2類物質 | アルキル水銀化合物、オルト-フタロジニトリル、カドミウム、クロム酸、五酸化バナジウム、コールタール、シアン化カリウム、シアン化ナトリウム、水銀、ペンタクロルフエノール、マンガン　など |
| | オーラミン等 | オーラミン　など |
| | 特別有機溶剤等 | クロロホルム、ジクロロメタン、トリクロロエチレン　など |
| | 特定第2類物質 | エチレンイミン、エチレンオキシド、塩化ビニル、塩素、クロロメチルメチルエーテル、臭化メチル、ニッケルカルボニル、パラ-ニトロクロルベンゼン、弗化水素、ベータ-プロピオラクトン、ベンゼン、ホルムアルデヒド、硫化水素、硫酸ジメチル　など |
| 第3類物質 | | アンモニア、一酸化炭素、塩化水素、硝酸、二酸化硫黄、フェノール、ホスゲン、硫酸 |

## 酸素欠乏危険作業

| | |
|---|---|
| 第1種 | ・第一鉄塩類を含有している地層に接するたて坑の内部における作業<br>・相当期間密閉されていた鋼製のタンクの内部における作業<br>・鋼材が積み込まれている船倉の内部における作業<br>・くず鉄が積込まれている船倉内における作業<br>・果菜の熟成のために使用している倉庫の内部における作業<br>・バナナの熟成室における作業<br>・酒類を入れたことのある醸造槽の内部における作業<br>・ドライアイスを使用して冷蔵を行っている保冷貨物自動車の内部における作業<br>・ヘリウム、アルゴン等の不活性の気体を入れたことのあるタンクの内部における作業 |
| 第2種* | ・海水が滞留している暗きょの内部における作業<br>・海水が滞留したことのあるピットの内部における作業<br>・汚水その他腐敗しやすい物質を入れてある槽の内部における作業<br>・汚水等を入れてある槽の内部における作業 |

＊第2種：酸素欠乏症と硫化水素中毒の両方の危険性がある作業。

# 1 有機溶剤中毒予防規則

**1** ★★★ 有機溶剤含有物とは、有機溶剤と有機溶剤以外の物との混合物で、有機溶剤を当該混合物の重量の10％を超えて含有するものをいう。

**2** ★★★ トルエンを取り扱う作業は有機溶剤中毒予防規則で規制されている作業である。

**3** ★★★ 弗化水素を取り扱う作業は、有機溶剤中毒予防規則で規制されている作業である。

**4** ★★★ ホルムアルデヒドを取り扱う作業は、有機溶剤中毒予防規則で規制される作業である。 `令和6年4月`

**5** ★★★ エチレンオキシドにより医療器具を滅菌する作業は、有機溶剤中毒予防規則で規制される作業である。

**6** ★★★ 第3種有機溶剤等を用い、屋内作業場において塗装作業を行わせるとき、有機溶剤作業主任者を選任しなくても法令違反とはならない。

**7** ★★★ 屋内作業場で、第二種有機溶剤等を用いる試験の業務に労働者を従事させるとき、有機溶剤作業主任者を選任していない。

**8** ★★★ 屋内作業場において第一種有機溶剤等を使用して有機溶剤業務を行う場合、第一種衛生管理者免許を有する者のうちから有機溶剤作業主任者を選任する。

**9** `新傾向` 有機溶剤作業主任者の職務として、作業に従事する労働者が有機溶剤により汚染され、又はこれを吸入しないように、作業の方法を決定し、労働者を指揮することがある。 `令和6年4月`

**10** `新傾向` 有機溶剤作業主任者の職務として、局所排気装置、プッシュプル型換気装置又は全体換気装置を1か月を超えない期間ごとに点検することがある。 `令和6年4月`

## 解答 有機溶剤中毒予防規則

**1** ✕ 有機溶剤含有物とは、有機溶剤と有機溶剤以外の物との混合物で、有機溶剤を当該混合物の重量の**5%**を超えて含有するものをいうため、誤り。　　　　　　　　　　　　　　　　　➡有機則第1条第1項第2号

**2** 〇 記述どおり正しい。トルエンは**第2種**有機溶剤である。
➡有機則第1条第1項第4号イ

**3** ✕ 弗化水素は特定化学物質障害予防規則で規制されるため、誤り。
➡安衛令別表第3第2号28、特化則第2条第2号

**4** ✕ ホルムアルデヒドは**第2類**特定化学物質であり、特定化学物質障害予防規則で規制されるため、誤り。
➡安衛令別表第3第2号31の2、特化則第2条第1項第3号

**5** ✕ エチレンオキシドは、**第2類**特定化学物質であるため特定化学物質等障害予防規則で規制されるため、誤り。
➡安衛令別表第3第2号5、特化則第2条第1項第2号

**6** ✕ 有機溶剤を取り扱う業務については、有機溶剤作業主任者を選任しなければならないため、誤り。
➡安衛令第6条第22号、有機則第19条第2項

**7** 〇 記述どおり正しい。有機溶剤を取り扱う業務については、有機溶剤作業主任者を選任しなければならないが、**試験**又は**研究**の業務の場合は、その規定の対象とはならない。
➡有機則第19条カッコ書き、有機則第1条第1項第6号ル

**8** ✕ **有機溶剤作業主任者技能講習**を修了した者のうちから、有機溶剤作業主任者を選任しなければならないため、誤り。
➡安衛令第6条第22号、有機則第19条第2項

**9** 〇 記述どおり正しい。　　　　　　　　　　　➡有機則第19条の2

**10** 〇 記述どおり正しい。　　　　　　　　　　　➡有機則第19条の2

関係法令（有害業務に係るもの）

11 □□□ 新傾向 有機溶剤作業主任者の職務として、保護具の使用状況を監視することがある。 令和6年4月

12 □□□ 新傾向 有機溶剤作業主任者の職務として、タンクの内部において有機溶剤業務に労働者が従事するときは、退避設備の整備等法定の措置が講じられていることを確認することがある。 令和6年4月

13 □□□ 新傾向 有機溶剤作業主任者の職務として、第一種有機溶剤等又は第二種有機溶剤等に係る有機溶剤業務を行う屋内作業場について、作業環境測定を実施することがある。 令和6年4月

14 □□□ ★★★ 有機溶剤作業主任者の資格は、所定の技能講習を修了した者に与えられる。

15 □□□ ★★★ 有機溶剤作業主任者を選任したときは、有機溶剤作業主任者選任報告書を所轄労働基準監督署長に提出しなければならない。

16 □□□ ★★★ 空気清浄装置を設けていない屋内作業場の局所排気装置の排気口の高さは、屋根から2mとすれば法令違反ではない。 令和5年10月

17 □□□ ★★★ 有機溶剤等を用いて塗装業務を行う作業場所に設けた囲い式フードの局所排気装置のフードの開口面における最小風速が毎秒0.5mであれば法令違反とならない。

18 □□□ ★★★ 屋内作業場で、第二種有機溶剤等が付着している物の乾燥の業務に労働者を従事させるとき、その作業場所に最大0.4m/sの制御風速を出し得る能力を有する側方吸引型外付け式フードの局所排気装置を設け、かつ、作業に従事する労働者に有機ガス用防毒マスクを使用させている。 令和5年10月

19 □□□ ★★★ 有機溶剤業務を行う作業場所に設けた局所排気装置について、2年を超える期間使用しない場合を除き、2年以内ごとに1回、定期自主検査を行い、その結果を記録し3年間保存する。

20 □□□ ★★★ 第二種有機溶剤等を使用して常時洗浄作業を行う場合、屋内作業場所に設けたプッシュプル型換気装置について、1年を超える期間使用しない場合を除き、1年以内ごとに1回、定期に、自主検査を行い、その検査の結果等の記録を3年間保存する。

**11 ○** 記述どおり正しい。　　　　　　　　　➡有機則第19条の2

**12 ○** 記述どおり正しい。　　　　　　　　　➡有機則第19条の2

**13 ✕** 有機溶剤業務を行う屋内作業場については、**作業環境測定士**または作業環境測定機関が測定を実施しなければならないため、誤り。
➡安衛令第21条、作業環境測定法第3条、有機則第19条の2、第28条

**14 ○** 記述どおり正しい。　　➡安衛法第76条、安衛法別表第18第22号

**15 ✕** 有機溶剤作業主任者の選任義務はあるが、その選任報告書を行政官庁へ提出する規定はないため、誤り。　　➡有機則第19条第2項

**16 ○** 記述どおり正しい。空気清浄装置を設けていない屋内作業場の局所排気装置の排気口の高さは、原則として屋根から**1.5m**以上としなければならない。　　　　　　　　　　➡有機則第15条の2第2項

**17 ○** 記述どおり正しい。囲い式フードの制御風速は、フードの開口面における最小風速が毎秒**0.4m**を出しうる能力を有するものであればよい。　　　　　　　　　　➡有機則第16条

**18 ✕** 外付け式フードの場合は、側方吸引型**0.5m/s**、下方吸引型**0.5m/s**、上方吸引型**1.0m/s**の制御風速を出し得る能力を有するものにするため、誤り。なお、囲い式フードの場合は、**0.4m/s**の制御風速を出し得る能力を有するものにする。また、防毒マスクを使用していても、規定に沿った局所排気装置の設置が必要となる。　➡有機則第16条1項

**19 ✕** 有機溶剤業務を行う作業場所に設けた局所排気装置について、**1年**を超える期間使用しない場合を除き、**1年**以内ごとに1回、定期自主検査を行い、その結果を記録し**3年**間保存するため、誤り。
➡有機則第20条第2項、第21条

**20 ○** 記述どおり正しい。　　　　　➡有機則第20条の2、第21条

関係法令（有害業務に係るもの）

**21** ☆☆☆ ★★★ 有機溶剤業務に従事する労働者が見やすい場所に、「取扱い上の注意事項」と「中毒発生時の応急措置」の2項目だけを掲示すれば法令違反とならない。

**22** ☆☆☆ ★★★ 屋内作業場において有機溶剤業務を行うときには、第1種では赤、第2種では黄、第3種では青の色分け等により作業場の見やすい場所に表示しなければならない。

**23** ☆☆☆ ★★★ 有機溶剤等の区分を色分けにより表示するとき、第二種有機溶剤等については、黄色で行わなければならない。

**24** ☆☆☆ ★★★ 作業場における空気中の有機溶剤の濃度は、1年以内ごとに1回、定期に測定しなければならない。

**25** ☆☆☆ ★★★ 第三種有機溶剤等を用いて払拭の業務を行う屋内作業場について、定期に、当該有機溶剤の濃度を測定していない。

**26** ☆☆☆ ★★★ 有機溶剤業務を行う屋内作業場について、有機溶剤作業主任者に、6か月以内ごとに1回、定期に、作業環境測定を実施させる。

**27** ☆☆☆ 新傾向 屋外作業場において有機溶剤含有物を用いて行う塗装の業務に常時従事する労働者に対し、1年以内ごとに1回、定期に、有機溶剤等健康診断を行っている。 令和5年10月

**28** ☆☆☆ ★★★ 屋内作業場において、トリクロロエチレンを用いて行う洗浄作業では、作業場におけるトリクロロエチレンの気中濃度を1年以内ごとに1回、定期に測定しなければならない。

**29** ☆☆☆ ★★★ 通風が不十分な屋内作業場において有機溶剤を製造し、又は取り扱う業務に常時従事する労働者に対して、特別の項目についての健康診断が義務づけられている。

**30** ☆☆☆ ★★★ 屋内作業場において、第二種有機溶剤を用いて行う洗浄作業の作業従事者について、1年以内ごとに1回、特定の項目による健康診断を行わなければならない。

**21 ✕** 掲示事項は、問題文の2項目以外に「有機溶剤の人体に及ぼす作用」が入らなければ法令違反となるため、誤り。　➡有機則第24条第1項

**22 ◯** 記述どおり正しい。　➡有機則第25条第2項

**23 ◯** 記述どおり正しい。第1種有機溶剤は赤、第2種有機溶剤は黄、第3種有機溶剤は青の表示をする。　➡有機則第25条第2項

**24 ✕** 作業場における空気中の有機溶剤の濃度は、6月以内ごとに1回、定期に測定しなければならないため、誤り。　➡有機則第28条

**25 ◯** 記述どおり正しい。第1種または第2種有機溶剤業務を行う屋内作業場については、6月以内ごとに1回、定期に、当該有機溶剤の濃度を測定しなければならないが、第3種有機溶剤は対象ではない。
　➡安衛令第21条第10号、安衛令別表第6の2、有機則第28条

**26 ✕** 有機溶剤業務を行う屋内作業場については、6か月以内ごとに1回、定期に、作業環境測定を実施するが、これは有機溶剤作業主任者の職務に該当しないため、誤り。　➡有機則第19条の2、第28条

**27 ◯** 記述どおり正しい。屋内作業場における有機溶剤業務従事者の有機溶剤等健康診断は、6月以内ごとに1回行わなければならないが、屋外作業場については規定されていない。
　➡安衛令第22条第1項第6号、有機則第29条第1項

**28 ✕** トリクロロエチレン（第2類特定化学物質）の気中濃度の測定は、6月以内ごとに1回、定期に行うため、誤り。　➡特化則第36条第1項

**29 ◯** 記述どおり正しい。有機溶剤業務従事者に対しては、6か月以内ごとに1回、定期に、特別の項目について医師による健康診断を行い、その結果に基づき作成した有機溶剤等健康診断個人票を5年間保存する。　➡安衛法第66条第2項、有機則第29条第2項

**30 ✕** 有機溶剤業務従事者の定期健康診断は、6月以内ごとに1回行わなければならないため、誤り。　➡有機則第29条第2項

**1**

関係法令（有害業務に係るもの）

**31** ★★★ 有機溶剤等を入れたことのあるタンクで有機溶剤の蒸気が発散するおそれのあるものの内部における業務に労働者を従事させるときは、当該労働者に送気マスクを使用させなければならない。

**32** ★★★ 有機溶剤等を入れたことのあるタンクの内部で作業を行うとき、作業者に送気マスクを使用させれば、局所排気装置も全体換気装置も設けなくてもよい。

**33** ★★★ 屋内作業場で第1種有機溶剤等を用いた作業を行うとき、局所排気装置を設ければ、作業者に送気マスクも有機ガス用防毒マスクも使用させなくてもよい。　令和5年10月

**34** ★★★ 第二種有機溶剤等を用いて払しょく作業を行う場所に、プッシュプル型換気装置を設けブース内の気流の乱れもなく有効に稼働させているが、作業者に送気マスクも有機ガス用防毒マスクも使用させていない。

**35** ★★★ 通風が不十分な屋内作業場で第2種有機溶剤等を用いた作業を行うとき、全体換気装置を設ければ、作業者に送気マスクも有機用防毒マスクも使用させなくてもよい。

**36** ★★★ 第三種有機溶剤等を用いて吹付けによる塗装作業を行う場所に、全体換気装置を設け有効に稼働させているが、作業者に送気マスクも有機ガス用防毒マスクも使用させていない。

**37** ★★★ 第三種有機溶剤等を混合する場合に、通風の不十分な屋内作業場所に全体換気装置を設ければ、作業者に送気マスクも有機ガス用防毒マスクも使用させなくてもよい。

**38** ★★★ 有機溶剤等を入れてあった空容器で有機溶剤の蒸気が発散するおそれのあるものについては、密閉するか、又は屋外の一定の場所に集積しておかなければならない。　令和5年10月

## 2　鉛中毒予防規則

**1** ★★★ 自然換気が不十分な場所におけるはんだ付けの作業は、鉛中毒予防規則で規制される作業である。　令和6年4月

**31** ◯ 記述どおり正しい。
➡有機則第1条第1項第6号ヲ、有機則第32条第1項第1号

**32** ◯ 記述どおり正しい。
➡有機則第33条第1項第2号

**33** ◯ 記述どおり正しい。**密閉設備、局所排気装置、プッシュプル型換気装置のいずれかを設置している作業場では、呼吸用保護具は不要。**
➡有機則第33条

**34** ◯ 記述どおり正しい。**密閉設備、局所排気装置、プッシュプル型換気装置のいずれかを設置している作業場では、呼吸用保護具は不要。**
➡有機則第33条

**35** ✕ **第1種または第2種有機溶剤の作業場では、密閉設備、局所排気装置、プッシュプル型換気装置のいずれかを設置しなければならないため、**誤り。
➡有機則第5条、第32条、第33条

**36** ✕ 吹付けの第3種有機溶剤の作業では、第1種、第2種と同様に、**密閉設備、局所排気装置、プッシュプル型換気装置のいずれかを設置しなければならず、全体換気装置では違反となるため、**誤り。
➡有機則第6条、有機則第33条第1項

**37** ✕ 吹付け以外の第三種有機溶剤の作業では、**全体換気装置でも可だが、**全体換気装置の場合は、**送気マスクか有機用防毒マスクが必要となる**ため、誤り。
➡有機則第6条、有機則第33条第1項

**38** ◯ 記述どおり正しい。
➡有機則第36条

---

## 解答 鉛中毒予防規則

**1** ◯ 記述どおり正しい。
➡鉛則第1条第5号リ

2 鉛業務における局所排気装置又は排気筒については、そのフードの外側における鉛の濃度を、1立方メートルあたり0.15ミリグラムを超えないものとする能力を有するものを使用しなければならない。

3 鉛作業主任者は、毎月1回以上、局所排気装置、全体換気装置、排気筒及び除じん装置を点検しなければならない。

4 鉛ライニングの業務を行う屋内作業場は、1年以内ごとに1回作業環境測定を行わなければならない。

5 鉛業務に従事する労働者に対して、皮膚の検査についての定期健康診断項目がある。

6 鉛業務に従事する労働者に対しては、尿中のデルタアミノレブリン酸の量の検査の特別の項目についての健康診断がある。

## 3 特定化学物質障害予防規則

1 第一類物質は、「クロム酸及びその塩」を始めとする7種の発がん性の認められた化学物質並びにそれらを一定量以上含有する混合物である。

2 ジクロルベンジジンは、第一類物質である。

3 塩素は、第二類物質である。

4 弗化水素は、第二類物質である。

5 アンモニアは、第三類物質である。

6 エチレンオキシドによる医療器具の滅菌作業は、特定化学物質障害予防規則で規制される作業である。

2 ✕ 1立方メートルあたり**0.05**ミリグラムを超えないものであるため、誤り。 ➡鉛則第30条

3 ✕ 作業主任者による点検は、**毎週1回以上**行わなければならないため、誤り。 ➡鉛則第34条第3号

4 ◯ 記述どおり正しい。 ➡鉛則第52条第1項

5 ✕ 鉛業務従事労働者の定期健康診断項目には、①血液中の**鉛**の量の検査、②尿中のデルタアミノレブリン酸の量の検査等はあるが、皮膚の検査はないため、誤り。 ➡鉛則第53条第1項第5号

6 ◯ 記述どおり正しい。 ➡鉛則第53条第1項第5号

## 解答 | 特定化学物質障害予防規則

1 ✕ 第一類物質は、「**ジクロルベンジジン及びその塩**」を始めとする7種の発がん性の認められた化学物質並びにそれらを一定量以上含有する混合物であるため、誤り。「**クロム酸及びその塩**」は第二類物質である。 ➡特化則第2条第1項、安衛令別表第3第1号

2 ◯ 記述どおり正しい。 ➡特化則第2条第1項第1号、安衛令別表第3第1号1

3 ◯ 記述どおり正しい。 ➡特化則第2条第1項第2号、安衛令別表第3第2号7

4 ◯ 記述どおり正しい。 ➡特化則第2条第1項第2号、安衛令別表第3第2号28

5 ◯ 記述どおり正しい。 ➡特化則第2条第1項第3号、安衛令別表第3第3号1

6 ◯ 記述どおり正しい。エチレンオキシドは、**第2類特定化学物質**であり、特定化学物質等障害予防規則で規制される作業である。 ➡特化則第2条第1項第2号、安衛令別表第3第2号5

1 関係法令（有害業務に係るもの）

**7** ★★★ コールタールを取り扱う作業は、特定化学物質等障害予防規則で規制される特定化学物質である。

**8** ★★★ ベンゼンを取り扱う作業は、有機溶剤中毒予防規則で、また、クロムメッキの作業は特定化学物質等障害予防規則で規制されている作業である。

**9** ★★★ 第一類物質を容器に入れ、容器から取り出し、又は反応槽等へ投入する作業を行うときは、発散源を密閉する設備、外付け式フードの局所排気装置又はプッシュプル型換気装置を設けなければならない。

**10** ★★★ 第一類物質の粉じんを含有する気体を排出する局所排気装置又はプッシュプル型換気装置には、スクラバ又はサイクロンのいずれかの方式による除じん装置を設けなければならない。

**11** ★★★ 特定化学物質等の用後処理として、除じん、排ガス処理、排液処理及び残さい物処理及びぼろ等の処理の規定がある。

**12** ★★★ 特定化学物質等の用後処理のうち、除じんについては粉じんの粒径に応じた除じん方式が規定されており、残さい物の処理についてはアルキル水銀化合物を含有する残さい物の処理が規定されている。

**13** ★★★ 特定化学物質等の用後処理のうち、硫化水素を含有する気体を排出する製造設備の排気筒には、吸収方式若しくは酸化・還元方式又はこれらと同等以上の性能を有する排ガス処理装置を設けなければならない。

**14** ★★★ 特定化学物質等の用後処理のうち、硫酸を含む排液については、有効な処理方式による排液処理装置を設けて処理しなければならない。

**15** ★★★ 特定化学物質等の用後処理のうち、シアン化ナトリウムを含む排液については、酸化・還元方式もしくは活性汚泥方式による排液処理装置またはこれらと同等以上の性能を有する排液処理装置を設けなければならない。

関係法令（有害業務に係るもの）

1

**7** ○ 記述どおり正しい。コールタールは、**第2類**特定化学物質であり、特定化学物質等障害予防規則で規制される作業である。

➡特化則第2条第1項第2号、安衛令別表第3第2号14

**8** ✕ クロムメッキの作業は、特化則が関係する作業であるが、ベンゼンは有機則ではなく、やはり特化則が適用される**第2類**特定物質であるため、誤り。　➡特化則第2条第1項第3号、安衛令別表第3第2号30

**9** ✕ 第1類物質を容器に入れ、容器から取り出し、又は反応槽等へ投入する作業を行うときは、**発散源を密閉する設備**、**囲い式フードの局所排気装置**又は**プッシュプル型換気装置**を設けなければならないため、誤り。　➡特化則第3条第1項

**10** ✕ 第1類物質（または第2類物質）の粉じんを含有する気体を排出する局所排気装置には、粉じんの粒径に応じて、一定の方式による除じん装置を設けなければならない。粒径が**5マイクロメートル**未満の場合は、**ろ過除じん方式または電気除じん方式**としなければならないため、誤り。　➡特化則第9条

**11** ○ 記述どおり正しい。

➡特化則第9条、第10条、第11条、第12条、第12条の2

**12** ○ 記述どおり正しい。　　　　　➡特化則第9条、第12条

**13** ○ 記述どおり正しい。　　　　　➡特化則第10条第1項

**14** ○ 記述どおり正しい。硫酸を含む排液については、中和方式またはこれらと同等以上の性能を有する排液処理装置を設けて処理しなければならない。　➡特化則第11条第1項

**15** ○ 記述どおり正しい。　　　　　➡特化則第11条第1項

**16** ☐☐☐ ★★★ 特定化学物質等の用後処理のうち、アルキル水銀化合物を含有する残さい物については、除毒した後でなければ、廃棄してはならない。

**17** ☐☐☐ ★★★ 第一類物質を製造し、又は取り扱う作業場については、関係者以外の者が立ち入ることを禁止し、かつ、その旨を見やすい箇所に表示しなければならない。

**18** ☐☐☐ ★★★ 特定化学物質作業主任者は、その職務の一つとして、局所排気装置等を1月を超えない期間ごとに点検しなければならない。

**19** ☐☐☐ ★★★ 局所排気装置については、1年以内ごとに1回、定期に、自主検査を行わなければならない。

**20** ☐☐☐ ★★★ 排液処理装置については、1年以内ごとに1回、定期に、所定事項について自主検査を行わなければならない。

**21** ☐☐☐ ★★★ 第一類物質又は第二類物質を取り扱う屋内作業場については、6月以内ごとに1回、定期に、当該物質の気中濃度を測定しなければならない。

**22** ☐☐☐ ★★★ 第一類物質を取り扱う屋内作業場についての作業環境測定結果及びその評価の記録を保存すべき期間は3年である。

**23** ☐☐☐ ★★★ 第1類物質又は第2類物質を常時取り扱う作業に労働者を従事させるときは、当該作業を行う作業場以外の場所に休憩室を設けなければならない。

**24** ☐☐☐ ★★★ 第一類物質又は第二類物質を製造し、又は取り扱う作業場においては、労働者が喫煙し、又は飲食することを禁止し、かつ、その旨を作業場の見やすい箇所に表示しなければならない。

**25** ☐☐☐ ★★★ 特別管理物質を製造し、又は取り扱う作業場において常時作業に従事する労働者については、1月をこえない期間ごとに作業に関する一定の事項を記録し、当該作業に常時従事することとなった日から30年間保存しなければならない。

**16** ◯ 記述どおり正しい。 　　　　　　　　　　　　　　　　　➡特化則第12条

**17** ◯ 記述どおり正しい。 　　　　　　　　　　　　　　　　　➡特化則第24条

**18** ◯ 記述どおり正しい。 　　　　　　　　　　　　　　　➡特化則第28条第2号

**19** ◯ 記述どおり正しい。 　　　　　　　　　　　　　　➡特化則第30条第1項

**20** ◯ 記述どおり正しい。 　　　　　　　　　　　➡特化則第30条第1項第3号

**21** ◯ 記述どおり正しい。 　　　　　　　　　　　　　　➡特化則第36条第1項

**22** ✕ 第一類物質の7種のうち、塩素化ビフェニルを除く6種（**特別管理物質**）については、保存すべき期間は**30**年とされているため、誤り。なお、特別管理物質とは、第一類物質、第二類物質の中で、職業がんなどを生ずるおそれがあるものをいい、42種が指定されている。
　　　　　　　　　　　　　　　　　　➡特化則第36条第2項、第3項

**23** ◯ 記述どおり正しい。 　　　　　　　　　　　　　　➡特化則第37条第1項

**24** ◯ 記述どおり正しい。 　　　　　　　　　　　　　　　➡特化則第38条の2

**25** ◯ 記述どおり正しい。 　　　　　　　　　　　　　　　➡特化則第38条の4

**26** 第1類物質又は第2類物質を製造し、又は取り扱う業務に常時従事する労働者に対し、1年以内ごとに1回、定期に、特別の項目による健康診断を実施しなければならない。

 **27** 特定化学物質等の業務に常時従事する労働者に対して行った定期健康診断個人票は、5年間これを保存しなければならない。

 **28** 第一類物質を取り扱う業務に常時従事する労働者に係る特定化学物質健康診断個人票を保存すべき期間は5年である。

 **29** 関係業務を有する事業場の事業者は、特定化学物質等健康診断結果報告書を所轄労働基準監督署長に提出することが義務づけられている。

 **30** 特別管理物質を製造する事業者が事業を廃止しようとするとき、特別管理物質を製造する屋内作業場について行った作業環境測定の記録又はその写しは、法令に基づき、特別管理物質等関係記録等報告書に添えて、所轄労働基準監督署長に提出することが義務付けられている。 令和6年4月

 **31** 特別管理物質を製造する事業者が事業を廃止しようとするとき、特別管理物質を製造する作業場において、労働者が常時従事した作業の概要及び当該作業に従事した期間等の記録又はその写しは、法令に基づき、特別管理物質等関係記録等報告書に添えて、所轄労働基準監督署長に提出することが義務付けられている。 令和6年4月

 **32** 特別管理物質を製造する事業者が事業を廃止しようとするとき、特別管理物質を製造する業務に常時従事し、又は従事した労働者に対し行った特定化学物質健康診断の結果に基づく特定化学物質健康診断個人票又はその写しは、法令に基づき、特別管理物質等関係記録等報告書に添えて、所轄労働基準監督署長に提出することが義務付けられている。 令和6年4月

**26 ✕** 第1類物質、第2類物質を取り扱う業務等に従事する労働者に対する健康診断は、**6月以内ごとに1回**であるため、誤り。

➡️特化則第39条第1項

**27 ✕** 第1類物質と第2類物質のうち、がん原性物質またはその疑いのある物質については**特別管理物質**としており、その業務に従事する労働者の個人票は**30年**間保存しなければならないため、誤り。

➡️特化則第40条

**28 ✕** 第一類物質の7種のうち、塩素化ビフェニルを除く6種（**特別管理物質**）については、個人票を保存すべき期間は**30年**とされているため、誤り。

➡️特化則第40条

**29 ◯** 記述どおり正しい。

➡️特化則第41条

**30 ◯** 記述どおり正しい。

➡️特化則第53条、第36条第3項

**31 ◯** 記述どおり正しい。

➡️特化則第53条、第38条の4

**32 ◯** 記述どおり正しい。

➡️特化則第53条、第40条第2項

**33** □□□ 新傾向 特別管理物質を製造する事業者が事業を廃止しようとするとき、特別管理物質を製造する作業場所に設けられた**特別管理物質の製造プロセス等の運転条件及び製造量の記録**又はその写しは、法令に基づき、特別管理物質等関係記録等報告書に添えて、所轄労働基準監督署長に提出することが義務付けられている。

令和6年4月

**34** □□□ 新傾向 特別管理物質を製造する事業者が事業を廃止しようとするとき、特別管理物質を製造する作業場所に設けられた**局所排気装置の定期自主検査の記録**又はその写しは、法令に基づき、特別管理物質等関係記録等報告書に添えて、所轄労働基準監督署長に提出することが義務付けられている。

令和6年4月

**35** □□□ ★★★ 特別管理物質を製造する事業者が事業を廃止しようとするとき、特別管理物質の粉じんを含有する気体を排出する製造設備の排気筒に設けられた除じん装置の定期自主検査の記録又はその写しは、法令に基づき、特別管理物質等関係記録等報告書に添えて、所轄労働基準監督署長に提出することが義務付けられている。

## 4　高気圧作業安全衛生規則

**1** □□□ ★★★ 潜水作業は、高気圧作業安全衛生規則で規制されている潜水業務である。

**2** □□□ ★★★ 再圧室を操作する業務に労働者を就かせるときは、特別教育を行わなければならない。

**3** □□□ ★★★ 潜水業務に常時従事する労働者に対しては、特別の項目について健康診断を行う必要がない。

**4** □□□ ★★★ 圧気工法による高気圧下の作業室の内部における作業に常時従事する労働者に対して、特別の項目についての健康診断を行う必要がない。

**5** □□□ ★★★ 潜水士免許は、労働安全衛生法令に定められている。

令和5年10月

**33** ✕ 義務付けられていないため、誤り。

**34** ✕ 義務付けられていないため、誤り。

**35** ✕ 義務付けられていないため、誤り。

## 解答 高気圧作業安全衛生規則

**1** ◯ 記述どおり正しい。　　　　　　　　➡高圧則第1条の2第3号

**2** ◯ 記述どおり正しい。　　　　　　　➡高圧則第11条第1項第5号

**3** ✕ 潜水業務従事者には、特別の項目による健康診断が義務づけられているため、誤り。　　➡安衛法第66条第2項、高圧則第38条第1項

**4** ✕ 圧気工法による高気圧下の作業室の内部における作業は高圧室内作業であり、この作業に常時従事する労働者に対しては、特別の項目についての健康診断を行わなければならないため、誤り。
➡高圧則第1条第1号、高圧則第38条第1項

**5** ◯ 記述どおり正しい。　　　　　　　➡安衛法第75条、高圧則第52条

## 5　電離放射線障害防止規則

1  レーザー光線による加工の作業は、電離放射線障害防止規則で規制されている作業である。　令和6年4月

2  荷電粒子を加速する装置を使用する作業は、電離放射線障害防止規則で規制される作業である。

3  管理区域とは、外部放射線による実効線量と空気中の放射性物質による実効線量との合計が3か月間につき1.3mSvを超えるおそれのある区域又は放射性物質の表面密度が法令に定める表面汚染に関する限度の10分の1を超えるおそれのある区域をいう。管理区域の外部放射線による実効線量の算定は、1cm線量当量によって行う。

4  管理区域内において放射線業務に従事する労働者について、男性又は妊娠する可能性がないと診断された女性が受ける実効線量の限度は、緊急作業に従事する場合を除き、5年間につき100mSv（ミリシーベルト）、かつ、1年間につき50mSvである。　令和5年10月

5  放射性物質取扱作業室の空気中の放射性物質の濃度は、作業環境測定を行わなければならない測定項目である。

6  管理区域内における放射線業務に常時従事する労働者に対しては、特別の項目による健康診断が義務づけられていない。

7  放射線業務に従事する者で、管理区域に立ち入る者の定期健康診断項目には、原則として①被ばく歴の有無、②白血球数等の検査、③赤血球数及び血色素量又はヘマトクリット値の検査、④白内障に関する眼の検査、⑤皮膚の検査等がある。

8  電離放射線健康診断個人票は、原則として30年間保存しなければならない。

## 解答　電離放射線障害防止規則

**1　✕**　レーザー光線は単一波長の指向性の強い人工光線（**非電離放射線**）であり、電離則の電離放射線（アルファ線、重陽子線、陽子線、ベータ線、電子線、中性子線、ガンマ線及びエックス線）等に該当しないため、誤り。　➡ 電離則第2条第1項

**2　〇**　記述どおり正しい。　➡ 安衛令別表第2第2号、電離則第2条第3項

**3　〇**　記述どおり正しい。　➡ 電離則第3条第1項、第2項

**4　〇**　記述どおり正しい。　➡ 電離則第4条第1項、第7条

**5　〇**　記述どおり正しい。　➡ 電離則第55条

**6　✕**　**管理区域内における放射線業務に常時従事する労働者に対しては特別の項目についての健康診断を行わなければならないため、誤り。**　➡ 安衛法第66条第2項、安衛令第22条、電離則第56条第1項

**7　〇**　記述どおり正しい。　➡ 電離則第56条第1項

**8　〇**　記述どおり正しい。　➡ 電離則第57条

## 6 　酸素欠乏症等防止規則

**1** ☆☆☆ 酸素欠乏とは、空気中の酸素の濃度が18％未満である状態をいう。
`令和6年4月`

**2** ★★★ 酸素欠乏等とは、空気中の酸素の濃度が18パーセント未満である状態又は空気中の硫化水素の濃度が100万分の10を超える状態をいう。

**3** ★★★ 酸素欠乏症とは、酸素欠乏の空気を吸入することにより生ずる症状が認められる状態をいう。

**4** ★★★ 硫化水素中毒とは、硫化水素の濃度が1ppmを超える空気を吸入することにより生ずる症状が認められる状態をいう。

**5** ★★★ 第一鉄塩類を含有している地層に接するたて坑の内部における作業は、第二種酸素欠乏危険作業である。

**6** ★★★ 雨水が滞留したことのあるピットの内部における作業は、第二種酸素欠乏危険作業である。

**7** ★★★ 相当期間密閉されていた鋼製のタンクの内部における作業は、第二種酸素欠乏危険作業である。

**8** ★★★ くず鉄が積込まれている船倉内は、酸素濃度が18％以上であれば、酸素欠乏危険場所には該当しない。

**9** ★★★ 鋼材が積み込まれていて、酸素の濃度が18％以上ある船倉の内部は、酸素欠乏危険場所に該当しない。

**10** ★★★ 果菜の熟成のために使用している倉庫の内部における作業は、第二種酸素欠乏危険作業である。

## 解答 酸素欠乏症等防止規則

**1** ○ 記述どおり正しい。 ➡酸欠則第2条第1号

**2** ○ 記述どおり正しい。 ➡酸欠則第2条第2号

**3** ○ 記述どおり正しい。 ➡酸欠則第2条第3号

**4** ✕ 硫化水素中毒とは、硫化水素の濃度が1ppmではなく、**10ppm**を超える空気を吸入することによって生ずる症状が認められる状態をいうので、誤り。 ➡酸欠則第2条第4号

**5** ✕ 第一鉄塩類を含有している地層に接するたて坑の内部における作業は、**第一種酸素欠乏危険作業**であるため、誤り。
➡安衛令別表第6第1号、酸欠則第2条第7号、8号

**6** ✕ 雨水が滞留したことのあるピットの内部における作業は、**第一種酸素欠乏危険作業**であるため、誤り。
➡安衛令別表第6第3号の2、酸欠則第2条第7号、8号

**7** ✕ 相当期間密閉されていた鋼製のタンクの内部における作業は、**第一種酸素欠乏危険作業**であるため、誤り。
➡安衛令別表第6第4号、酸欠則第2条第7号、8号

**8** ✕ くず鉄が積込まれている船倉内は、酸素濃度が18％以上であっても酸素欠乏危険場所に該当するため、誤り。
➡安衛令別表第6第5号、酸欠則第2条第6号

**9** ✕ 鋼材が積み込まれている船倉の内部は、酸素の濃度が18％以上であっても酸素欠乏危険場所に該当するため、誤り。
➡安衛令別表第6第5号、酸欠則第2条第6号

**10** ✕ 果菜の熟成のために使用している倉庫の内部における作業は、**第一種酸素欠乏危険作業**であるため、誤り。
➡安衛令別表第6第7号、酸欠則第2条第7号、8号

11 ☐☐☐ ★★★ 酒類を入れたことのある醸造槽の内部における作業は、第二種酸素欠乏危険作業である。

12 ☐☐☐ ★★★ ドライアイスを使用して冷蔵を行っている保冷貨物自動車の内部における作業は、第二種酸素欠乏危険作業である。 令和6年4月

13 ☐☐☐ ★★★ 窒素を入れたことのある化学設備のタンク内を点検する作業は、第二種酸素欠乏危険作業である。 令和6年4月

14 ☐☐☐ ★★★ 海水が滞留している暗きょの内部における作業は、第二種酸素欠乏危険作業である。

15 ☐☐☐ ★★★ 海水が滞留したことのあるピットの内部における作業は、第二種酸素欠乏危険作業である。

16 ☐☐☐ ★★★ 汚水その他腐敗しやすい物質を入れてある槽の内部における作業は、第二種酸素欠乏危険作業である。

17 ☐☐☐ ★★★ 第一種酸素欠乏危険作業については、その日の作業開始後速やかに、当該作業場における空気中の酸素の濃度を測定しなければならない。

18 ☐☐☐ ★★★ 第一種酸素欠乏危険作業を行う作業場については、その日の作業を開始する前に、空気中の酸素及び二酸化炭素の濃度を測定しなければならない。

19 ☐☐☐ ★★★ 第二種酸素欠乏危険作業を行う場所については、その日の作業を開始する前に、空気中の酸素及び亜硫酸ガスの濃度を測定しなければならない。 令和6年4月

20 ☐☐☐ ★★★ 第二種酸素欠乏危険作業に労働者を従事させる場合は、当該作業を行う場所の空気中の酸素の濃度を18％以上、かつ、硫化水素の濃度を100万分の50以下に保つように換気しなければならない。

21 ☐☐☐ ★★★ 事業者は酸素欠乏危険作業に労働者を従事させる場合は、原則として、当該作業を行う場所の空気中の酸素の濃度を18％以上に保つように換気しなければならない。

**11 ✕** 酒類を入れたことのある醸造槽の内部における作業は、**第一種酸素欠乏危険作業**であるため、誤り。

➡ 安衛令別表第6第8号、酸欠則第2条第7号、8号

**12 ✕** ドライアイスを使用して冷蔵を行っている保冷貨物自動車の内部における作業は、**第一種酸素欠乏危険作業**であるため、誤り。

➡ 安衛令別表第6第10号、酸欠則第2条第7号、8号

**13 ✕** ヘリウム、アルゴン、窒素等の不活性の気体を入れたことのあるタンクの内部における作業は、**第一種酸素欠乏危険作業**であるため、誤り。

➡ 安衛令別表第6第11号、酸欠則第2条第7号、8号

**14 ◯** 記述どおり正しい。なお、第二種酸素欠乏危険作業は、酸素欠乏症と**硫化水素中毒**の両方の危険性がある場所での作業を指す。

➡ 安衛令別表第6第3号の3、酸欠則第2条第8号

**15 ◯** 記述どおり正しい。 ➡ 安衛令別表第6第3号の3、酸欠則第2条第8号

**16 ◯** 記述どおり正しい。 ➡ 安衛令別表第6第9号、酸欠則第2条第8号

**17 ✕** 酸素欠乏危険場所における作業では、**その日の作業を開始する前に**、当該作業場における空気中の酸素の濃度を測定しなければならないため、誤り。 ➡ 酸欠則第3条第1項

**18 ✕** 第一種酸素欠乏危険場所における作業では、**その日の作業を開始する前**に、当該作業場における空気中の**酸素**の濃度を測定しなければならないため、誤り。 ➡ 酸欠則第3条第1項

**19 ✕** 第二種酸素欠乏危険作業を行う場所については、その日の作業を開始する前に、空気中の酸素及び**硫化水素**の濃度を測定しなければならないため、誤り。 ➡ 酸欠則第3条第1項

**20 ✕** 第二種酸欠作業の場合、酸素18%以上でよいが、硫化水素濃度は100万分の**10**以下でなければならないため、誤り。

➡ 酸欠則第5条第1項

**21 ◯** 記述どおり正しい。 ➡ 酸欠則第5条第1項

関係法令（有害業務に係るもの）

1

**22** ★★★ 爆発、酸化等を防止するため、酸素欠乏危険作業を行う場所の換気を行うことができない場合には、空気呼吸器、酸素呼吸器又は送気マスクを備え、労働者に使用させなければならない。

**23** ★★★ 酸素又は硫化水素の濃度が法定の基準を満たすようにするため、酸素欠乏危険作業を行う場所の換気を行うときは、純酸素を使用してはならない。

**24** ★★★ 爆発、酸化等を防止するため、酸素欠乏危険作業を行う場所の換気を行うことができない場合には、送気マスク又は防毒マスクを備え、労働者に使用させなければならない。

**25** ★★★ 酸素欠乏危険作業場所で作業を行わせるときは、作業場所に労働者を入場させ及び退場させる時に、人員を点検しなければならない。　令和6年4月

**26** ★★★ 酒の醸造槽の内部の清掃作業に労働者を就かせるときは、酸素欠乏に関する特別の教育を行わなければならない。

**27** ★★★ 事故の場合の退避及び救急蘇生の方法は、第一種酸素欠乏危険作業に係る業務に労働者を就かせるときに行う特別の教育の科目として、法令上、定められている。

**28** ★★★ 防毒マスクの使用の方法は、第一種酸素欠乏危険作業に係る業務に労働者を就かせるときに行う特別の教育の科目として、法令上、定められている。

**29** ★★★ 汚水を入れたことのあるピットの内部における清掃作業の業務に労働者を就かせるときは、第一種酸素欠乏危険作業に係る特別の教育を行わなければならない。

**30** ★★★ 酸素欠乏危険作業に労働者を従事させるときは、常時作業の状況を監視し、異常があったときに直ちに酸素欠乏危険作業主任者及びその他の関係者に通報する者を置く等異常を早期に把握するために必要な措置を講じなければならない。

**22 ○** 記述どおり正しい。
➡酸欠則第5条第1項ただし書き、第5条の2第1項

**23 ○** 記述どおり正しい。
➡酸欠則第5条第2項

**24 ✕** 爆発や酸化等を防止するため、酸素欠乏危険作業を行う場所の換気を行うことができない場合には、空気呼吸器、酸素呼吸器又は送気マスクを備え、労働者に使用させなければならないため、誤り。
➡酸欠則第5条の2第1項

**25 ○** 記述どおり正しい。
➡酸欠則第8条

**26 ○** 記述どおり正しい。酒類を入れたことのある醸造槽の内部における清掃作業は第一種酸素欠乏危険作業であり、酸素欠乏危険場所における作業に労働者を就かせるときは、所定の事項について特別の教育を行わなければならない。
➡安衛令別表第6第8号、酸欠則第2条第7号、酸欠則第12条第1項

**27 ○** 記述どおり正しい。
➡酸欠則第12条第1項第4号

**28 ✕** 定められていない。
➡酸欠則第12条第1項各号

**29 ✕** 汚水を入れたことのあるピットの内部における清掃作業は、第二種酸素欠乏危険作業（酸素欠乏症と硫化水素中毒の両方の危険性がある作業）であり、第二種酸素欠乏危険作業に係る特別の教育を行わなければならないため、誤り。
➡安衛令別表第6第9号、酸欠則第2条第8号、第12条第2項

**30 ○** 記述どおり正しい。
➡酸欠則第13条

**1**

関係法令（有害業務に係るもの）

**31** ☐☐☐ ★★★ 酸素欠乏危険作業に労働者を従事させる場合で、当該作業を行う場所において酸素欠乏等のおそれが生じたときは、直ちに作業を中止し、労働者をその場所から退避させなければならない。

**32** ☐☐☐ ★★★ 酸素欠乏症等にかかった労働者を酸素欠乏等の場所において救出する作業に労働者を従事させるときは、当該救出作業に従事する労働者に空気呼吸器等を使用させなければならない。

**33** ☐☐☐ ★★★ 冷凍室の内部で労働者が作業している間、原則として、出入口の扉が締まらないような措置を講じなければならない。

**34** ☐☐☐ ★★★ タンクの内部その他通風が不十分な場所において、アルゴン等を使用して行う溶接の作業に労働者を従事させるときは、作業を行う場所の空気中の酸素の濃度を18%以上に保つように換気し、又は労働者に空気呼吸器等を使用させなければならない。

**35** ☐☐☐ ★★★ 第一鉄塩類を含有している地層に接する地下室の内部における作業に労働者を従事させるときは、酸素欠乏の空気が漏出するおそれのある箇所を閉そくし、酸素欠乏の空気を直接外部へ放出することができる設備を設ける等酸素欠乏の空気の流入を防止するための措置を講じなければならない。

**36** ☐☐☐ ★★★ 汚水を入れたことのあるポンプを修理する場合で、これを分解する作業に労働者を従事させるときは、硫化水素中毒の防止について必要な知識を有する者のうちから指揮者を選任し、作業を指揮させなければならない。 令和6年4月

**37** ☐☐☐ ★★★ 労働者が酸素欠乏症等にかかったときは、遅滞なく、その旨を当該作業を行う場所を管轄する労働基準監督署長に報告しなければならない。

## 7 粉じん障害防止規則

**1** ☐☐☐ ★★★ 鋳物をグラインダーで研磨する作業は、粉じん障害防止規則で規制される粉じん作業である。

**2** ☐☐☐ ★★★ 屋内において、研ま材を用いて手持式動力工具により金属を研まする箇所における作業は、法令上、特定粉じん作業に該当する。 令和5年10月

**31 ◯** 記述どおり正しい。　　　　　　　　➡酸欠則第14条

**32 ◯** 記述どおり正しい。　　　　　　　　➡酸欠則第16条

**33 ◯** 記述どおり正しい。　　　　　　　　➡酸欠則第20条

**34 ◯** 記述どおり正しい。　　　　　➡酸欠則第21条第1項

**35 ◯** 記述どおり正しい。　　　　　　　　➡酸欠則第25条

**36 ◯** 記述どおり正しい。　　　　➡酸欠則第25条の2第2項

**37 ◯** 記述どおり正しい。　　　　　　　　➡酸欠則第29条

## 解答　粉じん障害防止規則

**1 ◯** 記述どおり正しい。　➡粉じん則第2条第1項第1号、別表第1第7号

**2 ✕** 粉じん作業であり、特定粉じん作業に該当しないため、誤り。なお、特定粉じん作業とは、粉じん作業のうち特に有害性が高いと考えられる作業をいい、より厳しい措置が規定されている。
➡粉じん則第2条第1項第3号、別表第1第7号、別表第2

**3** ☆☆☆ ★★★ 屋内のガラスを製造する工程において、原料を溶解炉に投げ入れる作業は、法令上、特定粉じん作業に該当する。 `令和5年10月`

**4** ☆☆☆ ★★★ 耐火物を用いた炉を解体する作業は、法令上、特定粉じん作業に該当する。 `令和5年10月`

**5** ☆☆☆ ★★★ タンクの内部において、金属をアーク溶接する作業は、法令上、特定粉じん作業に該当する。

**6** ☆☆☆ ★★★ 屋内において、フライアッシュを袋詰めする箇所は、法令上、特定粉じん作業に該当する。

**7** ☆☆☆ ★★★ 屋内において、粉状の炭素製品を袋詰めする箇所は、法令上、特定粉じん発生源に該当する。 `令和5年10月`

**8** ☆☆☆ `新傾向` 屋内において、固定の溶射機により金属を溶射する箇所は、法令上、特定粉じん発生源に該当する。 `令和5年10月`

**9** ☆☆☆ ★★★ 屋内の特定粉じん発生源については、その区分に応じて密閉する設備、局所排気装置、プッシュプル型換気装置若しくは湿潤な状態に保つための設備の設置又はこれらと同等以上の措置を講じなければならない。

**10** ☆☆☆ ★★★ 特定粉じん作業を行う屋内作業場については、当該粉じん作業に係る粉じんを減少させるため、全体換気装置による換気を実施しなければならない。

**11** ☆☆☆ ★★★ 特定粉じん作業以外の粉じん作業を行う屋内作業場については、全体換気装置による換気の実施又はこれと同等以上の措置を講じなければならない。

**12** ☆☆☆ ★★★ 除じん装置を付設すべき局所排気装置の排風機は、原則として、除じんをした後の空気が通る位置に設けなければならない。

**13** ☆☆☆ ★★★ 特定粉じん発生源の局所排気装置に、法令に基づき設ける除じん装置は、ヒュームとヒューム以外の粉じんとに応じて、除じん方式が定められている。

**3** ✗ 粉じん作業であり、特定粉じん作業に該当しないため、誤り。
➡粉じん則第2条第1項第3号、別表第1第12号、別表第2

**4** ✗ 粉じん作業であり、特定粉じん作業に該当しないため、誤り。
➡粉じん則第2条第1項第3号、別表第1第19号、別表第2

**5** ✗ 粉じん作業であり、特定粉じん作業に該当しないため、誤り。
➡粉じん則第2条第1項第3号、別表第1第20号の2、別表第2

**6** ◯ 記述どおり正しい。　➡粉じん則第2条第1項第3号、別表第2第9号

**7** ◯ 記述どおり正しい。屋内において、**セメント**、**フライアッシュ**、**炭素原料**、**アルミニウム**、**酸化チタン**等を袋詰めする箇所は、特定粉じん発生源に該当する。　➡粉じん則第2条第1項第3号、別表第2第9号

**8** ◯ 記述どおり正しい。　➡粉じん則第2条第1項第3号、別表第2第15号

**9** ◯ 記述どおり正しい。　➡粉じん則第4条

**10** ✗ 特定粉じん作業を行う屋内作業場については、特定粉じん発生源における粉じんの発散を防止するため、その区分に応じて**密閉する設備**、**局所排気装置**、**プッシュプル型換気装置**もしくは**湿潤な状態に保つための設備**の設置又はこれらと同等以上の措置を講じなければならないため、誤り。　➡粉じん則第4条

**11** ◯ 記述どおり正しい。　➡粉じん則第5条

**12** ◯ 記述どおり正しい。　➡粉じん則第11条第1項第3号

**13** ◯ 記述どおり正しい。　➡粉じん則第13条第1項

14 ☐☐☐ ★★★ 特定粉じん発生源に係る局所排気装置に、法令に基づき設ける除じん装置は、粉じんの種類がヒュームである場合には、サイクロンによる除じん方式のものでなければならない。

15 ☐☐☐ ★★★ 粉じん作業に労働者を従事させるときは、坑内等の特殊な作業場でやむを得ない事由がある場合を除き、粉じん作業を行う作業場以外の場所に休憩設備を設けなければならない。

16 ☐☐☐ ★★★ 粉じん作業を行う屋内の作業場所については、特定粉じん作業の場合は毎日1回以上、特定粉じん作業以外の粉じん作業の場合は毎週1回以上、清掃を行わなければならない。

17 ☐☐☐ ★★★ 土石、岩石、鉱物、金属又は炭素の粉じんを著しく発散する一定の屋内作業場は、6月以内ごとに1回、定期に作業環境測定を行わなければならない。

18 ☐☐☐ ★★★ 常時特定粉じん作業を行う屋内作業場については、6月以内ごとに1回、定期に、空気中の粉じんの濃度の測定を行い、その測定結果等を記録して、これを7年間保存しなければならない。

## 8 石綿障害予防規則

1 ☐☐☐ ★★★ 耐火建築物又は準耐火建築物における石綿等の除去作業については、その作業を行う仕事の開始の日の14日前までに、その計画を所轄労働基準監督署長に届け出なければならない。

2 ☐☐☐ ★★★ 石綿等の除去の作業に労働者を従事させるときは、石綿等を湿潤な状態にする場合を除き、隔離式全面形防じんマスク又はこれと同等以上の性能を有する空気呼吸器、酸素呼吸器若しくは送気マスクを使用させなければならない。

3 ☐☐☐ ★★★ 建築物の解体の作業を行う仕事の注文者は、石綿等の使用の有無の調査、当該作業等の方法、費用又は工期等について、法令の遵守を妨げるおそれのある条件を付さないように配慮しなければならない。

**14** ✕　粉じんの種類がヒュームである場合には、**ろ過防じん方式又は電気防じん方式**の防じん装置でなければならないので、誤り。
➡粉じん則第13条第1項

**15** ◯　記述どおり正しい。　➡粉じん則第23条第1項

**16** ✕　粉じん作業を行う屋内の作業場所については、粉じん作業、特定粉じん作業にかかわらず、**毎日1回以上**、清掃を行わなければならないため、誤り。➡粉じん則第24条第1項

**17** ◯　記述どおり正しい。　➡粉じん則第26条第1項

**18** ◯　記述どおり正しい。　➡粉じん則第26条第1項、第8項

関係法令（有害業務に係るもの）

## 解答　石綿障害予防規則

**1** ◯　記述どおり正しい。
➡安衛法第88条第3項、安衛則第90条5の3号、石綿則第5条

**2** ✕　石綿の除去の作業に労働者を従事させるときは、隔離式全面形防じんマスク等の使用ではなく、石綿等の除去等を行う作業場所をそれ以外の作業を行う作業場所から**隔離**すること、または、**ろ過集じん方式**の集じん・排気装置を使用すること等の措置を講ずる必要があるので、誤り。➡石綿則第6条第1項及び第2項

**3** ◯　記述どおり正しい。　➡石綿則第9条

4 石綿等の粉じんが発散する屋内作業場に設けた局所排気装置については、原則として、1年以内ごとに1回、定期に、自主検査を行うとともに、検査の結果等を記録し、これを3年間保存しなければならない。

5 石綿等を常時取り扱う作業場の床等については、水洗する等粉じんの飛散しない方法によって、毎週1回以上、掃除を行わなければならない。

6 石綿等を取り扱い、又は試験研究のため製造する作業場で労働者が喫煙し、又は飲食することを禁止し、かつ、その旨を当該作業場の見やすい箇所に表示しなければならない。

7 石綿等の取扱いに伴い石綿の粉じんを発散する場所において、常時石綿等を取り扱う作業に従事する労働者については、1か月を超えない期間ごとに、作業の概要、従事した期間等を記録し、これを当該労働者が常時当該作業に従事しないこととなった日から40年間保存する必要がある。

8 石綿等を取り扱う屋内作業場については、6か月以内ごとに1回、定期に、作業環境測定を行うとともに、測定結果等を記録し、これを40年間保存しなければならない。

9 石綿等の取扱いに伴い石綿の粉じんを発散する場所における業務に常時従事する労働者に対し、雇入れ時又は配置替え時及びその後6か月以内ごとに1回、定期に、特別の項目の健康診断を行い、その結果に基づき、石綿健康診断個人票を作成し、これを当該労働者が常時当該業務に従事しないこととなった日から40年間保存しなければならない。

10 石綿等を取り扱う事業者が事業を廃止しようとするとき、石綿関係記録等報告書に、石綿等に係る作業の記録及び局所排気装置、除じん装置等の定期自主検査の記録を添えて所轄労働基準監督署長に提出しなければならない。

## 9 じん肺法

1 じん肺管理区分の管理一は、じん肺健康診断の結果、じん肺の所見がないと認められるものをいう。

**4** ◯ 記述どおり正しい。 ➡石綿則第22条、第23条

**5** ✕ 石綿等を常時取り扱い、又は試験研究のため製造する作業場及び休憩室の床等については、水洗する等粉じんの飛散しない方法によって、**毎日1回以上**、掃除を行わなければならない。 ➡石綿則第30条

**6** ◯ 記述どおり正しい。 ➡石綿則第33条

**7** ◯ 記述どおり正しい。 ➡石綿則第35条

**8** ◯ 記述どおり正しい。6か月以内ごとに1回、定期に、空気中の石綿の濃度を測定する。 ➡石綿則第36条

**9** ◯ 記述どおり正しい。 ➡石綿則第40条第1項、第41条

**10** ✕ 石綿関係記録報告書に添付する書類は、①作業の記録、②作業環境測定の記録、③**石綿健康診断個人票**であり、定期自主検査の記録は必要ないため、誤り。 ➡石綿則第49条

## 解答 じん肺法

**1** ◯ 記述どおり正しい。 ➡じん肺法第4条第2項

2 ★★★
じん肺管理区分の管理二は、じん肺健康診断の結果、エックス線写真の像が第一型でじん肺による著しい肺機能の障害がないと認められるものをいう。

3 ★★★
事業者は、常時粉じん作業に従事する労働者で、じん肺管理区分が管理一であるものについては、3年以内ごとに1回、定期的に、じん肺健康診断を行わなければならない。

4 ★★★
事業者は、常時粉じん作業に従事する労働者で、じん肺管理区分が管理二又は管理三であるものについては、1年以内ごとに1回、定期的に、じん肺健康診断を行わなければならない。

5 ★★★
じん肺健康診断の結果、じん肺の所見がないと診断された労働者のじん肺管理区分は、管理一である。

6 ★★★
じん肺管理区分の決定は、当該じん肺健康診断を実施した医師が行うことになっている。

7 ★★★
都道府県労働局長は、事業者等からじん肺健康診断の結果を証明する書面等が提出された労働者について、地方じん肺診査医の診断又は審査によりじん肺管理区分を決定する。

8 ★★★
事業者は、じん肺管理区分の決定の通知を受けたときは、労働者に対し、決定されたじん肺管理区分及び留意すべき事項を通知しなければならない。

9 ★★★
事業者は、じん肺健康診断に関する記録及びエックス線写真を5年間保存しなければならない。

10 ★★★
じん肺管理区分が管理四と決定された者と管理二又は管理三で合併症にかかっている者については、療養を要するものとされている。

**2** ◯　記述どおり正しい。　　　　　　　　　　　　　→じん肺法第4条第2項

**3** ◯　記述どおり正しい。　　　　　　　　　　　→じん肺法第8条第1項第1号

**4** ◯　記述どおり正しい。　　　　　　　　　　　→じん肺法第8条第1項第2号

**5** ◯　記述どおり正しい。　　　　　　　　　　　　　→じん肺法第13条第1項

**6** ✕　じん肺管理区分の決定は、地方じん肺指導医の診断又は審査に基づき**都道府県労働局長**が行うため、誤り。　　　　→じん肺法第13条第2項

**7** ◯　記述どおり正しい。じん肺健康診断の結果、じん肺の所見があると診断された労働者のじん肺管理区分は、地方じん肺診査医の診断又は審査により、都道府県労働局長が決定する。　　　→じん肺法第13条第2項

**8** ◯　記述どおり正しい。　　　　　　　　　　　　　→じん肺法第14条第2項

**9** ✕　じん肺健康診断の記録およびエックス線写真を**7年**間保存しなければならないため、誤り。　　　　　　　　　　→じん肺法第17条第2項

**10** ◯　記述どおり正しい。　　　　　　　　　　　　　　→じん肺法第23条

**1**

関係法令（有害業務に係るもの）

# 7 労働基準法

労基法の出題のうち有害業務に係るものとしては、**時間外労働の1日2時間の制限、女性の就業制限、年少者の就業制限**から出題されます。いずれも、制限される業務が似ていますので、整理しておきましょう。近年は、**妊産婦を含む女性労働者の就業禁止業務**に関する出題が続いています。

また、法改正により、有給休暇付与の義務化、時間外労働の制限、フレックスタイム制の清算期間などが新たに規定もしくは変更されましたので、今後の出題に注意してください。

## 女性の主な就業制限業務

| 就業制限業務 | 妊婦(妊娠中の女性) | 産婦(産後1年を経過しない女性) | 一般女性 |
|---|---|---|---|
| ❶ 下表の左欄に掲げる年齢の区分に応じ、それぞれ同表の右欄に掲げる重量以上の重量物を取り扱う業務 | × | × | × |
| ❷ 塩素化ビフェニル (PCB)、アクリルアミド、エチルベンゼン、エチレンイミン、エチレンオキシド、カドミウム化合物、クロム酸塩　等を取り扱う業務 | × | × | × |
| ❸ 多量の高熱物体を取り扱う業務 | × | △ | ○ |
| ❹ 著しく暑熱な場所における業務 | × | △ | ○ |
| ❺ 多量の低温物体を取り扱う業務 | × | △ | ○ |
| ❻ 著しく寒冷な場所における業務 | × | △ | ○ |
| ❼ 異常気圧下における業務 | × | △ | ○ |
| ❽ さく岩機、びょう打機等身体に著しい振動を与える機械器具を用いて行う業務 | × | × | ○ |

❶の表:

| 年齢 | 重量（単位、キログラム） | |
|---|---|---|
| | 断続作業の場合 | 継続作業の場合 |
| 満16歳未満 | 12 | 8 |
| 満16歳以上 満18歳未満 | 25 | 15 |
| 満18歳以上 | 30 | 20 |

△印の業務は産婦が当該業務に従事しない旨を使用者に申し出た場合に就業させてはならない業務。

## 時間外労働の1日2時間の制限業務

❶ 多量の高熱物体を取り扱う業務及び著しく暑熱な場所における業務

❷ 多量の低温物体を取り扱う業務及び著しく寒冷な場所における業務

❸ ラジウム放射線、エックス線その他の有害放射線にさらされる業務

❹ 土石、獣毛等のじんあい又は粉末を著しく飛散する場所における業務

❺ 異常気圧下における業務

❻ 削岩機、鋲打機等の使用によって身体に著しい振動を与える業務

❼ 重量物の取扱い等重激なる業務

❽ ボイラー製造等強烈な騒音を発する場所における業務

❾ 鉛、水銀、クロム、砒素、黄りん、弗素、塩素、塩酸、硝酸、亜硫酸、硫酸、一酸化炭素、二硫化炭素、青酸、ベンゼン、アニリン、その他これに準ずる有害物の粉じん、蒸気又はガスを発散する場所における業務

## 満18歳に満たない者を就かせてはならない業務

❶ 水銀、砒素、黄りん、弗化水素酸、塩酸、硝酸、シアン化水素、水酸化ナトリウム、水酸化カリウム、石炭酸その他これらに準ずる有害物を取扱う業務

❷ 鉛、水銀、クロム、砒素、黄りん、弗素、塩素、シアン化水素、アニリン、その他これに準ずる有害物の粉じん、蒸気又はガスを発散する場所における業務

❸ 土石、獣毛等のじんあい又は粉末を著しく飛散する場所における業務

❹ ラジウム放射線、エックス線その他の有害放射線にさらされる業務

❺ 多量の高熱物体を取り扱う業務及び著しく暑熱な場所における業務

❻ 多量の低温物体を取り扱う業務及び著しく寒冷な場所における業務

❼ 異常気圧下における業務

❽ 削岩機、鋲打機等の使用によって身体に著しい振動を与える業務

❾ 強烈な騒音を発する場所における業務

❿ 病原体によって著しく汚染のおそれのある業務

## 1 時間外労働の1日2時間の制限

1  多量の高熱物体を取り扱う業務は、時間外労働に関する協定を締結し、届け出る場合においても、労働時間の延長が1日2時間以内に制限されている。

2  多量の低温物体を取り扱う業務は、時間外労働に関する協定を締結し届け出ることにより、1日2時間を超えて労働時間を延長することができる。 令和6年4月

3  土石、獣毛等のじんあい又は粉末を著しく飛散する場所における業務は、時間外労働に関する協定を届け出ることにより、労働時間を1日2時間を超えて延長することができる。

4  異常気圧下における業務は、時間外労働に関する協定を締結し、所轄労働基準監督署長への届け出を行うとき、延長する労働時間が1日について2時間以内に制限される業務である。

5  さく岩機、鋲打機等の使用によって身体に著しい振動を与える業務は、時間外労働に関する協定を届け出ることにより、労働時間を1日2時間を超えて延長することができる。

6  重量物の取扱い等重激なる業務は、時間外労働に関する協定を届け出ることにより、労働時間を1日2時間を超えて延長することができる。 令和6年4月

7  ボイラー製造等強烈な騒音を発する場所における業務は、時間外労働に関する協定を届け出ることにより、労働時間を1日2時間を超えて延長することができる。

8  鉛、水銀、一酸化炭素、その他これらに準ずる有害物の粉じん、蒸気又はガスを発散する場所における業務は、時間外労働に関する協定を届け出ることにより、労働時間を1日2時間を超えて延長することができる。

9  著しく多湿な場所における業務は、時間外労働の協定を締結し、これを所轄労働基準監督署長に届け出る場合においても、労働時間の延長が1日2時間以内に制限される業務である。

## 解答 時間外労働の1日2時間の制限

**1** ○ 記述どおり正しい。**多量の高熱物体を取り扱う業務及び著しく暑熱な場所における業務**は、1日2時間を超えて労働時間を延長することはできない。 ➡労基法第36条、労基則第18条第1号

**2** ✕ **多量の低温物体を取り扱う業務及び著しく寒冷な場所における業務**は、1日2時間を超えて労働時間を延長することはできないため、誤り。 ➡労基法第36条、労基則第18条第2号

**3** ✕ 土石等のじんあい又は粉末を著しく飛散する場所における業務は、労使協定を行っても、1日2時間を超えてはならないため、誤り。 ➡労基法第36条、労基則第18条第4号

**4** ○ 記述どおり正しい。 ➡労基法第36条、労基則第18条第5号

**5** ✕ さく岩機等によって身体に著しい振動を与える業務は、労使協定を締結しても、1日2時間を超えて労働時間を延長することはできないため、誤り。 ➡労基法第36条、労基則第18条第6号

**6** ✕ 重量物の取扱い等重激な業務は、労使協定を締結しても、1日2時間を超えて労働時間を延長することはできないため、誤り。 ➡労基法第36条、労基則第18条第7号

**7** ✕ ボイラー製造等強烈な騒音を発する業務は、労使協定を締結しても、1日2時間を超えて労働時間を延長することはできないため、誤り。 ➡労基法第36条、労基則第18条第8号

**8** ✕ 鉛、水銀、クロム、砒素、黄りん、弗素、塩素、塩酸、硝酸、亜硫酸、硫酸、一酸化炭素、二硫化炭素、青酸、ベンゼン、アニリン、その他これに準ずる有害物の粉じん、蒸気又はガスを発散する場所における業務は、労使協定をしても、1日2時間を超えて労働時間を延長することはできないため、誤り。 ➡労基法第36条、労基則第18条第9号

**9** ✕ 問題文の業務は、労働時間延長の制限業務に該当しないため、誤り。 ➡労基法第36条、労基則第18条各号

給湿を行う紡績又は織布の業務は、時間外労働の協定を締結し、届け出るときにおいても、1日2時間以内に制限される業務である。

 病原体によって汚染のおそれのある業務は、時間外労働に関する協定を届け出ることにより、労働時間を1日2時間を超えて延長することができる。 `令和6年4月`

 著しい精神的緊張を伴う業務は、時間外労働に関する協定を締結し、これを行政官庁に届け出た場合においても、労働時間の延長が1日2時間以内に制限される業務である。

 大部分の労働時間が立作業である業務は、時間外労働に関する協定を締結し、これを行政官庁に届け出た場合においても、労働時間の延長が1日2時間以内に制限される業務である。

 腰部に負担のかかる立ち作業の業務は、時間外労働に関する協定を締結し、これを所轄労働基準監督署長に届け出る場合においても、労働時間の延長が1日2時間を超えてはならない

 鋼材やくず鉄を入れてある船倉の内部における業務は、時間外労働に関する協定を締結し、これを所轄労働基準監督署長に届け出る場合においても、労働時間の延長が1日2時間を超えてはならない `令和6年4月`

## 2 女性の就業禁止

 女性については、労働基準法により下表の左欄の年齢に応じ、右欄の重量以上の重量物を取り扱う業務に就かせてはならないとされている。

| 年齢 | 重量（単位、kg） | |
| --- | --- | --- |
| | 断続作業の場合 | 継続作業の場合 |
| 満16歳未満 | 12 | 8 |
| 満16歳以上<br>満18歳未満 | 25 | 15 |
| 満18歳以上 | 30 | 20 |

**10 ✕** 問題文の業務は、労働時間延長の制限業務に該当しないため、誤り。
➡労基法第36条、労基則第18条各号

**11 ◯** 記述どおり正しい。 ➡労基法第36条、労基則第18条各号

**12 ✕** 問題文の業務は、労働時間延長の制限業務に該当しないため、誤り。
➡労基法第36条、労基則第18条各号

**13 ✕** 問題文の業務は、労働時間延長の制限業務に該当しないため、誤り。
➡労基法第36条、労基則第18条各号

**14 ✕** 問題文の業務は、労働時間延長の制限業務に該当しないため、誤り。
➡労基法第36条、労基則第18条各号

**15 ✕** 問題文の業務は、労働時間延長の制限業務に該当しないため、誤り。
➡労基法第36条、労基則第18条各号

## 解答 女性の就業禁止

**1 ◯** 記述どおり正しい。 ➡労基法第62条第1項、女性則第2条第1項第1号

**2** ☐☐☐ ★★★ 使用者は、満18歳以上の女性を、断続作業の場合は30kg以上、継続作業の場合は20kg以上の重量物を取り扱う業務に就かせてはならない。

**3** ☐☐☐ ★★★ 重量20kg以上の重量物を継続的に取り扱う業務には、妊産婦以外の満18歳以上の女性労働者であっても、就業させてはならない。

**4** ☐☐☐ ★★★ 満18歳以上で産後8週間を経過した女性から、20kg以上の重量物を継続的に取り扱う作業に従事したい旨の申し出があった場合には、当該業務に就かせてもよい。

**5** ☐☐☐ ★★★ 鉛、水銀、クロム、砒素その他これらに準ずる有害物のガス、蒸気又は粉じんを発散する場所における業務は、すべての女性労働者に、その就業が禁止されている。

**6** ☐☐☐ ★★★ 多量の低温物体を取り扱う業務には、妊産婦以外の満18歳以上の女性労働者を就業させてはならない。

**7** ☐☐☐ ★★★ 妊娠中の女性は、著しく暑熱な場所における業務に就かせてはならない。

**8** ☐☐☐ ★★★ 満18歳以上で産後8週間を経過した女性から、多量の低温物体を取り扱う業務に従事したい旨の申し出があった場合には、当該業務に就かせてもよい。

**9** ☐☐☐ ★★★ 著しく寒冷な場所における業務は、すべての女性労働者に、その就業が禁止されている。

**10** ☐☐☐ ★★★ 満18歳以上で産後8週間を経過したが1年を経過しない女性から、著しく暑熱な場所における業務に従事しない旨の申し出があった場合には、当該業務に就かせてはならない。

**2 ○** 記述どおり正しい。
➡労基法第64条の3第1項、女性則第2条第1項第1号、第3条

**3 ○** 記述どおり正しい。
➡労基法第64条の3第2項、女性則第2条第1項第1号、第3条

**4 ✕** 産後8週間を経過した女性から就業の希望があっても、継続作業で20kg以上の重量物を取り扱う業務に就かせてはならないため、誤り。
➡労基法第64の3第1項、女性則第2条第1項第1号、第3条

**5 ○** 記述どおり正しい。➡労基法第64条の3第1項、第2項、女性則第3条

**6 ✕** 多量の**高熱物体・低温物体**を取り扱う業務、著しく**暑熱・寒冷**な場所における業務、**異常気圧下**における業務等については、妊産婦以外の満18歳以上の女性を就かせることができるため、誤り。
➡労基法第64条の3第2項、女性則第2条第1項第21号等、第3条

**7 ○** 記述どおり正しい。
➡労基法第64条の3第1項、女性則第2条第1項第20号、第3条

**8 ○** 記述どおり正しい。
➡労基法第64条の3第1項、女性則第2条第1項第21号、第3条

**9 ✕** 著しく寒冷な場所における業務には、妊婦（妊娠中の女性）以外の満18歳以上の女性を就かせることができるため、誤り。ただし、産婦（産後1年以内の女性）については、従事しない旨の申し出があった場合は、当該業務に就かせてはならない。
➡労基法第64条の3第1項、女性則第2条第1項第22号、第3条

**10 ○** 記述どおり正しい。多量の**高熱物体・低温物体**を取り扱う業務、著しく**暑熱・寒冷**な場所における業務、**異常気圧下**における業務などについては、産後1年を経過しない女性から申し出があった場合には、当該業務に就かせてはならない。
➡労基法第64条の3第1項、女性則第2条第1項第20号、第2項ただし書き、第3条

11  異常気圧下における業務は、すべての女性労働者に、その就業が禁止されている。

12  さく岩機、鋲打機等の使用によって身体に著しい振動を与える業務には妊産婦以外の満18歳以上の女性労働者であっても、就業させてはならない。

13  強烈な騒音を発する場所における業務には、妊産婦以外の満18歳以上の女性労働者であっても、就業させてはならない。

14  病原体によって著しく汚染のおそれのある業務には妊産婦以外の満18歳以上の女性労働者であっても、就業させてはならない。

## 3 年少者の就業制限

1  20kgの重量物を継続的に取り扱う業務には、満18歳に満たない者を就かせてはならない。　令和5年10月

2  満18歳未満の者は、土石、獣毛等のじんあい又は粉末を著しく飛散する場所における業務に就かせてはならない。

3  多量の高熱物体を取り扱う業務には、満18歳に満たない者を就かせてはならない。

4  多量の低温物体を取り扱う業務には、満18歳に満たない者を就かせてはならない。

**11 ✕** 異常気圧下における業務には、妊婦 (妊娠中の女性) 以外の満18歳以上の女性を就かせることができるため、誤り。ただし、産婦 (産後1年以内の女性) については、従事しない旨の申し出があった場合は、当該業務に就かせてはならない。

➡労基法第64条の3第1項、女性則第2条第1項第23号、第2項ただし書き、第3条

**12 ✕** 鋲打機等身体に著しい振動を与える業務には、**妊産婦以外の満18歳以上の女性**を就かせることができるため、誤り。

➡労基法第64条の3第1項、女性則第2条第1項第24号、第2項ただし書き、第3条

**13 ✕** 強烈な騒音を発する場所における業務については、女性労働者に対する規定は無く、妊産婦を含む満18歳以上の女性を就かせることができるため、誤り。 ➡労基法第64条の3第2項、女性則第2条

**14 ✕** 病原体によって著しく汚染のおそれのある業務については、女性労働者に対する規定は無く、妊産婦を含む満18歳以上の女性を就かせることができるため、誤り。 ➡労基法第64条の3第2項、女性則第3条

## 解答 年少者の就業制限

**1 ◯** 記述どおり正しい。年少者の重量物を取り扱う業務は、年齢や性別、断続作業か継続作業かに応じて規定されているが、継続作業の場合、最大 (満18歳未満の男性) で20kg未満とされている。

➡労基法第62条第1項、年少則第7条

**2 ◯** 記述どおり正しい。 ➡労基法第62条第2項、年少則第8条第34号

**3 ◯** 記述どおり正しい。多量の高熱物体を取り扱う業務および著しく暑熱な場所における業務には、満18歳に満たない者を就かせてはならない。 ➡労基法第62条第2項、年少則第8条第36号

**4 ◯** 記述どおり正しい。多量の低温物体を取り扱う業務および著しく寒冷な場所における業務には、満18歳に満たない者を就かせてはならない。 ➡労基法第62条第2項、年少則第8条第37号

**5** ★★★ 著しく寒冷な場所における業務には、労働基準法に基づき、満18歳に満たない者を就かせてはならない。 `令和5年10月`

**6** ★★★ 異常気圧下における業務には、労働基準法に基づき、満18歳に満たない者を就かせてはならない。

**7** ★★★ さく岩機、鋲打機等身体に著しい振動を与える機械器具を用いて行う業務には、労働基準法に基づき、満18歳に満たない者を就かせてはならない。 `令和5年10月`

**8** ★★★ 満18歳未満の者は、強烈な騒音を発する場所における業務に就かせてはならない。 `令和5年10月`

**9** ★★★ 病原体によって著しく汚染のおそれのある業務には、満18歳に満たない者を就かせてはならない。

**10** ★★★ 給湿を行う紡績又は織布の業務には、労働基準法に基づき、満18歳に満たない者を就かせてはならない。

**11** ★★★ 超音波にさらされる業務には、労働基準法に基づき、満18歳に満たない者を就かせてはならない。 `令和5年10月`

**12** ★★★ 赤外線又は紫外線にさらされる業務には、労働基準法に基づき、満18歳に満たない者を就かせてはならない。

**13** ★★★ 10kgの重量物を断続的に取り扱う業務には、労働基準法に基づき、満18歳に満たない者を就かせてはならない。

**5** ◯ 記述どおり正しい。 ➡労基法第62条第2項、年少則第8条第37号

**6** ◯ 記述どおり正しい。 ➡労基法第62条第2項、年少則第8条第38号

**7** ◯ 記述どおり正しい。 ➡労基法第62条第2項、年少則第8条第39号

**8** ◯ 記述どおり正しい。 ➡労基法第62条第2項、年少則第8条第40号

**9** ◯ 記述どおり正しい。 ➡労基法第62条第2項、年少則第8条第41号

**10** ✕ 満18歳に満たないものに就かせてはならない業務には該当しないため、誤り。 ➡労基法第62条、年少則第8条各号

**11** ✕ 満18歳に満たないものに就かせてはならない業務には該当しないため、誤り。 ➡労基法第62条、年少則第8条各号

**12** ✕ 満18歳に満たないものに就かせてはならない業務には該当しないため、誤り。 ➡労基法第62条、年少則第8条各号

**13** ✕ 満18歳に満たないものに就かせてはならない業務には該当しないため、誤り。 ➡労基法第62条、年少則第8条各号

**1**

関係法令（有害業務に係るもの）

# MEMO

# 第2章

# 労働衛生
（有害業務に係るもの）

## 科目と配点

| 出題順 | 1 | 2 | 3 | 4 | 5 | 合計 |
|---|---|---|---|---|---|---|
| 試験科目 | 有害業務に係るもの | | 有害業務に係るもの以外のもの | | 労働生理 | |
| | 関係法令 | 労働衛生 | 関係法令 | 労働衛生 | | |
| 設 問 数 | 10 | 10 | 7 | 7 | 10 | 44 |
| 配 点 | 80 | 80 | 70 | 70 | 100 | 400 |

# 1 職業性疾病

**出題のポイント**

　主に有害化学物質・エネルギーの**性状**や**疾病**について問われます。この分野は必出で、特に**粉じん**、**金属等**、ガス、**有機溶剤**、**高温・低温**、**酸欠・異常気圧**、**騒音**は、ほぼ毎回出題されますので、確実にものにしておいてください。

　また、改正安衛法により、一定の危険性・有害性のある化学物質について、事業場におけるリスクアセスメントと、譲渡提供時に容器などへのラベル表示、**化学物質管理者**及び**保護具着用管理責任者**の選任が義務づけられました。今後の出題に注意してください。

## リスクアセスメント実施の流れ

❶ 化学物質等による危険性又は有害性（リスク）の特定
❷ 特定された危険性又は有害性によるリスクの見積り
❸ 見積りに基づくリスクを低減するための優先度の設定
❹ リスクを低減するための措置内容の検討
❺ 優先度に対応したリスク低減措置の実施
❻ リスクアセスメントの結果の労働者への周知

## 有害物質の性状

| 分類 | 状態 | 性状 | 物質の例 |
|---|---|---|---|
| 固体 | 粉じん（ダスト） | 研磨、切削、粉砕等の機械的な作用で発生した固体微粒子で、空気中に浮遊しているもの | ジクロルベンジジン、無水クロム酸、石綿、オルトートリジン |
| 固体 | ヒューム | **金属**の蒸気が空気中で凝固し、固体となったもの | 酸化亜鉛、酸化カドミウム |
| 液体 | ミスト | 液体の細かい粒子が空気中に浮遊しているもの | クロム酸、シアン化物、硝酸、硫酸 |
| 気体 | 蒸気 | 常温、常圧で液体または固体の物質が蒸気圧に応じて揮発または昇華して気体となったもの | アセトン、水銀*、トリクロルエチレン、ニッケルカルボニル、二硫化炭素、硫酸ジメチル、フェノール |
| 気体 | ガス | 常温、常圧で気体のもの | アンモニア、一酸化炭素、塩化水素、塩素、塩化ビニル、臭化メチル、二酸化硫黄、ホルムアルデヒド、硫化水素 |

＊水銀は常温・常圧で液体であるが、多少は蒸発が起こり、蒸気ともなっている。

# 中毒の原因物質と症状

| | | |
|---|---|---|
| 金属等 | マンガン | 中枢神経を冒し、主に運動神経失調をきたす（パーキンソン氏病様症状）。慢性中毒で、筋のこわばり、ふるえ、歩行困難。 |
| | カドミウム | 標的臓器は肺、腎臓、骨。急性中毒で上気道炎、肺炎、慢性中毒で肺気腫、腎障害（蛋白尿）、歯への黄色の色素沈着。 |
| | クロム | 皮膚・呼吸器粘膜の腐蝕・潰瘍。慢性中毒で、皮膚障害、鼻中隔穿孔、肺がん、上気道がん。 |
| | 鉛 | 溶血性貧血、末梢神経障害、伸筋麻痺、腹部の疝痛。 |
| | ベリリウム | 急性中毒で、接触性皮膚炎、皮膚潰瘍、肺炎。慢性中毒で、肺に肉芽腫を生じる慢性ベリリウム肺。 |
| | 砒素 | 角化症や黒皮症などの皮膚障害、鼻中隔穿孔、末梢神経障害。 |
| | 塩化ビニル | 指の骨の溶解、肝臓の血管肉腫。 |
| | 水銀 | 中枢神経を冒し、手指のふるえ、歩行障害などの運動失調や、判断能力低下、感情不安定、痴呆症（アルツハイマー）などの精神障害。その他、肺炎、口内炎。 |
| ガス | 一酸化炭素 | 血液中のヘモグロビンと結合して、その酸素運搬能力を低下させ、体内の各組織に酸欠状態を引き起こす。息切れ、頭痛から始まり、虚脱や意識混濁。濃度や吸入時間によっては死亡に至る。 |
| | 硫化水素 | 低濃度では、眼や気道の刺激、高濃度では、脳神経細胞障害で意識喪失、呼吸麻痺。 |
| | シアン化水素 | 細胞内での酸素利用の障害による呼吸困難、痙攣。重度の場合は、血圧低下、呼吸困難、意識消失が生じ、やがて呼吸停止から心停止。後遺症としては、脳障害やパーキンソン症候群。 |
| | 二酸化硫黄 | 慢性気管支炎、歯牙酸蝕症。 |
| | 二酸化窒素 | 慢性気管支炎、肺水腫など呼吸器の障害。 |
| | 弗化水素 | 骨や血液中のカルシウムイオンと容易に結合し、低カルシウム血症を引き起こす。慢性中毒では骨の硬化、斑状歯。 |
| | 塩素 | まず呼吸器が侵される。ある程度以上の濃度では、皮膚や目、呼吸器の粘膜を刺激して咳や嘔吐を催し、重大な場合には呼吸不全で死に至る。 |
| 有機溶剤 | 二硫化炭素 | 精神障害、網膜細動脈瘤を伴う脳血管障害。 |
| | ベンゼン | 再生不良性貧血や白血病などの造血器障害。 |
| | トリクロルエチレン | 肝臓、じん臓の障害。 |
| | トルエン | 中枢神経や自律神経の異常。 |
| | ノルマルヘキサン | 頭痛、めまい、多発性神経炎。 |
| | 酢酸メチル | 視力低下、視野狭窄。 |
| | メタノール | 中枢神経障害（視神経障害、脳浮腫）、精神神経障害、消化器の中毒症状。 |
| | N, N－ジメチルホルムアミド | 頭痛、めまい、肝機能障害。 |

# 1 安全データシート（SDS）

**1** 新たに化学物質等の譲渡又は提供を受ける場合には、その化学物質を譲渡し、又は提供する者から、その化学物質等のSDS（安全データシート）を入手する。

**2** SDSの記載内容は、「名称」、「成分及びその含有量」、「人体に及ぼす作用」、「貯蔵又は取扱い上の注意」等の詳細な情報である。

**3** SDSに記載する「人体に及ぼす作用」としての化学物質の有害性は、「急性毒性」及び「発がん性」に限られている。

# 2 化学物質等による疾病のリスク低減措置

**1** ハザードは、労働災害発生の可能性と負傷又は疾病の重大性（重篤度）の組合せであると定義される。　令和6年4月

**2** リスクアセスメントは、化学物質等を原材料等として新規に採用し、又は変更するときのほか、化学物質等を製造し、又は取り扱う業務に係る作業の方法又は手順を新規に採用し、又は変更するときなどに実施する。

**3** 新たに化学物質等の譲渡又は提供を受ける場合には、その化学物質等を譲渡し、又は提供する者から、その化学物質等のSDS（安全データシート）を入手する。

**4** リスクアセスメントの実施に当たっては、化学物質等に係る安全データシート、作業標準、作業手順書、作業環境測定結果等の資料を入手し、その情報を活用する。

**5** リスクアセスメントの基本的手順のうち最初に実施するのは、労働者の就業に係る化学物質等による危険性又は有害性を特定することである。　令和6年4月

## 解答 安全データシート (SDS)

**1 ○** 記述どおり正しい。

**2 ○** 記述どおり正しい。

**3 ✗** 「人体に及ぼす作用」としては、急性毒性のほか、**皮膚腐食性**、**刺激性**等を記載するため、誤り。

## 解答 化学物質等による疾病のリスク低減措置

**1 ✗** ハザードは**危険源又は有害要因**をいうため、誤り。ハザードの領域に労働者が侵入したり接触しなければ単なるハザードで終わるが、侵入したり接触するとハザードはリスクに変わる。このリスクを危険性、有害性という。問題文の「労働災害発生の可能性と負傷又は疾病の重大性 (重篤度) の組合せ」は**リスク**である。

**2 ○** 記述どおり正しい。
➡ 化学物質等による危険性又は有害性等の調査等に関する指針5 (実施時期)

**3 ○** 記述どおり正しい。
➡ 化学物質等による危険性又は有害性等の調査等に関する指針7 (情報の入手等)

**4 ○** 記述どおり正しい。
➡ 化学物質等による危険性又は有害性等の調査等に関する指針7 (情報の入手等)

**5 ○** 記述どおり正しい。
➡ 化学物質等による危険性又は有害性等の調査等に関する指針8 (危険性又は有害性の特定)

**2**

労働衛生 (有害業務に係るもの)

6  化学物質等による危険性又は有害性の特定は、化学物質等について、リスクアセスメント等の対象となる業務を洗い出した上で、国連勧告の「化学品の分類及び表示に関する世界調和システム（GHS）」等に示されている危険性又は有害性の分類に則して行う。

7  リスクの見積りは、化学物質等が当該業務に従事する労働者に危険を及ぼし、又は化学物質等により当該労働者の健康障害を生ずるおそれの程度（発生可能性）及び当該危険又は健康障害の程度（重篤度）を考慮して行う。

8  健康障害に係るリスクの見積りは、「化学物質等により当該労働者の健康障害を生ずるおそれの程度（発生可能性）」及び「当該健康障害の程度（重篤度）」を考慮して行う方法がある。

9  化学物質等による疾病に係るリスクを見積もる方法として、発生可能性及び重篤度を相対的に尺度化し、それらを縦軸と横軸とし、あらかじめ発生可能性及び重篤度に応じてリスクが割り付けられた表を使用する方法がある。

10  化学物質等による疾病に係るリスクを見積もる方法として、発生可能性及び重篤度を一定の尺度によりそれぞれ数値化し、それらを加算又は乗算等する方法がある。

11  化学物質等による疾病に係るリスクを見積もる方法として、発生可能性及び重篤度を段階的に分岐していく方法がある。

12  化学物質等による疾病に係るリスクを見積もる方法として、ILOの化学物質リスク簡易評価法（コントロール・バンディング）等を用いてリスクを見積もる方法がある。

13 化学物質等による疾病に係るリスクを見積もる方法として、化学物質等への労働者のばく露濃度を測定し、測定結果を厚生労働省の「作業環境評価基準」に示されている当該化学物質の管理濃度と比較する方法がある。

**6 ○** 記述どおり正しい。
➡化学物質等による危険性又は有害性等の調査等に関する指針8（危険性又は有害性の特定）

**7 ○** 記述どおり正しい。
➡化学物質等による危険性又は有害性等の調査等に関する指針9（リスクの見積り）

**8 ○** 記述どおり正しい。なお、問題文の方法のほか、**ばく露濃度**などと**有害性の程度**を考慮する方法がある。
➡化学物質等による危険性又は有害性等の調査等に関する指針9（リスクの見積り）

**9 ○** 記述どおり正しい。問題文は、発生可能性と重篤度を考慮する方法の一つで、**マトリクス法**の説明である。
➡化学物質等による危険性又は有害性等の調査等に関する指針9（リスクの見積り）

**10 ○** 記述どおり正しい。問題文は、発生可能性と重篤度を考慮する方法の一つで、**数値化法**の説明である。
➡化学物質等による危険性又は有害性等の調査等に関する指針9（リスクの見積り）

**11 ○** 記述どおり正しい。問題文は、発生可能性と重篤度を考慮する方法の一つで、**枝分かれ図を用いた方法**の説明である。
➡化学物質等による危険性又は有害性等の調査等に関する指針9（リスクの見積り）

**12 ○** 記述どおり正しい。問題文は、発生可能性と重篤度を考慮する方法の一つで、**コントロール・バンディング**の説明である。
➡化学物質等による危険性又は有害性等の調査等に関する指針9（リスクの見積り）

**13 ✕** 問題文は、ばく露濃度などと有害性の程度を考慮する方法の一つで、**実測値による方法**の説明であるが、ばく露濃度測定結果は、**ばく露限界**と比較するため、誤り。
➡化学物質等による危険性又は有害性等の調査等に関する指針9（リスクの見積り）

2

労働衛生（有害業務に係るもの）

**14**  化学物質等による疾病に係るリスクを見積もる方法として、化学物質等への労働者のばく露の程度及び当該化学物質等による有害性を相対的に尺度化し、それらを縦軸と横軸とし、あらかじめばく露の程度及び有害性の程度に応じてリスクが割り付けられた表を使用する方法がある。

**15** 化学物質等による疾病のリスクの低減措置を検討する場合、次の順で、可能な限り高い優先順位の低減措置を実施する必要がある。① 「危険性又は有害性の高い化学物質等の使用の中止、代替化、化学反応のプロセス等の運転条件の変更」、② 「化学物質等に係る機械設備等の密閉化、局所排気装置の設置等の労働衛生工学的対策」、③ 「作業手順の改善、立入禁止等の管理的対策」、④ 「化学物質等の有害性に応じた有効な保護具の使用」。 令和5年10月

**16** 化学物質等による疾病のリスク低減措置の検討では、法令に定められた事項を除けば、危険性又は有害性のより低い物質への代替等を最優先する。 令和6年4月

**17** 化学物質等による疾病のリスク低減措置の検討では、化学物質等の有害性に応じた有効な保護具の使用よりも作業手順の改善、立入禁止等の管理的対策を優先する。 令和6年4月

**18** 新傾向 化学物質等による疾病のリスク低減措置の検討に当たっては、より優先順位の高い措置を実施することにした場合であって、当該措置により十分にリスクが低減される場合には、当該措置よりも優先順位の低い措置の検討は必要ない。 令和6年4月

## 3　有害化学物質

**1**  個体に研磨、切削、粉砕等の機械的な作用を加えて発生した固体微粒子で空気中に浮遊しているものを粉じん（ダスト）という。

**2**  粉じんがさらに微細な固体の粒子となり、半ば融解した状態で、空気中に浮遊しているものをヒュームという。

**3**  ガスは、気体であり、塩素や一酸化炭素等の物質がある。またミストは、液体であり、硫酸や硝酸等の物質がある。

14 ◯ 記述どおり正しい。問題文は、ばく露濃度などと有害性の程度を考慮する方法の一つで、**あらかじめ尺度化した表を使用する方法**の説明である。
→ 化学物質等による危険性又は有害性等の調査等に関する指針9(リスクの見積り)

15 ◯ 記述どおり正しい。
→ 化学物質等による危険性又は有害性等の調査等に関する指針10(リスク低減措置の検討及び実施)

16 ◯ 記述どおり正しい。
→ 化学物質等による危険性又は有害性等の調査等に関する指針10(リスク低減措置の検討及び実施)

17 ◯ 記述どおり正しい。
→ 化学物質等による危険性又は有害性等の調査等に関する指針10(リスク低減措置の検討及び実施)

18 ◯ 記述どおり正しい。
→ 化学物質等による危険性又は有害性等の調査等に関する指針10(リスク低減措置の検討及び実施)

## 解答 有害化学物質

1 ◯ 記述どおり正しい。粉じん(ダスト)は、固体であり、石綿等の物質がある。

2 ✕ ヒュームは、**金属の蒸気が空気中で凝固し、固体となったものをいう**ため、誤り。ヒュームには、溶融亜鉛の表面から発生する酸化亜鉛等の物質がある。

3 ◯ 記述どおり正しい。

**4** ☐☐☐ ★★★
蒸気は、液体であり、無水クロム酸等の物質がある。

**5** ☐☐☐ ★★★
オルト-トリジンは、常温・常圧（25℃、1気圧）の空気中に発散した場合に、蒸気として存在する。

**6** ☐☐☐ ★★★
ジクロルベンジジン（ジクロロベンジジン）は、常温、常圧では、粉じんである。

**7** ☐☐☐ ★★★
二酸化マンガンは、常温、常圧では、蒸気である。

**8** ☐☐☐ ★★★
クロム酸は、常温・常圧では、蒸気である。

**9** ☐☐☐ ★★★
アセトンは、常温、常圧では、蒸気である。
　　　　　　　令和6年4月　令和5年10月

**10** ☐☐☐ ★★★
アクリロニトリルは、常温・常圧の空気中では、蒸気である。
　　　　　　　令和5年10月

**11** ☐☐☐ ★★★
水銀は、常温、常圧（25℃、1気圧）では、蒸気である。

**12** ☐☐☐ 新傾向
テトラクロロエチレンは、常温、常圧では、蒸気である。
　　　　　　　令和6年4月

**13** ☐☐☐ ★★★
トリクロルエチレン（トリクロロエチレン）は、常温、常圧では、蒸気である。

**14** ☐☐☐ 新傾向
ナフタレン、常温・常圧では、蒸気である。
　　　　　　　令和6年4月

**15** ☐☐☐ ★★★
ニッケルカルボニルは、常温、常圧では、粉じんである。

**16** ☐☐☐ ★★★
硫酸ジメチルは、常温、常圧（25℃、1気圧）では、蒸気である。
　　　　　　　令和5年10月

**17** ☐☐☐ ★★★
フェノールは、常温、常圧では、蒸気である。
　　　　　　　令和6年4月

4 ✗ 無水クロム酸は**粉じん**であり、切削、粉砕等の機械的な作用を加えて発生した固体微粒子が空気中に浮遊している状態のものをいうため、誤り。蒸気は気体である。

5 ✗ オルト-トリジンは、常温・常圧では、粉末（粉じん）である。

6 ◯ 記述どおり正しい。

7 ✗ 二酸化マンガンは、常温・常圧の空気中では、**粉じん**であるため、誤り。

8 ✗ クロム酸は、常温、常圧の空気中では、**ミスト**であるため、誤り。

9 ◯ 記述どおり正しい。

10 ◯ 記述どおり正しい。常温では流体であるものの、蒸気圧が高いため容易に揮発する。

11 ◯ 記述どおり正しい。水銀は常温・常圧で液体であるが、多少は蒸発が起こり、蒸気ともなっている。

12 ◯ 記述どおり正しい。

13 ◯ 記述どおり正しい。トリクロルエチレンは有機溶剤で、シンナーやドライクリーニング用溶剤に含まれる。

14 ◯ 記述どおり正しい。

15 ✗ ニッケルカルボニルは、常温・常圧の空気中では、**蒸気**であるため、誤り。

16 ◯ 記述どおり正しい。

17 ◯ 記述どおり正しい。

**2**

労働衛生（有害業務に係るもの）

**18** ★★★ 二硫化炭素は、常温・常圧では、蒸気である。

**19** ★★★ アンモニアは、常温、常圧では、蒸気である。
令和5年10月

**20** ★★★ エチレンオキシドは、常温、常圧では、蒸気である。

**21** ★★★ 塩化水素は、常温、常圧では、蒸気である。

**22** ★★★ 塩化ビニルは、常温、常圧では、ガスである。

**23** ★★★ 塩素は、常温、常圧では、ガスである。
令和6年4月

**24** ★★★ 臭化メチルは、常温、常圧では、粉じんである。

**25** ★★★ 二酸化硫黄は、常温、常圧では、蒸気である。

**26** ★★★ ホルムアルデヒドは、常温、常圧（25℃、1気圧）では、ガスである。
令和5年10月

**27** ★★★ 硫化水素は、常温、常圧（25℃、1気圧）では、蒸気である。

## 4　粉じんによる健康障害

**1** ★★★ 米杉、ラワンなどの木材粉じんは、体質によっては、ぜんそくを起こすことがある。

**2** ★★★ じん肺は、粉じんを吸入することによって肺に生じた線維増殖性変化を主体とする疾病で、けい肺、石綿肺などがある。

18 ◯ 記述どおり正しい。

19 ✗ アンモニアは、常温、常圧の空気中では、**ガス**であるため、誤り。

20 ✗ エチレンオキシドは、常温・常圧の空気中では、**ガス**であるため、誤り。

21 ✗ 塩化水素は、常温、常圧の空気中では、**ガス**であるため、誤り。

22 ◯ 記述どおり正しい。

23 ◯ 記述どおり正しい。

24 ✗ 臭化メチルは、常温・常圧の空気中では、**ガス**であるため、誤り。

25 ✗ 二酸化硫黄は、常温、常圧の空気中では、**ガス**であるため、誤り。

26 ◯ 記述どおり正しい。

27 ✗ 硫化水素は、常温、常圧の空気中では、**ガス**であるため、誤り。

## 解答 粉じんによる健康障害

1 ◯ 記述どおり正しい。

2 ◯ 記述どおり正しい。じん肺は、粉じんを吸入することで肺の組織が線維化（線維増殖性変化）する疾患で、その種類には、**けい肺**（けい酸）、**石綿肺**（アスベスト）、アルミニウム肺（アルミニウム）、溶接工肺（酸化鉄）などがある。

3 ★★★ じん肺は、粉じんを吸入することによって肺に生じた炎症性病変を主体とする疾病で、その種類には、けい肺、間質性肺炎、慢性閉塞性肺疾患（COPD）などがある。

4 ★★★ じん肺の有効な治療方法は、既に確立されている。

5 ★★★ じん肺は、ある程度進行すると、粉じんへのばく露を中止しても肺に生じた病変は治らず、更に進行することがある。

6 ★★★ じん肺の自覚症状は、初期にはあまりみられないが、進行すると咳、痰、呼吸困難などがみられる。

7 ★★★ じん肺は、肺結核のほか、続発性気管支炎、続発性気胸、原発性肺がんなどを合併することがある。

8 ★★★ けい肺は、遊離けい酸の粉じんを吸入することにより起こるじん肺であり、その自覚症状は、進行してから咳や痰が始まり、やがて呼吸困難に陥る。

9 ★★★ 鉱物性粉じんに含まれる遊離けい酸（$SiO_2$）は、石灰化を伴う胸膜肥厚や胸膜中皮腫を生じさせるという特徴がある。

10 ★★★ けい肺は、鉄、アルミニウムなどの金属粉じんを吸入することによって発症するじん肺である。

11 ★★★ アルミニウムを含む粉じんや炭素を含む粉じんも、じん肺を起こすことがある。

12 ★★★ 溶接工肺は、溶接の際に発生する酸化鉄ヒュームのばく露によって発症するじん肺である。

## 5 金属等による健康障害

1 ★★★ マンガンによる慢性中毒では、筋のこわばり、ふるえ、歩行困難などのパーキンソン病に似た症状・障害がみられる。

令和5年10月

**3** ✕ じん肺は、粉じんを吸入することで肺の組織が線維化（線維増殖性変化）する疾病のため、誤り。その種類には、**けい肺**、**石綿肺**などがある。**間質性肺炎**、**COPD**は、じん肺合併症に含まれない。

**4** ✕ じん肺の有効な治療方法は、確立されていないため、誤り。

**5** ◯ 記述どおり正しい。じん肺の有効な治療方法は、確立されていない。

**6** ◯ 記述どおり正しい。

**7** ◯ 記述どおり正しい。

**8** ◯ 記述どおり正しい。

**9** ✕ 遊離けい酸は、胸部にけい肺結節という線維性の結節を形成し、**じん肺**（けい肺）を起こす。石灰化を伴う胸膜肥厚や胸膜中皮腫を起こすのは石綿（**アスベスト**）であるため、誤り。

**10** ✕ けい肺は、**遊離けい酸**の粉じんを吸入することによって発症するじん肺であるため、誤り。遊離けい酸は、岩石、土砂、粘土などに多く含まれている。

**11** ◯ 記述どおり正しい。それぞれ**アルミニウム肺**、**炭素肺**という。なお、水に溶けない、あるいは溶けにくい粉じんはすべてじん肺を起こす。

**12** ◯ 記述どおり正しい。

---

**解答** ## 金属等による健康障害

**1** ◯ 記述どおり正しい。マンガンは中枢神経を冒し、主に運動神経失調をきたす（パーキンソン氏病様症状）。筋のこわばり、歩行困難、マスク様顔貌、手指のふるえ等。

労働衛生（有害業務に係るもの）

**2**

2 ★★★ マンガン中毒では、指の骨の溶解や肝臓の血管肉腫が注目されている。

3 ★★★ マンガン中毒の初期の症状には、蛋白尿や歯への黄色の色素沈着がある。

4 ★★★ マンガンが人体に及ぼす特徴的な障害に鼻中隔穿孔がある。

5 ★★★ カドミウム中毒では上気道炎、肺炎、肺気腫や腎障害などの症状・障害がみられる。　令和5年10月

6 ★★★ カドミウムの急性中毒では上気道炎や肺炎、慢性中毒では肺気腫や腎障害がみられる。

7 ★★★ 鉛中毒では、貧血、末梢神経障害、伸筋麻痺、腹部の疝痛などの症状がみられる。

8 ★★★ 鉛中毒では、骨の硬化、斑状歯などの症状・障害がみられる。

9 ★★★ クロム酸塩等の粉じん、ミストは、長期にわたって吸入していると、肺がんや上気道のがんを起こすおそれがある。

10 ★★★ クロム中毒では、低分子蛋白尿、歯への黄色の色素沈着、視野狭窄などの症状がみられる。　令和5年10月

11 ★★★ クロムによる慢性中毒では、鼻中隔穿孔や皮膚障害、肺がんがみられる。

12 ★★★ 金属熱は、金属の溶融作業などで亜鉛、銅などの金属の酸化物のヒュームを吸入することにより発生し、悪寒、発熱、関節痛などの症状がみられる。

13 ★★★ 金属熱は、金属の溶融作業において、高温環境により体温調節中枢が麻痺することにより発生し、長期間にわたる発熱、関節痛などの症状がみられる。

14 ★★★ ベリリウム中毒では、溶血性貧血、尿の赤色化などの症状がみられる。　令和5年10月

**2** ✗ マンガンは中枢神経を冒し、主に**運動神経失調**をきたすため、誤り。なお、指の骨の溶解や肝臓の血管肉腫は**塩化ビニル**によって起こる。

**3** ✗ マンガンは中枢神経を冒し、主に**運動神経失調**をきたすため、誤り。なお、蛋白尿、歯への黄色の色素沈着は**カドミウム**によって起こる。

**4** ✗ マンガンは中枢神経を冒し、主に**運動神経失調**をきたすため、誤り。なお、鼻中隔穿孔は**クロム**によって起こる。

**5** ◯ 記述どおり正しい。

**6** ◯ 記述どおり正しい。

**7** ◯ 記述どおり正しい。

**8** ✗ 鉛中毒では、**貧血、伸筋麻痺、腹部の疝痛**などの症状がみられるため、誤り。

**9** ◯ 記述どおり正しい。

**10** ✗ クロム中毒では、**肺がん、上気道がん**などがみられるため、誤り。蛋白尿や歯への黄色の色素沈着は、**カドミウム中毒**の症状である。

**11** ◯ 記述どおり正しい。

**12** ◯ 記述どおり正しい。

**13** ✗ 金属熱は、亜鉛、銅、その他の金属の溶解時などに発生する**ヒューム**を吸入した後に生じる疾病で、**悪寒、発熱、関節痛**などの症状がみられるため、誤り。

**14** ✗ ベリリウムは、急性中毒では、**接触性皮膚炎、皮膚潰瘍、肺炎**などがみられ、慢性中毒では、肺に肉芽腫を生じる**慢性ベリリウム肺**がみられるため、誤り。なお、溶血性貧血を起こすのは鉛である。

**2**

労働衛生（有害業務に係るもの）

15 ★★★ 金属水銀の蒸気は、吸入されて肝がんを起こすことがある。

16 ★★★ 金属水銀中毒の症状には、骨軟化症、鼻中隔穿孔(せんこう)がある。

令和5年10月

17 ★★★ 無機水銀による健康障害では、腎障害などがみられる。

18 ★★★ 砒素(ひ)中毒では、角化症、黒皮症などの皮膚障害や鼻中隔穿孔(せんこう)、末梢(しょう)神経障害などがみられる。

## 6 ガスによる健康障害

1 ★★★ 刺激性物質に長い間ばく露していると、その物質に対する抵抗力が増大し、障害が起こりにくくなる。

2 ★★★ 一酸化炭素は、エンジンの排気ガス、たばこの煙などに含まれる。

3 ★★★ 一酸化炭素や硫化水素はそれ自体に有害性はないが、空気中の酸素濃度を減少させ、酸素欠乏による障害を起こす。

4 ★★★ 一酸化炭素は、物が完全燃焼したとき必ず発生するが、無臭、無色の気体であるため、吸入しても気がつかないことが多い。

5 ★★★ 一酸化炭素による中毒では、ヘモグロビン合成の障害による貧血、溶血などがみられる。

令和5年10月

6 ★★★ 一酸化炭素中毒は、血液中のグロブリンと一酸化炭素が強く結合し、体内の各組織が酸素欠乏状態を起こすことにより発生する。

**15** ✕ 金属水銀の蒸気は、**食欲不振、頭痛、全身倦怠、手指の震え、感情不安**定などの中枢神経障害の症状を起こすため、誤り。

**16** ✕ 金属水銀は、常温・常圧で凝固しない唯一の金属である。標的臓器は脳で、判断能力低下、**感情不安定、幻覚などの精神障害、手指のふる**えがみられ、高濃度吸入で**肺炎や口内炎**がみられるため、誤り。

**17** ◯ 記述どおり正しい。水銀の化合物には無機水銀と有機水銀があり、**無機水銀の塩化第二水銀**は、毒性が強く、飲み込むと腎臓に蓄積して**腎障害**を引き起こす。有機水銀のメチル水銀は、強い中枢神経障害を引き起こす。

**18** ◯ 記述どおり正しい。

## 解答　ガスによる健康障害

**1** ✕ 刺激性物質、たとえばアンモニア等の物質は、呼吸器の粘膜を刺激し、分泌物により窒息を起こす。高濃度の場合には、気道が閉塞し、呼吸が停止する。抵抗力が増すことはないため、誤り。

**2** ◯ 記述どおり正しい。

**3** ✕ 一酸化炭素や硫化水素は、いずれも**窒息性**のガスであり有害であるため、誤り。

**4** ✕ 一酸化炭素は無臭、無色の気体であるため、吸入しても気がつかないことが多いが、物が**不完全燃焼**したとき必ず発生するため、誤り。

**5** ✕ 一酸化炭素による中毒では、一酸化炭素がヘモグロビンと**結合**してその酸素運搬能力を低下させ、体内の各組織に酸欠状態を引き起こすことにより、**息切れ、頭痛**から始まり、**虚脱や意識混濁**がみられるため、誤り。

**6** ✕ 一酸化炭素中毒は、血液中の**ヘモグロビン**と一酸化炭素が強く結合し、体内の各組織が酸素欠乏状態を起こすことにより発生するため、誤り。

7 ★★★ 喫煙者の血液中のヘモグロビンは、非喫煙者と比べて一酸化炭素と結合しているものの割合が高い。

8 ★★★ 一酸化炭素による急性中毒は、高濃度ばく露の場合、生命の危険が大きい。

9 ★★★ 一酸化炭素中毒では、息切れ、頭痛などから始まり、虚脱や意識混濁がみられ、濃度や吸入時間によっては死亡に至る。

10 ★★★ 一酸化炭素中毒の後遺症として、健忘やパーキンソン症状がみられることがある。

11 ★★★ 硫化水素による中毒では、意識消失、呼吸麻痺などがみられる。
令和6年4月

12 ★★★ 硫化水素を吸入したり直接接触すると、組織を腐食したり血液系統を侵すことがある。

13 ★★★ シアン化水素は、気道のみならず皮膚からも吸収され、細胞内の呼吸障害を起こす。

14 ★★★ シアン化水素による中毒では、細胞内での酸素利用の障害による呼吸困難、痙攣（けいれん）などがみられる。
令和6年4月 令和5年10月

15 ★★★ シアン化水素は、長期間ばく露すると再生不良性貧血や白血病を起こすおそれがある。

16 ★★★ 二酸化硫黄による慢性中毒では、慢性気管支炎、歯牙酸蝕症（しょく）などがみられる。
令和6年4月

17 ★★★ 二酸化窒素による慢性中毒では、骨の硬化や斑状歯などがみられる。
令和6年4月

18 ★★★ 弗化水素（ふっ）による中毒では、脳神経細胞が侵され、幻覚、錯乱等の精神障害などがみられる。
令和6年4月 令和5年10月

19 ★★★ 塩素による中毒では、再生不良性貧血や溶血などの造血機能の障害がみられる。
令和5年10月

7 ◯ 記述どおり正しい。

8 ◯ 記述どおり正しい。

9 ◯ 記述どおり正しい。

10 ◯ 記述どおり正しい。物忘れなどの精神・神経症状や植物人間状態がみられることがある。

11 ◯ 記述どおり正しい。

12 ✕ 硫化水素は、低濃度では、眼や気道の刺激、高濃度では、脳神経細胞障害で意識喪失、呼吸麻ひを起こすため、誤り。

13 ◯ 記述どおり正しい。

14 ◯ 記述どおり正しい。

15 ✕ シアン化水素は、咽頭痛、胸苦しさ、呼吸困難、意識消失、痙攣、呼吸麻痺を引き起こすため、誤り。再生不良性貧血や白血病を起こすのは、ベンゼンである。

16 ◯ 記述どおり正しい。

17 ✕ 二酸化窒素による慢性中毒では、呼吸器が侵されるため、誤り。骨の硬化や斑状歯などがみられるのは、弗化水素である。

18 ✕ 弗化水素は、骨や血液中のカルシウムイオンと容易に結合し、低カルシウム血症を引き起こす。慢性中毒では骨の硬化、斑状歯などがみられるため、誤り。

19 ✕ 塩素による中毒では、呼吸器が侵されるため、誤り。再生不良性貧血や溶血などの造血機能の障害を起こすのは、ベンゼン等である。

20 消毒や漂白等に用いられる次亜塩素酸塩溶液と、洗浄や水処理等に用いられる酸性溶液の薬品が混触すると、人体に有害な塩素ガスが発生し、中毒を起こすことがある。

 21 窒素ガスで置換したタンク内の空気など、ほとんど無酸素状態の空気を吸入すると徐々に窒息の状態になり、この状態が5分程度継続すると呼吸停止する。

## 7　有機溶剤による健康障害

 1 有機溶剤は、いくつかの有機溶剤の混合物として使用されることが多い。

 2 有機溶剤は、水溶性と脂溶性をともに有し、その蒸気は空気より軽い。　令和6年4月

 3 有機溶剤は、脂溶性が低いため、脂肪の多い脳などには入りにくい。　令和6年4月

 4 有機溶剤は、揮発性が高いため呼吸器から吸収されやすいが、皮膚から吸収されることはない。

 5 ある種の有機溶剤では、皮膚からの吸収は、無視できない程度に達することがある。

 6 有機溶剤を多量に吸入したときは、速やかに、当該労働者に医師による診察又は処置を受けさせる。

 7 有機溶剤に共通する有害性として、皮膚・粘膜の刺激と中枢神経系の麻酔作用がある。

 8 有機溶剤による皮膚又は粘膜の障害としては、皮膚の角化、結膜炎などがある。

 9 有機溶剤による呼吸器の中毒の症状には、咳、上気道の炎症などがある。

 10 有機溶剤の人体に対する影響として、低濃度の繰り返しばく露による慢性中毒では、頭痛、めまい、記憶力減退、不眠などの不定愁訴がみられる。

**20** ◯ 記述どおり正しい。消毒や漂白等に用いられる**次亜塩素酸塩溶液**と、洗浄や水処理等に用いられる**酸性溶液**の薬品が混触すると、人体に有害な**塩素ガス**が発生し、中毒を起こすことがある。

**21** ✕ ほとんど無酸素状態の空気（酸素濃度が6％以下の空気）を吸入すると**瞬時**に窒息の状態になり（一呼吸で失神し）、この状態が**1分程度継続**すると呼吸停止し、死亡することが多いため、誤り。

## 解答 有機溶剤による健康障害

**1** ◯ 記述どおり正しい。

**2** ✕ 有機溶剤は、**脂溶性**であり、その蒸気は一般に空気よりも**重い**ため、誤り。

**3** ✕ 有機溶剤は、**脂溶性**が高く、脂肪の多い脳などに入りやすいため、誤り。

**4** ✕ 有機溶剤は、揮発性が高いため呼吸器から吸収されやすいが、一般的性質として、**皮膚**や**粘膜**からも吸収されるため、誤り。

**5** ◯ 記述どおり正しい。

**6** ◯ 記述どおり正しい。

**7** ◯ 記述どおり正しい。

**8** ◯ 記述どおり正しい。

**9** ◯ 記述どおり正しい。

**10** ◯ 記述どおり正しい。

**2**

労働衛生（有害業務に係るもの）

**11** ★★★ 有機溶剤の人体に対する影響として、高濃度ばく露による急性中毒では、中枢神経系抑制作用により酩酊（めいてい）状態をきたし、重篤な場合は死にいたる。

**12** ★★★ 一部の有機溶剤は肝障害や腎障害を起こす。

**13** ★★★ 有機溶剤の人体に対する影響として、皮膚、粘膜の刺激作用による黒皮症、鼻中隔穿孔（せんこう）などがみられる。

**14** ★★★ ベンゼンは、長期間ばく露すると再生不良性貧血や白血病を起こすおそれがある。

**15** ★★★ 酢酸メチルによる慢性中毒では、微細動脈瘤（りゅう）を伴う脳卒中などがみられる。

**16** ★★★ メタノールによる障害として顕著なものは、網膜細動脈瘤（りゅう）を伴う脳血管障害である。　令和6年4月

**17** ★★★ トルエンによる健康障害として顕著なものは、網膜細動脈瘤（りゅう）を伴う脳血管障害である。

**18** ★★★ N, N-ジメチルホルムアミドによる障害として顕著なものには、視力低下を伴う視神経障害がある。　令和6年4月

**19** ★★★ 二硫化炭素による中毒では、メトヘモグロビン形成によるチアノーゼがみられる。

**20** ★★★ 二硫化炭素による健康障害として顕著なものは、再生不良性貧血などの造血器障害である。　令和6年4月

**21** ★★★ ノルマルヘキサンによる健康障害では、頭痛、めまい、末梢神経障害（多発性神経炎）などがみられる。

**11 ◯** 記述どおり正しい。

**12 ◯** 記述どおり正しい。

**13 ✕** 黒皮症は**ヒ素**、鼻中隔穿孔は**クロム**酸による中毒で起こるため、誤り。

**14 ◯** 記述どおり正しい。ベンゼンは、造血機能の障害を起こすおそれのあるがん原性物質である。

**15 ✕** 酢酸メチルによる健康障害では、視力低下、視野狭窄（さく）などがみられるため、誤り。

**16 ✕** メタノールによる障害として顕著なものは、**神経障害**（視神経障害、脳浮腫）及び**消化器**の中毒症状であるため、誤り。網膜細動脈瘤を伴う脳血管障害を起こすのは、**二硫化炭素**である。

**17 ✕** トルエンによる健康障害として顕著なものは、**中枢神経**や**自律神経**の異常であるため、誤り。網膜細動脈瘤を伴う脳血管障害を起こすのは、**二硫化炭素**である。

**18 ✕** N, N-ジメチルホルムアミドによる健康障害では、**頭痛**、**めまい**、**肝機能障害**などがみられるため、誤り。

**19 ✕** 二硫化炭素は、主に呼吸器から吸入されて、**中枢神経系**に作用し、急性中毒では頭痛やめまいなど、高濃度に吸入すると**意識喪失**、**呼吸困難**を起こすため、誤り。

**20 ✕** 二硫化炭素による健康障害として顕著なものは、**精神障害**や**腎障害**であるため、誤り。再生不良性貧血などの造血器障害を引き起こすのは**ベンゼン**である。

**21 ◯** 記述どおり正しい。

**2**

労働衛生（有害業務に係るもの）

## 8 職業がん

1 ★★★ 石綿粉じんは、肺がんや胸膜中皮腫という悪性腫瘍を起こすことがある。 令和6年4月

2 ★★★ ガス発生炉から発生するタールの高温分留物質は、吸入されて肺がんを起こすことがある。

3 ★★★ コールタールは、肺がんや皮膚がんを起こすことがある。

4 ★★★ 三酸化砒素は、肺がんや皮膚がんを起こすことがある。

5 ★★★ ベンジジンなど染料中間体には、膀胱がんを起こすおそれのあるものがある。 令和6年4月

6 ★★★ 染料中間体であるベータ-ナフチルアミンは、膀胱がんを起こすことがある。

7 ★★★ ベンゼンは、白血病を起こすおそれがある。

8 ★★★ ビス（クロロメチル）エーテルは、肺がんを起こすおそれがある。 令和6年4月

9 ★★★ 金属水銀の蒸気は、肝がんを起こすことがある。

10 ★★★ 塩化ビニルは、肝血管肉腫を発症するおそれがある。 令和6年4月 令和5年10月

11 ★★★ クロム酸は、大腸がんや皮膚がんを発症するおそれがある。 令和6年4月

12 ★★★ ベンゾトリクロリドは、膀胱がんを発症するおそれがある。

| 解答 | 職業がん |
|---|---|

**1** ⭕ 記述どおり正しい。

**2** ⭕ 記述どおり正しい。

**3** ⭕ 記述どおり正しい。

**4** ⭕ 記述どおり正しい。

**5** ⭕ 記述どおり正しい。

**6** ⭕ 記述どおり正しい。

**7** ⭕ 記述どおり正しい。

**8** ⭕ 記述どおり正しい。

**9** ❌ 金属水銀の蒸気の吸入は、手指のふるえ、**精神障害**による判断能力低下、幻覚等がみられ、高濃度吸入で**肺炎**や**口内炎**がみられるため、誤り。

**10** ⭕ 記述どおり正しい。塩化ビニルによる慢性中毒では、**指の骨の溶解**や**肝血管肉腫**などがみられる。

**11** ❌ クロム酸は、**肺がん**、**上気道がん**などを起こすおそれがあるため、誤り。

**12** ❌ ベンゾトリクロリドは、**肺がん**を発症するおそれがあるため、誤り。

**2**

労働衛生（有害業務に係るもの）

**1**  熱中症とは、高温環境への適応ができず、あるいは許容の限界を超えた場合に発症する障害の総称で、熱射病や熱痙攣（けいれん）などが含まれる。

**2**  熱中症はⅠ度からⅢ度までに分類され、このうちⅢ度が最も重症である。

**3**  熱虚脱では、皮膚に血液がたまり、循環血液が減少し、めまいや血圧低下などの症状がみられる。

**4**  熱虚脱は、高温環境下で脳へ供給される血液量が増加したとき、代償的に心拍数が減少することにより生じ、発熱、徐脈、めまいなどの症状がみられる。

**5**  熱虚脱は、熱中症の一つとされる障害で、暑熱な環境下で多量に発汗したとき、水分だけが補給され血液中の塩分濃度が低下した場合に生じる。

**6**  熱失神は、熱中症の一つとされる障害で、暑熱な環境下で多量に発汗したとき、水分だけが補給され血液中の塩分濃度が低下した場合に生じる。

**7**  熱中症のうち、熱痙攣（けいれん）は、高温環境下で多量に発汗したとき、水分だけが補給されて、血液中の塩分濃度が低下することによって発生し、筋肉痙攣がみられる。

**8**  熱痙攣（けいれん）とは、多量の発汗により失われた水分の補給が不十分なため、血液中の塩分濃度が上昇し、発熱とともに筋肉痙攣（けいれん）を起こす症状をいう。

**9**  熱痙攣（けいれん）は、高温環境下での労働において、皮膚の血管に血液がたまり、脳への血液の流れが少なくなることにより発生し、めまい、失神などの症状がみられる。

令和5年10月

**10**  熱疲労は、熱中症の一つとされる障害で、暑熱な環境下で多量に発汗したとき、水分だけが補給され血液中の塩分濃度が低下した場合に生じる。

## 解答 | 高温と低温による健康障害

**1** ◯ 記述どおり正しい。

**2** ◯ 記述どおり正しい。

**3** ◯ 記述どおり正しい。

**4** ✕ 熱虚脱は、高温環境下での労働において、**皮膚**に血液がたまり、**脳へ**の血液の流れが少なくなり、**めまい**や**失神**などを起こすものであるため、誤り。

**5** ✕ 熱虚脱とは、**皮膚**の血管が拡がり、発汗により、めまいや血圧低下等の症状が起こるものであるため、誤り。

**6** ✕ 熱失神は、**皮膚**の血管が拡がることで、血流量や血圧が低下し、**脳へ**送られる血液量が減少するために起こるため、誤り。

**7** ◯ 記述どおり正しい。

**8** ✕ 熱痙攣は、**発汗**により水分と塩分が不足したときに、**水分のみ**を補給することにより、血中塩分の低下をきたすことで、**筋肉痙攣**を起こす症状をいうため、誤り。

**9** ✕ 熱痙攣は、発汗により**水分**と**塩分**が不足したときに、水分のみを補給することにより、血中塩分の低下をきたすことで、**筋肉痙攣**を起こす症状をいうため、誤り。問題文は、熱失神の説明である。

**10** ✕ 熱疲労とは、暑さにより、体内の**塩分**と**水分**が失われ、**脱水症状**を起こすことをいうため、誤り。

11  熱射病（日射病）は、高温環境下での体温調節中枢の変調によるもので、発汗停止、体温上昇、意識障害、呼吸困難などがみられる。

12 熱射病とは、高温環境下で発生する障害を総称した疾病で、金属熱は、その一つである。

13  凍瘡とは、しもやけのことで、異常な寒冷にさらされて発生する凍傷とは異なり、日常生活内での軽度の寒冷により発生する。

14 低温の環境下では、手や足の指などの末梢部において組織の凍結を伴わない凍瘡を起こすことがある。

15  凍瘡は、皮膚組織の凍結壊死を伴うしもやけのことで、0℃以下の寒冷にばく露することによって発生する。

16 凍傷とは、0℃以下の寒冷による組織の凍結壊死をいう。

17  低体温症は、全身が冷やされ体内温度が25℃以下にまで低下したとき発生し、意識消失、筋の硬直などの症状がみられる。

令和5年10月

18 低温下の作業で、全身が冷やされ体内温度が低下したとき、意識消失、筋の硬直などの症状を示す低体温症が発生することがある。

## 10 酸欠、異常気圧による健康障害

1  空気中の酸素濃度が15〜16％程度の酸素欠乏症では、一般に頭痛、吐き気などの症状がみられる。

2 潜水業務における減圧症は、浮上時より潜降時に発生しやすい。

3  潜水業務における減圧症は、浮上による減圧に伴い、血液中に溶け込んでいた酸素が気泡となり、血管を閉塞したり組織を圧迫することにより発生する。

令和5年10月

**11 ◯** 記述どおり正しい。

**12 ✕** 金属熱は、亜鉛等の**ヒューム**を吸入することによって起こり、熱射病の範囲には入らないため、誤り。

**13 ◯** 記述どおり正しい。

**14 ◯** 記述どおり正しい。

**15 ✕** 凍瘡は、**しもやけ**のことで、異常な寒冷にさらされて発生する凍傷とは異なり、日常生活内での**軽度な寒冷**によって発生するため、誤り。問題文は、凍傷の記述内容である。

**16 ◯** 記述どおり正しい。

**17 ✕** 低体温症は、**深部体温（直腸温）**が**35**℃以下に低下したときに発生する。25℃ではないため、誤り。

**18 ◯** 記述どおり正しい。

## 解答 酸欠、異常気圧による健康障害

**1 ◯** 記述どおり正しい。

**2 ✕** 潜水業務の減圧症は、潜水時よりも、**浮上して船上等に戻った後**大体1時間以内に、そのほとんどが発生するため、誤り。

**3 ✕** 潜水業務における減圧症は、浮上による減圧に伴い、血液中に溶け込んでいた**窒素**が気泡となり、血管を閉塞したり組織を圧迫することにより発生するため、誤り。

**4** ★★★ 減圧症は、潜函作業者や潜水作業者が高圧下作業から急激に減圧したとき発生し、血液中の窒素が気泡化し、血液の流れに障害を生じ、皮膚のかゆみ、関節痛、神経の麻痺などの症状がみられる。

**5** ★★★ 潜水作業では、潜降時の加圧が急激すぎると、皮膚のかゆみ、関節痛（ベンズ）、呼吸困難などの症状が発生する。

**6** ★★★ 酸素中毒は、潜水作業、高圧室内作業などの作業における高圧の影響又は高圧環境下から常圧に戻る際の減圧の影響により、直接発症する。

**7** ★★★ 一酸化炭素中毒は、潜水作業、高圧室内作業などの作業における高圧の影響又は高圧環境下から常圧に戻る際の減圧の影響により、直接発症する。

**8** ★★★ 炭酸ガス（二酸化炭素）中毒は、潜水作業、高圧室内作業などの作業における高圧の影響又は高圧環境下から常圧に戻る際の減圧の影響により、直接発症する。

**9** ★★★ 窒素酔いは、潜水作業、高圧室内作業などの作業における高圧の影響又は高圧環境下から常圧に戻る際の減圧の影響により、直接発症する。

## 11 騒音による健康障害

**1** ★★★ 騒音の存在は、そのための不快感のほか、その中で特定の音を聞こうとする努力による精神疲労を生じる。

**2** ★★★ 騒音は自律神経系や内分泌系へも影響を与えるため、騒音ばく露により、交感神経の緊張や副腎皮質ホルモンの分泌の増加が認められることがある。

**3** ★★★ 騒音は、自律神経系や内分泌系へも影響を与え、いわゆるストレス反応を引き起こすことがある。　令和5年10月

**4** ★★★ 音の周波数を表す単位としてヘルツ（Hz）があり、騒音レベルを表す単位としてデシベル（dB）がある。

**4 ◯** 記述どおり正しい。

**5 ✕** 皮膚のかゆみ、関節や筋肉の疼痛 (ベンズ等) の減圧症は、潜水作業の浮上中及び浮上後に発生しやすいため、誤り。

**6 ◯** 記述どおり正しい。酸素中毒は、酸素濃度もしくは分圧が高いガスを呼吸することにより引き起こされ、胸部の痛みや呼吸困難、全身の痙攣や意識障害が生じる。

**7 ✕** 直接には発症しないため、誤り。一酸化炭素は炭素を含む物質が不完全燃焼した際に発生するガスで、一酸化炭素中毒は、血液中のヘモグロビンと一酸化炭素が結合し、体内の各組織が酸欠状態となることで引き起こされる。

**8 ◯** 記述どおり正しい。。炭酸ガス (二酸化炭素) 中毒は、体内の二酸化炭素が過剰になって正常な生体機能を維持できなくなった状態で、頭痛、めまい、発汗、意識障害などが生じる。

**9 ◯** 記述どおり正しい。窒素酔いは、加圧により身体に溶け込んだ窒素が多くなることにより引き起こされる。急性のアルコール中毒と類似しており、集中力や判断力の低下により重大な災害を発生させる危険がある。

## 解答 騒音による健康障害

**1 ◯** 記述どおり正しい。

**2 ◯** 記述どおり正しい。

**3 ◯** 記述どおり正しい。騒音は、自律神経系や内分泌系へも影響を与え、交感神経の活動の亢進や副腎皮質ホルモンの分泌の増加が認められることがある。

**4 ◯** 記述どおり正しい。

2

労働衛生 (有害業務に係るもの)

5 ★★★ 音圧レベルは、通常、その音圧と人間が聴くことができる最も小さな音圧（20μPa）との比の常用対数を20倍して求められ、その単位はデシベル（dB）で表される。

6 ★★★ 騒音レベルの測定は、通常、騒音計の周波数補正回路のA特性で行い、その単位はdB（A）である。　令和5年10月

7 ★★★ 等価騒音レベルは、時間的に変動する騒音レベルのエネルギー的な平均値を表す量で、変動する騒音に対する人間の生理・心理的反応とよく対応している。

8 ★★★ 等価騒音レベルは、単位時間（1時間）について10分間ごとのピーク値の騒音レベルを平均化した評価値で、変動する騒音に対して適用される。

9 ★★★ 等価騒音レベルは、単位時間（1分間）における音圧レベルを10秒間ごとに平均化した幾何平均値で、変動する騒音レベルの平均値として表した値である。

10 ★★★ 等価騒音レベルは、変動する騒音のある時間範囲について、250、500、1,000、2,000、4,000及び8,000Hzの音圧レベルの平均値として表した量である。

11 ★★★ 等価騒音レベルは、中心周波数500Hz、1,000Hz、2,000Hz及び4,000Hzの各オクターブバンドの騒音レベルの平均値で、変動する騒音に対する人間の生理・心理的反応とよく対応する。　令和5年10月

12 ★★★ 難聴になりやすい職場で発生する有害な音は1,000～10,000Hzの音である。

13 ★★★ 騒音性難聴は、感音性の難聴で、耳鳴りを伴うことが多い。

14 ★★★ 騒音性難聴は、音を神経に伝達する内耳の蝸牛（か）の中の有毛細胞の変性と脱落によって起こる。　令和5年10月

15 ★★★ 騒音性難聴は、騒音により内耳の前庭や半規管の機能に障害を受けたことにより生じる。

**5** ◯ 記述どおり正しい。可聴域の音は、同じ周波数ならば、音圧が大きいほど大きな音として認識される。音圧の単位はパスカル (Pa) であるが、一般的に音の大きさを表す場合は、人の聴覚特性を考慮して音圧レベル (dB) が用いられる。

**6** ◯ 記述どおり正しい。

**7** ◯ 記述どおり正しい。等価騒音レベルは、**単位時間**あたりの**騒音レベル**を平均化した評価値で、変動する騒音に対する人間の生理・心理的反応とよく対応するため、作業環境における騒音の大きさを表すのに広く用いられる。

**8** ✕ 等価騒音レベルは、**単位時間**あたりの**騒音レベル**を平均化した評価値であるため、誤り。

**9** ✕ 等価騒音レベルは、**単位時間**あたりの**騒音レベル**を平均化した評価値であるため、誤り。

**10** ✕ 等価騒音レベルとは、変動している騒音レベルを**一定時間**内の平均値として表したものであるため、誤り。

**11** ✕ 等価騒音レベルとは、変動している騒音レベルを**一定時間**内の平均値として表したものであるため、誤り。

**12** ✕ 難聴になりやすい職場で発生する有害な音は、**4,000～8,000**Hzの音であるため、誤り。

**13** ◯ 記述どおり正しい。なお、感音性難聴とは、**内耳**や聴神経などの感音器の障害による難聴をいう。

**14** ◯ 記述どおり正しい。

**15** ✕ 騒音性難聴は、強い音の長期間のばく露により、音の受容器である内耳にある**蝸牛**の**有毛細胞**が損傷することにより起こるものであるため、誤り。

2

労働衛生（有害業務に係るもの）

**16** 騒音性難聴は、騒音により中耳の有毛細胞が変性することにより生じる。

 **17** 騒音性難聴は、初期には気付かないことが多く、また、治りにくいという特徴がある。 令和5年10月

 **18** 人が聴くことのできる音の周波数は10Hzから30,000Hz程度までで、会話音域は2,000Hzから4,000Hz程度までである。

 **19** 騒音性難聴では、通常、会話音域より高い音域から聴力低下が始まる。 令和5年10月

 **20** 騒音性難聴は、通常、会話域である500Hzから2,000Hzの周波数帯で著しい聴力低下を示し、この聴力低下の型を$c^5$dipという。

 **21** 騒音性難聴は、騒音職場から静かな職場にかわっても回復しない。

## 12 振動による健康障害

 **1** 手持振動工具の使用によって、レイノー現象（手指の蒼白発作）を起こすことがある。

 **2** レイノー現象は、振動障害に特有の末梢神経障害で、夏期に発生しやすい。

 **3** 振動障害は、チェーンソー、さく岩機などの振動工具を長時間にわたり使用する労働者に生じる障害で、手のしびれなどの神経症状や手指の蒼白現象（レイノー現象）などが発生することがある。

 **4** 全身振動障害では、レイノー現象などの末梢循環障害や手指のしびれ感などの末梢神経障害がみられ、局所振動障害では、関節痛などの筋骨格系障害がみられる。 令和5年10月

**16** ✗ 騒音性難聴は、感音性難聴で、内耳にある蝸牛の有毛細胞が損傷することにより生じるため、誤り。なお、伝音性難聴は、外耳から中耳にかけての伝音器が損傷することにより生じる。

**17** ○ 記述どおり正しい。

**18** ✗ 人が聴くことのできる音の周波数は20Hzから20,000Hz程度までで、会話音域は500Hzから4,000Hz程度までであるため、誤り。

**19** ○ 記述どおり正しい。騒音性難聴は、初期には4,000Hz（4kHz）付近の聴力が低下する。

**20** ✗ 騒音性難聴は、初期は会話域で障害が現れず、4,000Hzを中心とした高音域で聴力低下を示し、この聴力低下の型を$c^5$dipというため、誤り。

**21** ○ 記述どおり正しい。

## 解答 振動による健康障害

**1** ○ 記述どおり正しい。

**2** ✗ 振動障害の特徴的な症状の一つであるレイノー現象（白指発作）は、冬季に発生しやすいため、誤り。

**3** ○ 記述どおり正しい。

**4** ✗ 局所振動障害は、①レイノー現象などの末梢循環障害、②手指のしびれ感などの末梢神経障害、③関節痛などの筋骨格系障害の3つからなる。全身振動障害は、自律神経機能失調や腰痛、内臓機能障害が指摘されている。なお、振動障害とは通常、局所振動による障害をいい、全身振動による障害は含まない。

# 13 非電離放射線による健康障害

 1 赤外線は、可視光線より波長が長い電磁波で、熱線とも呼ばれ、生体に照射されると組織の深部まで透過し、吸収されて熱となる。

 2 赤外線が眼に及ぼす顕著な障害として、電光性眼炎がある。

 3 赤外線が眼に照射されると眼の水晶体が混濁して視力障害を起こす。この障害は、赤外線の照射を受けて1週間程度経過して発症する。

 4 炉前作業やガラス加工作業では、赤外線により、白内障が発生することがある。

 5 紫外線は、可視光線より波長の短い電磁波で、これによる障害に電光性眼炎がある。

 6 アーク溶接作業では、紫外線により、電光性眼炎が発生することがある。

 7 アーク溶接作業では、紫外線により眼の硝子体が混濁する白内障が起こることがある。

 8 強烈な紫外線は、眼の網膜や角膜に吸収されて急性炎症を起こすことがある。

 9 紫外線の障害として皮膚がんがある。

 10 マイクロ波は、紫外線よりさらに波長の短い電磁波であり、紫外線と同様な障害を起こすことがある。

 11 マイクロ波は、赤外線より波長が短い電磁波で、照射部位の組織を加熱する作用がある。 令和5年10月

 12 マイクロ波の障害として白内障がある。

## 解答　非電離放射線による健康障害

**1** ○　記述どおり正しい。

**2** ✕　過度の赤外線の照射による障害は、白内障や皮膚火傷等であるため、誤り。

**3** ✕　眼の水晶体が混濁して視力障害を起こす白内障は、20年、30年と極めて長い期間、赤外線に照射されることで起こるため、誤り。

**4** ○　記述どおり正しい。

**5** ○　記述どおり正しい。

**6** ○　記述どおり正しい。

**7** ✕　白内障は、赤外線による障害として起こる。アーク溶接作業では、電光性眼炎になることが多いため、誤り。

**8** ○　記述どおり正しい。

**9** ○　記述どおり正しい。

**10** ✕　マイクロ波は、赤外線より波長が長い電磁波をいい、マイクロ波のうち波長が1cm以上の長いものは身体の深部に侵入し、赤外線と同様の障害を起こすことがあるため、誤り。

**11** ✕　マイクロ波は、赤外線より波長が長い電磁波をいうため、誤り。マイクロ波は、皮膚、脂肪層を通過し、筋肉に吸収されて体温上昇作用を生じ、組織壊死を起こすことがある。

**12** ○　記述どおり正しい。

**13** 新傾向 レーザー光線は、単一波長で位相のそろった人工光線である。
令和5年10月

**14** ★★★ レーザー光線は、複雑な波長をもつ光線で、物体への透過力が強く、電離作用をもつ。

**15** 新傾向 レーザー光線は、おおむね1nmから180nmまでの波長域にある。
令和5年10月

**16** ★★★ レーザー光線の強い指向性や集束性を利用し、高密度のエネルギーを発生させることができる。
令和5年10月

**17** ★★★ レーザー光線は、単一波長の光線で、強い指向性があり、熱凝固作用が眼や皮膚の障害を発生させる。

**18** ★★★ レーザー光線は、半導体製造、金属加工などに使用されている。

**19** ★★★ レーザー光線にさらされるおそれのある業務は、レーザー機器の出力パワーなどに基づくクラス分けに応じた労働衛生上の対策を講ずる必要がある。
令和5年10月

**20** 新傾向 出力パワーが最も弱いクラス1又はクラス2のレーザー光線は、可視光のレーザーポインタとして使用されている。
令和5年10月

**21** ★★★ レーザー業務に従事する労働者の衣服は、皮膚の露出が少なく、燃えにくい素材を用いたものとする。

## 14 電離放射線による健康障害

**1** ★★★ 電離放射線は、電磁波であるエックス線及びガンマ線のほか、粒子線であるアルファ線、ベータ線、中性子線などを含む。

**2** ★★★ 電離放射線を放出する元素には、ウラン、ラジウムなど天然に存在するものと、コバルト60、イリジウム192など人工的に作られたものがある。

**13 ◯** 記述どおり正しい。レーザー光線は、単一波長で位相のそろった**指向性**の強い人工光線である。

**14 ✕** レーザー光線は純粋な光を作り出す装置から発生する光（電磁波：**非電離放射線**）をいい、その特性は単一の波長と強く鋭い**指向性**をもつ光線であるため、誤り。

**15 ✕** レーザー光線は、**180nm**から**1mm**までの波長域とされているため、誤り。　　　➡平成17年3月25日基発第0325002号

**16 ◯** 記述どおり正しい。

**17 ◯** 記述どおり正しい。

**18 ◯** 記述どおり正しい。

**19 ◯** 記述どおり正しい。

**20 ◯** 記述どおり正しい。レーザー機器は、危険度に応じてクラス分け（クラス1～4）されており、レーザーポインタはクラス2（出力1mW未満、0.25秒未満までは直視しても安全に使用できるレベル）までとされている。

**21 ◯** 記述どおり正しい。

## 解答　電離放射線による健康障害

**1 ◯** 記述どおり正しい。電離放射線には、電磁波と粒子線がある。

**2 ◯** 記述どおり正しい。

**3** ★★★ 電離放射線を放出してほかの元素に変わる元素を放射性同位元素（ラジオアイソトープ）という。

**4** ★★★ エックス線は、通常、エックス線装置を用いて発生させる人工の電離放射線であるが、放射性物質から放出されるガンマ線と同様に電磁波である。

**5** ★★★ エックス線は、紫外線より波長の長い電磁波である。

**6** ★★★ 電離放射線の被ばくによる影響には、身体的影響と遺伝的影響がある。　令和6年4月

**7** ★★★ 造血器、生殖腺、腸粘膜、皮膚など頻繁に細胞分裂している組織・臓器は、電離放射線の影響を受けやすい。　令和6年4月

**8** ★★★ 電離放射線は、早期障害として造血器系や皮膚の障害を、晩発障害として発がんや白内障を起こすことがある。

**9** ★★★ 電離放射線の被ばく後、数週間程度までに現れる造血器系障害は、急性障害に分類される。　令和6年4月

**10** ★★★ 電離放射線の被ばくによる白内障は、晩発障害に分類され、被ばく後、半年～30年後に現れることが多い。　令和6年4月

**11** ★★★ 電離放射線の被ばくによる発がんは、晩発障害に分類され、被ばく後10年以上たってから現れることもある。

**12** ★★★ 電離放射線による造血器障害は、確率的影響に分類され、被ばく線量がしきい値を超えると、発生率及び重症度が線量に対応して増加する。

**13** ★★★ 電離放射線の被ばくによる発がんと遺伝的影響は、確定的影響に分類され、その発生には、しきい値があり、しきい値を超えると発生率及び症状の程度は線量に依存する。　令和6年4月

3 ◯ 記述どおり正しい。

4 ◯ 記述どおり正しい。

5 ✕ エックス線は、紫外線より波長の短い電磁波であるため、誤り。

2
労働衛生（有害業務に係るもの）

6 ◯ 記述どおり正しい。

7 ◯ 記述どおり正しい。

8 ◯ 記述どおり正しい。

9 ◯ 記述どおり正しい。電離放射線に被ばく後、30日以内に現れる造血器障害は、急性障害に分類される。

10 ◯ 記述どおり正しい。

11 ◯ 記述どおり正しい。

12 ✕ 電離放射線による造血器障害や中枢神経系障害は、確定的影響に分類され、被ばく線量がしきい値を超えると、発生率及び重症度が線量に対応して増加するため、誤り。

13 ✕ 電離放射線によるがん、白血病、遺伝的影響は、確率的影響に分類され、しきい値は存在せず、線量の増加に伴って発生率が高くなるため、誤り。

作業環境管理とは、職場から有害要因を工学的な対策によって除去し、良好な作業環境を維持するための対策をいいます。作業管理、健康管理とともに、労働衛生の重要な柱となっています。

この分野は、**作業環境測定**と**局所排気装置**から、ほぼ毎回出題されています。作業環境測定については、**測定結果の評価**と**管理区分**に関するものが多くみられます。「作業環境改善」からは、しばらく出題がみられていません。

**出題のポイント**

## 作業環境測定の結果の評価と管理区分

▼ A 測定のみを実施した場合

| A測定 | | |
|---|---|---|
| 第1評価値＜管理濃度 | 第2評価値≦管理濃度≦第1評価値 | 第2評価値＞管理濃度 |
| 第1管理区分 | 第2管理区分 | 第3管理区分 |

▼ A 測定および B 測定を実施した場合

| | | A測定 | | |
|---|---|---|---|---|
| | | 第1評価値＜管理濃度 | 第2評価値≦管理濃度≦第1評価値 | 管理濃度＜第2評価値 |
| B測定 | B測定値＜管理濃度 | 第1管理区分 | 第2管理区分 | 第3管理区分 |
| | 管理濃度≦B測定値≦管理濃度×1.5 | 第2管理区分 | 第2管理区分 | 第3管理区分 |
| | 管理濃度×1.5＜B測定値 | 第3管理区分 | 第3管理区分 | 第3管理区分 |

＊「第1評価値」とは、単位作業場所において考えうるすべての測定点の作業時間における気中有害物質の濃度のうち、高濃度側から5％に相当する濃度の推定値。
「第2評価値」とは、単位作業場所における気中有害物質の算術平均濃度の推定値。

## 局所排気装置のフードの形式とその名称

| | | |
|---|---|---|
| 囲い式 | 発散源がフードにほぼ完全に囲い込まれているもの | カバー型　グローブボックス型 |
| | 作業の都合上、囲いの一面が開口しているもの | ドラフトチェンバー型　建築ブース型 |
| 外付け式 | まわりの空気と一緒に有害物質を吸引するもの | スロット型　ルーバー型　グリッド型 |
| レシーバー式 | 気流の方向に沿って有害物質を捕集するもの | キャノピー型　グラインダ型 |

＊排気効果：**囲い式**（カバー型＞グローブボックス型＞ドラフトチェンバ型＞建築ブース型）
　　　　　＞**外付け式**（スロット型＞ルーバ型＞グリッド型）＞**レシーバ式**（キャノピー型）。

2

労働衛生（有害業務に係るもの）

# 1　作業環境測定

**1** ★★★
作業環境測定によって作業環境の状態を把握するためには、有害物質の気中濃度の平均値だけでなく、変動の大きさも考慮する必要がある。

**2** ★★★
作業環境測定を実施する場合の単位作業場所は、労働者の作業中の行動範囲、有害物の分布の状況などに基づいて設定する。

**3** ★★★
単位作業場所を正しく設定するためには、作業主任者等現場をよく知っている者の協力が必要である。

**4** ★★★
A測定は、単位作業場所における有害物質の気中濃度の平均的な分布を知るために行う測定である。　令和6年4月

**5** ★★★
A測定は、原材料を反応槽へ投入する場合など、間欠的に大量の有害物質の発散を伴う作業における最高濃度を知るために行う測定である。

**6** ★★★
B測定は、単位作業場所における気中有害物質濃度の平均的な分布を知るために行う測定である。

**7** ★★★
B測定は、有害物の発散源に近接する場所において作業が行われる場合に、有害物の濃度が最も高くなると思われる時間に、その作業が行われる位置において行う測定である。　令和6年4月

**8** ★★★
B測定は、単位作業場所中の有害物質の発散源から遠い場所で作業が行われる場合等において、有害物質の作業者の位置における濃度を知るために行う測定である。

**9** ★★★
原材料を反応槽へ投入する等、間けつ的に有害物の発散を伴う作業に従事する労働者のばく露状況は、A測定の実施結果により正しく評価することができる。

**10** ★★★
A測定における測定点の高さの範囲は、床上100cm以上150cm以下である。

## 解答 作業環境測定

**1 ◯** 記述どおり正しい。

**2 ◯** 記述どおり正しい。

**3 ◯** 記述どおり正しい。

**4 ◯** 記述どおり正しい。A測定の測定点は、無作為に抽出するために、等間隔で引いた線と線の交点にとる。

**5 ✕** A測定は、単位作業場所における有害物質の**気中濃度の平均的な分布**を知るために行う測定であるため、誤り。問題文は、B測定の説明である。

**6 ✕** B測定は、原材料を反応槽へ投入する場合など、間欠的に大量の有害物質の発散を伴う作業における**最高濃度**を知るために行う測定であるため、誤り。問題文は、A測定の説明である。

**7 ◯** 記述どおり正しい。

**8 ✕** B測定は、単位作業場所中における有害物質の発生源から**近い**場所で作業が行われる場合等において、有害物質の作業者の位置における濃度を知るために行う測定であるため、誤り。

**9 ✕** 原材料を反応槽へ投入する等、間けつ的に多量の有害物質を発散させる作業がある場合には、A測定だけではなく、有害物質の発散源に近接した最高濃度を知るための**B測定**も行う必要があるため、誤り。

**10 ✕** A測定、B測定とも、測定を行う高さは、交点の床上**50cm以上150cm以下**の位置（設備等があって測定が著しく困難な位置を除く）であるため、誤り。なお、騒音の測定は床上120cm以上、150cm以下で行う。

**2**

労働衛生（有害業務に係るもの）

**11**  管理濃度は、個々の労働者のばく露限界として設定されたものである。 令和6年4月

**12** 許容濃度は、有害物質に係る作業環境の状態を、当該単位作業場所の作業環境測定結果から評価するための指標として設定されたものである。

**13**  A測定においては、得られた測定値の算術平均値及び算術標準偏差を、また、B測定においてはその測定値そのものを評価に用いる。

**14**  A測定の第一評価値は、第二評価値より常に小さい。

**15**  A測定の第二評価値は、単位作業場所における気中有害物質の幾何平均濃度の推定値である。

**16**  A測定の評価が悪いのにB測定の評価が良いのは、測定のデザイン、分析などに誤りがあることが多い。

**17**  A測定の評価が良いのにB測定の評価が悪いのは、測定のデザイン、分析などに誤りがある。

**18**  A測定とB測定を併せて行う場合は、A測定の測定値を用いて求めた第一評価値及び第二評価値とB測定の測定値に基づき、単位作業場所を第一管理区分から第三管理区分までのいずれかに区分する。

**19**  A測定の第一評価値及びB測定の測定値がいずれも管理濃度に満たない場合は、第一管理区分となる。

**20**  A測定の第二評価値及びB測定の測定値がいずれも管理濃度に満たない場合は、第一管理区分となる。

**11 ✕** 管理濃度は、単位作業場所の作業環境管理状況の良否を判断するための管理区分を決定するためのものであり、ばく露限界として設定されたものではないため、誤り。

**12 ✕** 問題文は、管理濃度の説明であるため、誤り。なお、許容濃度とは、労働者が1日8時間、週40時間程度、肉体的に激しくない労働強度で有害物質にばく露される場合、当該有害物質の平均ばく露濃度がこの数値以下であれば、ほとんど全ての労働者に健康上の悪い影響が見られないと判断される濃度であり、約200物質の化学物質について、日本産業衛生学会から許容濃度が勧告されている。

**13 ✕** A測定においては、得られた測定値の第一評価値及び第二評価値を、また、B測定においてはその測定値そのものを評価に用いるため、誤り。

**14 ✕** A測定の第一評価値は、第二評価値より常に大きいため、誤り。なお、A測定の第一評価値と第二表価値は、測定結果から統計的に算出するもので、第一評価値は単位作業場内の5%がこの濃度を超えていると推定される値、第二評価値は単位作業場所の平均濃度と推定される値。

**15 ✕** A測定の第二評価値は、単位作業場所における気中有害物質の算術平均濃度の推定値であるため、誤り。

**16 ◯** 記述どおり正しい。

**17 ✕** A測定の評価が良くてもB測定の評価が悪い場合は、第三管理区分となるが、それだけをもって測定の方法（デザイン、サンプリング及び分析）に誤りがあるとはいえないため、誤り。

**18 ◯** 記述どおり正しい。

**19 ◯** 記述どおり正しい。

**20 ✕** A測定の第二評価値及びB測定の測定値がいずれも管理濃度に満たない場合は、第二管理区分となるため、誤り。

21  A測定の測定値のうち管理濃度を超えるものが一つでもあれば、管理区分は第三管理区分である。

22  A測定の第二評価値が管理濃度を超えている単位作業場所の管理区分は、B測定の結果に関係なく第三管理区分となる。

令和6年4月

23  B測定の測定値が管理濃度の1.5倍を超えている場合は、A測定の結果に関係なく必ず第三管理区分となる。

24  B測定の測定値が管理濃度を超えている場合は、A測定の結果に関係なく第三管理区分となる。

令和6年4月

25  第一管理区分とされた作業場所は、管理状態が良好と考えられるので、その状態を維持するように努めなければならない。

26  作業環境測定の結果、第一管理区分に該当した場合は、作業環境が良いとして以降の測定は省略して差し支えない。

27  作業環境測定の結果、第一管理区分に該当した場合は、作業環境が良好であるため、その後1年間、A測定は省略することができる。

28  作業環境測定の実施結果により、必要な場合は、臨時の健康診断を行わなければならないことになっている。

## 2 有害物質に対する作業環境改善

1  有害物質を発散する作業場における環境改善として最も根本的な対策は、有害性の少ない原材料の代替使用である。

2  有害物質を発散する作業場においては、作業行動の改善により二次発じん等の防止を考慮しなければならない。

3  有害物質に対するばく露を防止するための作業環境管理の手法について、優先順位の最も高いものとして、有害物質の製造及び使用の中止、又は有害性の少ない物質への転換があり、次いで有害物質を取り扱う設備の密閉化又は自動化や有害物質を取り扱う場所における局所排気装置又はプッシュプル型換気装置の設置等がある。

21 ✕ A測定のみで実施した場合、第一評価値が管理濃度以上であり、かつ、第二評価値が管理濃度以下である場合の管理区分は、第二管理区分であるため、誤り。

22 ◯ 記述どおり正しい。

23 ◯ 記述どおり正しい。

24 ✕ B測定の測定値が管理濃度の1.5倍を超えている単位作業場所の管理区分は、A測定の結果に関係なく第三管理区分となるため、誤り。

25 ◯ 記述どおり正しい。

26 ✕ 第一管理区分に該当した場合は、その状態を維持するとともに、その後も測定を継続しなければならないため、誤り。

27 ✕ 第一管理区分に該当した場合は、現在の管理の継続的維持に努めるとともに、その後も測定を継続しなければならないため、誤り。

28 ◯ 記述どおり正しい。

## 解答 有害物質に対する作業環境改善

1 ◯ 記述どおり正しい。

2 ◯ 記述どおり正しい。

3 ◯ 記述どおり正しい。

2

労働衛生（有害業務に係るもの）

**4** ★★★ 全体換気は、作業場内に発散した汚染物質を、全体が均一な濃度になるまで希釈してから排出することをいう。

**5** ★★★ 粉じんを発散する作業工程では、作業環境改善の手法として湿式工法の採用を検討するのがよい。

**6** ★★★ 作業環境改善にあたって、使用する有機溶剤は、できるだけ有害性や揮発性の低いものに替えるのがよい。

**7** ★★★ 作業環境改善に関する措置として、木製品塗装用に使用している塗料を、有機溶剤を含有しているものから水溶性の塗料に切り換えるのがよい。

**8** ★★★ 有害エネルギーに対する作業環境改善のために各種の手法があるが、有害エネルギーを発しないようにすること、又は有害エネルギーの発生の少ない機械の採用が効果がある。

**9** ★★★ プレス機による騒音と振動の伝ぱを防止するため、プレス機とその基礎との間に金属板を敷くとよい。

**10** ★★★ 製缶工場で、騒音を減少させるため、鋼板の打出しに使う合成樹脂製のハンマーの頭を鋼製のものに替えるとよい。

**11** ★★★ 放射線ばく露を低減させるため、ガンマ線源と労働者の間の鉛製の遮へい材を同厚の鉄製のものに替えるとよい。

**12** ★★★ レーザー光線の反射を少なくするため、レーザー機器を置く部屋の多孔性ブロック製の壁を鋼製のものに替えるとよい。

**13** ★★★ 破砕作業を行う場所に隣接した作業場所の騒音を減少させるため、破砕機の周囲に遮音材としてコンクリートパネル、吸音材としてグラスウールおよび穴明きボードを用いた防音壁を設ける。

2 労働衛生（有害業務に係るもの）

4 ✗ 全体換気は、希釈換気とも呼ばれ、作業場内の発散源から発散した汚染物質を一方の窓から入った汚染されていない空気で希釈しながら拡散し、反対側の排気口や天窓から排出するものであるため、誤り。

5 ○ 記述どおり正しい。

6 ○ 記述どおり正しい。

7 ○ 記述どおり正しい。

8 ○ 記述どおり正しい。

9 ✗ プレス機器の基礎は防振構造とし、床面における振動を防がなければならない。プレス機とその基礎との間に金属板を敷いても、防振にはならないため、誤り。

10 ✗ 鋼板の打出しに使う合成樹脂製のハンマーの頭を鋼製のものに替えると、振動を大きくしてしまうため、誤り。

11 ✗ ガンマ線源と労働者の間の鉄製の遮へい材は、鉄製のものより鉛製のものの方が、放射線ばく露を低減させることができるため、誤り。

12 ✗ レーザー光線の健康被害を防ぐためには、適切な反射率と耐熱性をもつ拡散反射体または吸収体でさえぎる必要があり、鋼製のものは不向きであるため、誤り。

13 ○ 記述どおり正しい。

2

労働衛生（有害業務に係るもの）

# 3 作業管理、作業環境管理、健康管理

**1**  作業管理とは、局所排気装置の設置等の工学的な対策によって、作業環境を良好な状態に維持することをいう。

**2**  作業管理の手法は、労働生理学的手法、人間工学的手法等、多岐にわたる。

**3**  作業管理を進めるには、作業の実態を調査・分析し、評価して、作業の標準化、労働者の教育、作業方法の改善等を行っていくことが重要である。

**4**  作業管理の内容には、作業方法の変更などにより作業負荷や姿勢などによる身体への悪影響を減少させることが含まれる。

**5**  作業管理の内容には、労働衛生保護具の適正な使用により有害な物質への身体ばく露を少なくすることが含まれる。

**6**  労働衛生対策を進めていくに当たっては、作業管理、作業環境管理及び健康管理が必要であるが、このうち、水深10m以上の場所における潜水業務において、水深、潜水時間及びその日の潜水回数に応じた浮上方法を遵守するのは、作業管理に該当する。

**7**  高温多湿作業場所において労働者を作業に従事させる場合には、計画的に、暑熱順化期間を設けるのは、作業管理に該当する。

**8**  情報機器作業における作業姿勢は、椅子に深く腰をかけて背もたれに背を十分あて、履き物の足裏全体が床に接した姿勢を基本とするのは、作業管理に該当する。 `令和5年10月`

**9**  振動工具の取扱い業務において、その振動工具の周波数補正振動加速度実効値の3軸合成値に応じた振動ばく露時間の制限を行うのは、作業管理に該当する。

**10**  放射線業務において、管理区域を設定し、必要のある者以外の者を立ち入らせないのは、作業管理に該当する。 `令和5年10月`

## 解答 作業管理、作業環境管理、健康管理

**1 ✕** 作業管理とは、作業時間、作業量、作業方法、作業姿勢などの適正化、労働衛生保護具の着用により、作業者への負荷を少なくすることをいうため、誤り。設置等の工学的な対策によって、作業環境を良好な状態に維持するのは、**作業環境管理**である。

**2 ◯** 記述どおり正しい。

**3 ◯** 記述どおり正しい。

**4 ◯** 記述どおり正しい。

**5 ◯** 記述どおり正しい。

**6 ◯** 記述どおり正しい。作業時間、作業量、作業方法、作業姿勢の適正化など、作業自体を管理して、作業者への負荷を少なくすることは、**作業管理**に該当する。また、防護具の使用や作業の標準化も作業管理に含まれる。

**7 ◯** 記述どおり正しい。理由は同上。

**8 ◯** 記述どおり正しい。理由は同上。

**9 ◯** 記述どおり正しい。理由は同上。

**10 ◯** 記述どおり正しい。理由は同上。

**2**

労働衛生（有害業務に係るもの）

11 ★★★
アーク溶接作業を行う労働者に防じんマスクなどの保護具を使用させることによって、有害物質に対するばく露量を低減するのは、作業管理に該当する。

12 ★★★
強烈な騒音を発する場所における作業において、その作業の性質や騒音の性状に応じた耳栓や耳覆いを使用するのは、作業管理に該当する。

13 ★★★
有機溶剤業務を行う作業場所に設置した局所排気装置のフード付近の吸い込み気流の風速を測定するのは、作業管理に該当する。　令和5年10月

14 ★★★
空気調和設備を設け、事務室内の気温を調節するのは、作業管理に該当する。

15 ★★★
有機溶剤を使用する塗装方法を、有害性の低い水性塗料の塗装に変更するのは、作業環境管理に該当する。

16 ★★★
有害な化学物質を取り扱う設備を密閉化するのは、作業管理に該当する。

17 ★★★
ずい道建設工事の掘削作業において、土石又は岩石を湿潤な状態に保つための設備を設けるのは、作業管理に該当する。　令和5年10月

18 ★★★
情報機器作業において、書類上及びキーボード上における照度を400ルクス程度とするのは、作業管理に該当する。

19 ★★★
介護作業等腰部に著しい負担のかかる作業に従事する労働者に対し、腰痛予防体操を実施するのは、作業管理に該当する。　令和5年10月

20 ★★★
鉛健康診断の結果、鉛業務に従事することが健康の保持のために適当でないと医師が認めた者を配置転換するのは、作業管理に該当する。

21 ★★★
じん肺健康診断の結果、粉じん業務に従事することが健康の保持のために適当でないと医師が認めた者を配置転換するのは、作業管理に該当する。

**11 ○** 記述どおり正しい。労働衛生保護具の着用により、作業者への負荷を少なくすることは**作業管理**に該当する。

**12 ○** 記述どおり正しい。理由は同上。

**13 ✕** 作業環境中の有害因子の状態を把握して、設備設置や飛散防止など必要な措置を講じることは**作業環境管理**に該当するため、誤り。

**14 ✕** 同上の理由により、問題文は**作業環境管理**に該当するため、誤り。

**15 ○** 記述どおり正しい。理由は同上。

**16 ✕** 同上の理由により、問題文は**作業環境管理**に該当するため、誤り。

**17 ✕** 同上の理由により、問題文は**作業環境管理**に該当するため、誤り。

**18 ✕** 同上の理由により、問題文は**作業環境管理**に該当するため、誤り。

**19 ✕** 健康状態を把握して措置や指導を行うことは**健康管理**に該当するため、誤り。なお、腰痛予防体操等の職場体操も健康管理に含まれる。

**20 ✕** 同上の理由により、問題文は**健康管理**に該当するため、誤り。

**21 ✕** 同上の理由により、問題文は**健康管理**に該当するため、誤り。

**2**

労働衛生（有害業務に係るもの）

# 4 局所排気装置

**1**  粉じんを発散する作業工程では、密閉化や湿式化を局所排気装置等の換気装置の設置に優先して検討するとよい。　令和5年10月

**2**  有害物を取り扱う設備を構造上又は作業上の理由で完全に密閉できない場合は、装置内の圧力を外気よりわずかに低くするとよい。　令和5年10月

**3**  有害物を取り扱う設備を完全に密閉化できないときは、装置内部の圧力を外気より高くするとよい。

**4**  有害なガス等を発散する作業場所の換気設備は、全体換気装置から局所排気装置に取り替えるのがよい。

**5**  自動車など表面積の大きなものの塗装業務では、プッシュプル型換気装置の設置をすればよい。

**6**  局所排気装置を設置する場合は、給気量が不足すると排気効果が低下するので、排気量に見合った給気経路を確保する。　令和5年10月

**7**  局所排気装置を設置する場合は、有害物が作業者の呼吸位置まで拡散しないようにする。

**8**  局所排気装置のフードの型式について、一般に、排気効果が大きいとされる順に並べると、「囲い式カバー型＞囲い式建築ブース型＞外付け式ルーバ型」となる。　令和6年4月

**9**  グローブボックス型フードは、発生源に熱による上昇気流がある場合、それを利用して捕捉するもので、外付け式フードに分類される。

## 解答 局所排気装置

**1 ○** 記述どおり正しい。有害物質へのばく露防止方法として、①原材料の変更・代替、②生産工程や作業方法の変更・改善、③設備の**密閉化**や**自動化**、④生産工程の隔離や遠隔化があり、これらは換気装置の設置に優先して検討する。なお、粉じん作業の**湿式化**は、②の代表的なものである。

**2 ○** 記述どおり正しい。

**3 ✕** 有害物を完全に密閉化できない場合には、装置内の圧力を外気よりわずかに**低く**するとよいため、誤り。

**4 ○** 記述どおり正しい。

**5 ○** 記述どおり正しい。

**6 ○** 記述どおり正しい。

**7 ○** 記述どおり正しい。

**8 ○** 記述どおり正しい。一般に、**囲い式**フードは**外付け式**フードよりも吸引効果が大きい。また、囲い式フードの型式のうち、一般に最も吸引効果の高いのは、**カバー型**である。排気効果の大きい順は次のとおり。囲い式 (カバー型＞グローブボックス型＞ドラフトチェンバ型＞建築ブース型) ＞外付け式 (スロット型＞ルーバ型＞グリッド型) ＞レシーバ式 (キャノピ型)。

**9 ✕** グローブボックス型フードは、発生源の周りを囲み、隙間、観察口、小作業孔が吸気口となり、大きなフード効果があり、**囲い式**フードに分類されるため、誤り。

**2**

労働衛生（有害業務に係るもの）

191

**10** ★★★ ドラフトチェンバー型フードは、発生源からの飛散速度を利用して捕捉するもので、外付け式フードに分類される。

**11** ★★★ 建築ブース型フードは、作業面を除き周りが覆われているもので、外付け式フードに分類される。

**12** ★★★ スロット型フードは、作業面を除き周りが覆われているもので、囲い式フードに分類される。 令和6年4月

**13** ★★★ スロット型フードは、発生源からの飛散速度を利用して捕捉するもので、レシーバ式フードに分類される。

**14** ★★★ キャノピー型フードは、発生源からの熱による上昇気流を利用して捕捉するもので、レシーバー式フードに分類される。 令和6年4月

**15** ★★★ 外付け式フードのうち上方吸引型は、一般に側方吸引型や下方吸引型よりも吸引効果が大きいので広く用いられている。

**16** ★★★ 外付け式フードでは、フード開口面から作業点までの距離が大きくなると、作業点において吸引される気流の速度が増大する。

**17** ★★★ 制御風速は、外付け式フードでは、フードの開口面に最も近い作業位置の風速をいう。

**18** ★★★ フード開口部の周囲にフランジがあると、フランジがないときに比べ、気流の整流作用が増し、大きな排風量が必要となる。

**19** ★★★ ダクトは、フード内に吸入した汚染空気を、排気口へ向かって搬送するための導管である。

**20** ★★★ 圧力損失は、ダクトの長さが長くなるほど、また、ベンドの数が増えるほど大きくなる。

**21** ★★★ ダクトはできるだけ長さを短く、途中の曲りをなるべく少なくするとよい。

**22** ★★★ ダクトは、曲がり部分をできるだけ少なくするように配管し、主ダクトと枝ダクトとの合流角度は45°を超えないようにする。

**10** ✗ ドラフトチェンバー型フードは、作業面を除き周りが覆われているもので、**囲い式**フードに分類されるため、誤り。

**11** ✗ 建築ブース型フードは、作業面を除き周りが覆われているもので、**囲い式**フードに分類されるため、誤り。

**12** ✗ スロット型フードは、**外付け式**フードに分類されるため、誤り。

**13** ✗ スロット型フードは、**外付け式**フードに分類されるため、誤り。

**14** ○ 記述どおり正しい。

**15** ✗ 外付け式フードのうち側方吸引型や下方吸引型の方が上方吸引型よりも効果があるため、誤り。

**16** ✗ 外付け式フードでは、フード開口面から作業点（捕捉点）までの距離が大きくなると、作業点において吸引される気流の速度が**減少**するため、誤り。

**17** ✗ 制御風速は、外付け式フードでは、フードの開口面から最も**遠い**作業位置の風速をいうため、誤り。

**18** ✗ フードの開口部の周囲にフランジがあると、吸引範囲は狭くなるが、フランジがないときに比べ、**少ない**排風量で所要の効果をあげることができるため、誤り。

**19** ○ 記述どおり正しい。

**20** ○ 記述どおり正しい。なお、圧力損失とは、流体が配管を通過する際、摩擦や形状による抵抗のため、流体の圧力が下がる現象をいう。

**21** ○ 記述どおり正しい。

**22** ○ 記述どおり正しい。

**2**

労働衛生（有害業務に係るもの）

**23** ★★★ ダクトの断面積を大きくしすぎると、搬送速度が不足することにより、粉じんがダクト内に堆積しやすくなる。

**24** ★★★ ダクトの形状には円形、角形などがあるが、その断面積を大きくするほど、ダクトの圧力損失が増大する。 令和6年4月

**25** ★★★ 局所排気装置を設ける場合、ダクトが細すぎると搬送速度が不足し、太すぎると圧力損失が増大することを考慮し、ダクト径を設計するとよい。 令和5年10月

**26** ★★★ 排気ダクトの排気口の高さは、原則として窓から1.5m以上としなければならない。

**27** ★★★ 空気清浄装置は、粉じんを除去するための除じん装置と、ガス、蒸気を除去するための排ガス処理装置に大別される。

**28** ★★★ 空気清浄装置を付設する局所排気装置を設置する場合、排風機は、一般にフードに接続した吸引ダクトと空気清浄装置の間に設ける。 令和6年4月

**29** ★★★ 空気清浄装置を設けた局所排気装置を設置する場合、排風機は、清浄後の空気が通る位置に設けるようにするとよい。

**30** ★★★ 局所排気装置に設ける空気清浄装置は、ダクトに接続された排風機を通過した後の空気が通る位置に設置する。 令和5年10月

**31** ★★★ 空気清浄装置を付設した場合の基本的な局所排気装置の構成は、発生源の側から順に、「フード→吸引ダクト→空気清浄装置→ファン（排風機）→排気ダクト→排気口」である。

**23 ○** 記述どおり正しい。

**24 ✕** ダクトの圧力損失は、その断面積を**小さく**するほど増大するため、誤り。

**25 ✕** 局所排気装置を設ける場合、ダクトが**太**すぎると搬送速度が不足し、**細**すぎると圧力損失が増大するため、誤り。

**26 ✕** 有機溶剤の局所排気装置は、空気清浄装置を設けていない場合は、排気ダクトの排気口の高さは、原則として**屋根**から1.5m以上とし、側壁から出す場合には、**軒先**から1.5m上に引いた水平線より上でなければならないため、誤り。

**27 ○** 記述どおり正しい。

**28 ✕** 空気清浄装置を付設する局所排気装置では、排風機は、空気清浄装置の**後ろ**の清浄空気が通る位置に設けるため、誤り。

**29 ○** 記述どおり正しい。

**30 ✕** 局所排気装置に設ける空気清浄装置は、ダクトに接続された排風機を通過する**前**の空気が通る位置に設置するため、誤り。

**31 ○** 記述どおり正しい。

**2**

労働衛生（有害業務に係るもの）

# 3 作業管理と健康管理

**出題のポイント**

　作業管理は、有害物質等による職業性疾病を予防する見地から、作業自体を管理することをいいます。この分野からは、作業管理では、防毒マスク等の**労働衛生保護具**が、ほぼ毎回出題されています。健康管理では、有害業務に係る健康診断である**特殊健康診断**の出題に注意しましょう。

　基本的には過去問がベースの出題となりますので、確実にマスターしてください。

## 呼吸用保護具の種類

# 労働衛生保護具

| | |
|---|---|
| **防じんマスク** | 粒子状物質（粉じん・ヒューム・ミスト等）を除去する、ろ過式の呼吸用保護具。作業に適したものを選択し、面体とろ過材には型式検定合格標章の付されたものを使用する。有害性の高い物質を取り扱う作業については、取替え式のものを選ぶ。 |
| **電動ファン付き呼吸用保護具** | 電動ファンによって清浄空気を送る、ろ過式の呼吸用保護具。高い安全性と快適性を併せ持つ。 |
| **防毒マスク** | 作業環境に応じた吸収缶を使用して、有毒ガス及び混在する粒子状物質を除去する、ろ過式の呼吸用保護具。吸収缶の色は、一酸化炭素は**赤**色で、有機ガス用は**黒**色である。高濃度の有害ガスが存在する場合は、防毒マスクは短時間しか有効でないので、送気マスクか自給式呼吸器を使用する。<br><br>**防毒マスクの吸収缶の色**<br><table><tr><td>ハロゲンガス用</td><td>灰色及び黒色（二層に分ける）</td></tr><tr><td>有機ガス用</td><td>黒色</td></tr><tr><td>一酸化炭素用</td><td>赤色</td></tr><tr><td>アンモニア用</td><td>緑色</td></tr><tr><td>亜硫酸ガス用</td><td>黄赤色</td></tr></table> |
| **送気マスク** | ホースを通して作業環境以外の清浄空気を供給する給気式の呼吸用保護具。酸欠空気、有害物質の存在環境下で使用する。 |
| **空気呼吸器** | ボンベ内の圧縮空気又は酸素を使用する給気式の呼吸用保護具。酸欠空気、有害物質の存在環境下で使用する。 |
| **防音保護具** | 作業の内容や騒音の性質に応じて、耳覆い（イヤーマフ）または耳栓のどちらかを選んで使用する。強烈な騒音の場合は併用も有効である。 |
| **防熱衣** | アルミナイズドクロス製のものが多く使用されている。 |
| **保護クリーム** | 作業中に有害な物質が直接皮膚に付着しないようにする目的で塗付する。作業終了とともに完全に洗い落とさなければならない。 |
| **保護めがね** | 飛散粒子、薬品の飛沫等による障害を防ぐために使用する。 |
| **遮光めがね** | 赤外線や紫外線などの有害光線から眼を保護する。 |
| **遮光保護具** | 遮光保護具には、遮光度番号が定められており、アーク溶接、切断作業、高熱作業等の作業の種類に応じて、適切な遮光度番号のものを使用する。 |

**2**

労働衛生（有害業務に係るもの）

# 1 労働衛生保護具

1  防毒マスクの吸収缶は、その種類ごとに有効な適応ガスが定まっている。

2  防毒マスクの吸収缶の色は、一酸化炭素用は黒色で、有機ガス用は赤色である。

3  防毒マスクの吸収缶の色は、アンモニア用は緑色で、有機ガス用は黒色である。 令和6年4月

4  防毒マスクの吸収缶の色は、一酸化炭素用は黒色で、硫化水素用は黄色である。

5  有機ガス用防毒マスクの吸収缶の色は黒色であり、シアン化水素用防毒マスクの吸収缶の色は青色である。

6  ハロゲンガス用防毒マスクの吸収缶の色は、黄色である。

7  防じん機能を有する防毒マスクには、吸収缶のろ過材がある部分に白線が入れてある。

8  直結式防毒マスクは、隔離式防毒マスクよりも有害ガスの濃度が高い大気中で使用することができる。 令和6年4月

9  複数の種類の有毒ガスが混在している場合には、そのうち最も毒性の強いガス用の防毒マスクを使用する。

10  ガス又は蒸気状の有害物質が粉じんと混在している作業環境中で防毒マスクを使用するときは、防じん機能を有する防毒マスクを選択する。 令和6年4月

11  高濃度の有害ガスが存在する場合は、防毒マスクは短時間しか有効でないので、送気マスクか自給式呼吸器を使用する。

## 解答　労働衛生保護具

**1** ○ 記述どおり正しい。防毒マスクの吸収缶は、その種類ごとに有効な適応ガスが定まっており、色分けして区別する。

**2** ✕ 防毒マスクの吸収缶の色は、一酸化炭素用は赤色で、有機ガス用は黒色であるため、誤り。

**3** ○ 記述どおり正しい。

**4** ✕ 防毒マスクの吸収缶の色は、一酸化炭素用は赤色で、硫化水素用は黄色であるため、誤り。

**5** ○ 記述どおり正しい。

**6** ✕ ハロゲンガス用防毒マスクの吸収缶の色は、灰色及び黒色であるため、誤り。黄色の吸収缶は、硫化水素用である。

**7** ○ 記述どおり正しい。

**8** ✕ 隔離式防毒マスクは、面体と吸収缶を連結管でつないだ形状であり、面体に吸収缶が直接付いた形状の直結式防毒マスクよりも有害ガスの濃度が高い大気中で使用することができるため、誤り。

**9** ✕ 2種類以上の有毒ガスが混在している場合は、混在する有害物質全てに有効な（合格した）吸収缶を選定する。ガスの種類が不明の場合や、有効な吸収缶がない場合は、給気式呼吸用保護具（送気マスク、自給式呼吸器）を使うため、誤り。　➡平成17年2月7日基発第0207007号

**10** ○ 記述どおり正しい。

**11** ○ 記述どおり正しい。

2

労働衛生（有害業務に係るもの）

**12** ★★★ 有毒ガスの濃度が高い場合には、電動ファン付き呼吸用保護具を使用する。

**13** ★★★ 防毒マスクは、対象ガスの種類、濃度が不明な場合は使用してはならない。

**14** ★★★ 防毒マスクは、吸収缶を用いるので、酸素濃度が18％未満の場所でも使用することができる。

**15** ★★★ 防毒マスクは、対象ガスの濃度が高いと、吸収缶は短時間で吸収能力を失ってしまうおそれがある。

**16** ★★★ 防毒マスクの吸収缶が除毒能力を喪失するまでの時間を破過時間という。

**17** ★★★ 防毒マスクを使用するときは、吸収缶に添付された破過曲線図などにより、使用限度時間をあらかじめ設定する。

**18** ★★★ 防毒マスクの通気抵抗は防じんマスクより小さいので、作業強度の大きい作業でも支障なく使用できる。

**19** ★★★ 防毒マスクの通気抵抗は、一般に防じんマスクより小さい。

**20** ★★★ 防毒マスクの使用にあたっては、面体と顔面の間にタオルなどを当てて、密着度を高めるとよい。

**21** ★★★ 防毒マスクは、顔面と接する部分が顔上の適切な位置に収まるよう装着し、しめひもについては、耳にかけることなく、後頭部において固定する。

**22** ★★★ 防毒マスク使用後、吸収缶に栓のあるものは上栓と下栓を閉めて保管しなければならない。

**23** ★★★ 防じんマスクは作業に適したものを選択し、高濃度の粉じんのばく露のおそれがあるときは、できるだけ粉じんの捕集効率が高く、かつ、排気弁の動的漏れ率が低いものを選ぶ。

**12 ✕** 電動ファン付き呼吸用保護具は、粒子物質（粉じんヒューム等）の吸入を防ぐため使用する**ろ過式**の呼吸用保護具であって、有毒ガス濃度が高い環境では使用できない。設問文のような環境には、**送気マスク**や**自給式呼吸器**を使用するとよいため、誤り。

**13 ◯** 記述どおり正しい。

**14 ✕** 防毒マスクは、酸素濃度が**18%**未満の場所では使用することはできないため、誤り。

**15 ◯** 記述どおり正しい。

**16 ◯** 記述どおり正しい。

**17 ◯** 記述どおり正しい。

**18 ✕** 防毒マスクの通気抵抗は、防じんマスクよりも**大きい**ため、作業強度の大きい作業や高濃度のガス等の作業では**送気マスク**（ホースマスクやエアラインマスク）等を使用しなければならないため、誤り。

**19 ✕** 防毒マスクの通気抵抗は、防じんマスクより**大きい**ため、誤り。

**20 ✕** 防毒マスクの使用にあたっては、マスクを着用し、息を吸ってみて、面体の接顔部から空気が面体の中に入らないことを確認してから使用する。決してマスクと顔の間にタオル等を当てて使用してはならないため、誤り。

**21 ◯** 記述どおり正しい。

**22 ◯** 記述どおり正しい。

**23 ◯** 記述どおり正しい。防じんマスクは、粉じん、ミスト、ヒューム等の粒子状物質の種類に応じて選択し、形状、粒子捕集効率等により性能が区分されている。

2 労働衛生（有害業務に係るもの）

24 ★★★ 型式検定合格標章のある防じんマスクでも、ヒュームのような微細な粒子に対しては無効である。

25 ★★★ 使い捨て式防じんマスクは、面体ごとに、型式検定合格標章の付されたものを使用する。

26 新傾向 使い捨て式防じんマスクは、粒径1μm程度のヒュームには使用できない。　令和6年4月

27 ★★★ 防じんマスクは作業に適したものを選択し、顔面とマスクの面体の高い密着性が要求される有害性の高い物質を取り扱う作業については、使い捨て式のものを選ぶ。

28 ★★★ 防じんマスク、防毒マスクは、いずれも、酸素濃度が18％未満の場所では使用してはならない。

29 ★★★ 防じんマスクや防毒マスクの使用にあたっては、面体と顔面の間にタオルなどを当てて、密着度を高めるとよい。　令和6年4月

30 ★★★ 防じんマスクの手入れの際、ろ過材に付着した粉じんは圧縮空気で吹き飛ばすか、ろ過材を強くたたいて払い落として除去する。

31 ★★★ 酸素濃度18％未満の場所で使用できる呼吸用保護具には、送気マスク、空気呼吸器のほか、電動ファン付き呼吸用保護具がある。

32 ★★★ 電動ファン付き呼吸用保護具は、電動ファンにより有害物質を含む空気を拡散して呼吸域から除去する呼吸用保護具である。

33 ★★★ 長期間使用していない古井戸に入るときには、防じんマスクは不向きなため、防毒マスクを使用しなければならない。

**24 ✗** 防じんマスクは、空気中浮遊する粉じん、ミスト、ヒューム等の**粒子状物質**を吸入して起こるじん肺など**呼吸障害**を防止するための保護具であり、少量のヒュームに対しては有効であるため、誤り。なお、防じんマスクは、安衛法で定められた国家検定規格（型式検定）に合格したものでなければ使用が認められない。

**25 ○** 記述どおり正しい。

**26 ✗** ヒュームのような微細な粒子に対しても有効であるため、誤り。

**27 ✗** 防じんマスクは作業に適したものを選択し、顔面とマスクの面体の高い密着性が要求される有害性の高い物質を取り扱う作業については、**取替え式**のものを選ぶため、誤り。

**28 ○** 記述どおり正しい。

**29 ✗** 防じんマスクや防毒マスクの使用にあたっては、マスクを着用し、息を吸ってみて、面体の接顔部から空気が面体の中に入らないことを確認してから使用する。決してマスクと顔の間に**タオル**や**接顔メリヤス**等を当てて使用してはならないため、誤り。

**30 ✗** 付着した粉じん等が再飛散するので、圧縮空気で吹き飛ばしたり、ろ過材を強くたたいて払い落としたりしてはならないため、誤り。使用済みのろ過材及び使い捨て式防じんマスクは、付着した粉じん等が再飛散しないように容器又は袋に詰めた状態で廃棄する。

**31 ✗** 呼吸用保護具には**給気式**と**ろ過式**があり、酸素濃度18%未満の場所で使用する場合は、**送気マスクや空気呼吸器**などの給気式を選択する。**電動ファン付き呼吸用保護具**はろ過式であり、酸素欠乏環境で使用することはできないため、誤り。

**32 ✗** 電動ファン付き呼吸用保護具は、**電動ファンによって清浄空気を送る、ろ過式**の呼吸用保護具であるため、誤り。

**33 ✗** 長期間使用していない古井戸に入るときは、酸欠、有害なガスの危険性があるので、**給気式呼吸用保護具である送気マスクか自給式呼吸器**を使用しなければならないため、誤り。

2

労働衛生（有害業務に係るもの）

**34** ★★★ 送気マスクは、清浄な空気をボンベに詰めたものを空気源として作業者に供給する自給式呼吸器である。

**35** ★★★ エアラインマスクは、清浄な空気をボンベに詰めたものを空気源として供給する呼吸用保護具で、自給式呼吸器の一種である。

**36** ★★★ 空気呼吸器は、ボンベに充てんされた清浄空気を作業者に供給する自給式呼吸器である。

**37** ★★★ 防音保護具として耳栓と耳おおい（イヤーマフ）のどちらを選ぶかは、作業の性質や騒音の性状で決めるが、非常に強烈な騒音に対しては両者の併用も有効である。

**38** ★★★ 保護クリームは、作業中に有害な物質が直接皮膚に付着しないようにする目的で塗付するもので、作業終了とともに完全に洗い落とさなければならない。

**39** ★★★ 保護クリームは、皮膚の露出部に塗布して、作業中に有害な物質が直接皮膚に付着しないようにする目的で使用するものであるので、有害性の強い化学物質を直接素手で取り扱うときには、必ず使用する。

**40** ★★★ 保護めがねは、赤外線などの有害光線による眼の障害を防ぐ目的で使用するもので、飛散粒子、薬品の飛沫等による障害を防ぐものではない。

**41** ★★★ 保護めがねは、紫外線などの有害光線による眼の障害を防ぐ目的で使用するもので、飛散粒子や薬品の飛沫などによる障害を防ぐ目的で使用するものではない。

**42** ★★★ 遮光保護具は、溶接作業における紫外線などによる眼の障害を防ぐために使用する。

**43** ★★★ 遮光保護具は、アーク溶接・切断作業、高熱作業等の作業の種類に応じて適切な遮光度番号のものを選定して使用する。

**44** ★★★ 遮光保護具には、遮光度番号が定められており、溶接作業等の作業の種類に応じて適切な遮光度番号のものを使用する。

**34 ✕** 送気マスクは、清浄な空気をパイプ、ホースなどにより作業者に供給する呼吸用保護具であるため誤り。問題文は空気呼吸器の説明である。

**35 ✕** エアラインマスクは、コンプレッサ等による圧縮空気を空気源として、ホース等を通じて供給する呼吸用保護具で、送気マスクの一種であるため、誤り。問題文は空気呼吸器の説明である。

**36 ◯** 記述どおり正しい。空気呼吸器は、ボンベ内の圧縮空気又は酸素を使用する給気式の呼吸用保護具で、酸欠空気、有害物質の存在環境下で使用する。

**37 ◯** 記述どおり正しい。

**38 ◯** 記述どおり正しい。

**39 ✕** 有害性の高い物質を取り扱うときは、化学防護手袋を使用する。直接素手で取り扱ってはいけないため、誤り。

**40 ✕** 保護めがねは、粉じんや薬品の飛沫から眼を保護するものであるため、誤り。有害光線から眼を保護するものは、遮光めがねである。

**41 ✕** 保護めがねは、飛散粒子や薬品の飛沫による障害を防ぐために使用するものであるため、誤り。有害光線から眼を保護するものは、遮光めがねである。

**42 ◯** 記述どおり正しい。

**43 ◯** 記述どおり正しい。

**44 ◯** 記述どおり正しい。

**2**

労働衛生（有害業務に係るもの）

**2**

労働衛生（有害業務に係るもの）

**1** 特殊健康診断は、労働衛生上有害な特定の業務に従事する労働者に対して行う特別の健診項目による健康診断である。

**2** 有害業務への配置替えの際に行う特殊健康診断は、業務適性の判断と、その後の業務への影響を調べるための基礎資料を得る目的をもって行われる。　　**令和6年4月**

**3** 特殊健康診断において適切な健診デザインを行うためには作業内容と有害要因へのばく露状況を把握する必要がある。　**令和6年4月**

**4** 特殊健康診断では、対象とする特定の健康障害と類似の他の疾患との判別が、一般健康診断よりも一層強く求められる。

**5** 有害物質による健康障害は、多くの場合、諸検査の異常などの他覚的所見より自覚症状が先に出現するため、特殊健康診断では問診の重要性が高い。

**6** 情報機器作業に係る健康診断では、眼科学的検査などとともに、上肢及び下肢の運動機能の検査を行う。　　　**令和6年4月**

**7** 特殊健康診断における生物学的モニタリングによる検査は、有害物の体内摂取量や有害物による軽度の影響の程度を把握するための検査である。

**8** 化学物質の体内への吸収が止まり、体外へ排泄されていくとき、体内濃度が最初の1/2に減少するまでに要する時間を物理的半減期という。

**9** 有機溶剤ばく露の場合の生物学的半減期は短いので、有機溶剤等健康診断における有機溶剤代謝物の量の検査においては、採尿の時刻を厳重にチェックする必要がある。　　**令和6年4月**

**10** 有機溶剤等健康診断における尿の採取は、任意の時期に行ってよいが、鉛は生物学的半減期が短いので、鉛健康診断における尿又は血液の採取時期は、厳重にチェックする必要がある。

**11** 振動工具取扱い作業者に対する特殊健康診断を1年に2回実施する場合、そのうち1回は冬期に行うとよい。

## 解答　特殊健康診断

**1** ○ 記述どおり正しい。

**2** ○ 記述どおり正しい。

**3** ○ 記述どおり正しい。

**4** ○ 記述どおり正しい。

**5** ✕ 他覚的所見が自覚症状に先行して出現するため、誤り。有害物質による健康障害の大部分のものは、急性発症を除き、初期又は軽度の場合はほとんど無自覚で、諸検査の結果により早期に発見されることが多い。

**6** ✕ 眼科学的検査などとともに、筋骨格系に関する検査として上肢の運動機能の検査を行う。下肢の検査は含まれないため、誤り。

**7** ○ 記述どおり正しい。有害物の体内摂取量を把握する検査として、代表的なものが生物学的モニタリングである。

**8** ✕ 化学物質の体内への吸収が止まり、体外へ排泄されていくとき、体内濃度が最初の1/2に要する時間を「物理的半減期」ではなく、「生物学的半減期」というため、誤り。

**9** ○ 記述どおり正しい。

**10** ✕ 鉛の場合は、生物学的半減期が**長い**（数か月）ので随時の採尿、採血でよいが、有機溶剤の場合は、生物学的半減期が**短い**（数時間〜数日）ので、採尿の時刻を厳重にチェックする必要があるため、誤り。

**11** ○ 記述どおり正しい。チェーンソー等振動障害に係る健康診断は、**6月**以内ごとに1回、定期に行うが、そのうち1回は、冬期に行うよう厚生労働省は指導している。振動工具によるレイノー現象（手指の蒼白現象）は、寒くなる冬に発症することが多い。

# MEMO

# 第**3**章 関係法令
（有害業務に係るもの以外のもの）

# 1 安全衛生管理体制

　この分野は、総括安全衛生管理者、衛生管理者、産業医、衛生委員会から、2～3問出題されます。直近では、第2種試験で**労働衛生コンサルタント**から新傾向のまとまった出題がありましたので、第1種でも今後の出題に注意してください。また**産業医**も法改正で役割が強化されたため、今後の出題が予想されます。
　「○○人以上、○○人以下の場合、○○人」といった数字が細かく問われますので、しっかり整理してマスターしてください。

## 衛生管理者の選任

　事業者は、事業場の規模と業務区分に応じて、衛生管理者を選任し、衛生にかかわる技術的事項を管理させなければならない。

　なお、第1種は第2種を兼ねることができる。また、衛生工学衛生管理者、医師・歯科医師、**労働衛生コンサルタント**等は、衛生管理者の免許試験を受けなくても、衛生管理者となることができる。

| 常時使用する労働者数 | 衛生管理者数 |
|---|---|
| 50～200人 | 1人以上 |
| 201～500人 | 2人以上 |
| 501～1,000人 | 3人以上 |
| 1,001～2,000人 | 4人以上 |
| 2,001～3,000人 | 5人以上 |
| 3,001人～ | 6人以上 |

| | |
|---|---|
| 第1種衛生管理者<br>衛生工学衛生管理者 | 農林畜水産業、鉱業、建設業、**製造業**、電気業、ガス業、水道業、熱供給業、**運送業**、**自動車整備業**、機械修理業、**医療業**、**清掃業** |
| 第2種衛生管理者 | 上記以外の業種（商店、スーパーマーケット、書店、金融業、各種商品卸売業、警備業　など） |

## 総括安全衛生管理者の選任

| 業種 | 常時使用する労働者数 |
|---|---|
| 林業、鉱業、建設業、運送業、清掃業 | 100人以上 |

| 製造業（物の加工業を含む）、電気業、ガス業、熱供給業、水道業、通信業、各種商品卸売業、家具・建具・じゅう器等卸売業、各種商品小売業、家具・建具・じゅう器小売業、燃料小売業、旅館業、ゴルフ場業、自動車整備業、機械修理業 | 300人以上 |
|---|---|
| その他の業種 | 1,000人以上 |

## 衛生管理者の職務（下記のうち、衛生に係る技術的事項）

❶ 労働者の健康障害を防止するための措置に関すること。
❷ 労働者の衛生のための教育の実施に関すること。
❸ 健康診断の実施その他健康の保持増進のための措置に関すること。
❹ 労働災害の原因の調査及び再発防止対策に関すること。
❺ 安全衛生に関する方針の表明に関すること。
❻ 危険性又は有害性等の調査及びその結果に基づき講ずる措置に関すること。
❼ 安全衛生に関する計画の作成、実施、評価及び改善に関すること。

## 衛生管理者の専任

| 常時1000人を超える労働者を使用する事業場 | 衛生管理者のうち1人を専任とする |
|---|---|
| 常時500人を超える労働者を使用する事業場で、一定の有害業務に常時30人以上の労働者を従事させる事業場 | |

## 衛生工学衛生管理者の選任

| 常時500人を超える労働者を使用する事業場で、坑内労働または一定の有害業務に常時30人以上の労働者を従事させる事業場 | 衛生管理者のうち1人を衛生工学衛生管理者免許所持者から選任する |
|---|---|

## 産業医の選任

| 常時使用する労働者数 | 選任する産業医数 |
|---|---|
| 50人以上 | 1人以上 |
| 3000人を超える場合 | 2人以上 |

## 産業医の専属

| 常時1000人以上の労働者を使用する事業場 | 1人以上を専属に |
|---|---|
| 常時500人以上を有害業務に従事させる事業場 | |

**3**

関係法令（有害業務に係るもの以外のもの）

# 1 総括安全衛生管理者

1 労働安全衛生法の目的は、労働災害の防止のための危害防止基準の確立、責任体制の明確化及び自主的活動の促進の措置を講ずる等その防止に関する総合的計画的な対策を推進することにより職場における労働者の安全と健康を確保するとともに、快適な職場環境の形成を促進することを目的とする。

2 常時300人以上の労働者を使用する事業場では、業種にかかわらず、総括安全衛生管理者を選任しなければならない。

3 常時100人の労働者を使用する林業の事業場では、総括安全衛生管理者を選任しなければならない。

4 常時100人の労働者を使用する清掃業の事業場では、総括安全衛生管理者を選任しなければならない。

5 常時100人の労働者を使用する燃料小売業の事業場では、総括安全衛生管理者を選任しなければならない。

6 常時100人の労働者を使用する建設業の事業場では、総括安全衛生管理者を選任しなければならない。

7 常時250人の労働者を使用する運送業の事業場では、総括安全衛生管理者を選任しなければならない。

8 常時600人の労働者を使用する製造業の事業場では、総括安全衛生管理者を選任しなければならない。
令和6年4月　令和5年10月

9 常時300人の労働者を使用する通信業の事業場では、総括安全衛生管理者を選任しなければならない。
令和6年4月

## 解答　総括安全衛生管理者

**1** ○ 記述どおり正しい。　　　　　　　　　　　　　　➡安衛法第1条

**2** ✕ 総括安全衛生管理者は、業種と規模によってその選任が決まっている。例えば、建設、林業、鉱業、運送業及び清掃業等の屋外産業では、100人以上で選任し、屋内の非工業的業種では、原則として1,000人以上で選任義務があるため、誤り。　➡安衛法第10条、安衛令第2条

**3** ○ 記述どおり正しい。常時100人以上の労働者を使用する、**林業の事業場**においては、総括安全衛生管理者を選任しなければならない。
➡安衛法第10条、安衛令第2条第1項第1号

**4** ○ 記述どおり正しい。常時100人以上の労働者を使用する、**清掃業の事業場**においては、総括安全衛生管理者を選任しなければならない。
➡安衛法第10条、安衛令第2条第1項第1号

**5** ✕ 常時300人以上の労働者を使用する、**燃料小売業の事業場**においては、総括安全衛生管理者を選任しなければならないが、100人では選任義務はないため、誤り。
➡安衛法第10条、安衛令第2条第1項第1号、第2号

**6** ○ 記述どおり正しい。常時100人以上の労働者を使用する、**建設業の事業場**においては、総括安全衛生管理者を選任しなければならない。
➡安衛法第10条、安衛令第2条第1項第1号

**7** ○ 記述どおり正しい。常時100人以上の労働者を使用する、**運送業の事業場**においては、総括安全衛生管理者を選任しなければならない。
➡安衛法第10条、安衛令第2条第1項第1号

**8** ○ 記述どおり正しい。常時300人以上の労働者を使用する、**製造業の事業場**においては、総括安全衛生管理者を選任しなければならない。
➡安衛法第10条、安衛令第2条第1項第2号

**9** ○ 記述どおり正しい。常時300人以上の労働者を使用する、**通信業の事業場**においては、総括安全衛生管理者を選任しなければならない。
➡安衛法第10条、安衛令第2条第1項第2号

**3** 関係法令（有害業務に係るもの以外のもの）

**10** ★★★ 常時300人の労働者を使用する各種商品小売業の事業場では、総括安全衛生管理者を選任しなければならない。

令和6年4月 令和5年4月 [2組]

**11** ★★★ 常時300人の労働者を使用する旅館業の事業場では、総括安全衛生管理者を選任しなければならない。

令和6年4月

**12** ★★★ 常時300人の労働者を使用するゴルフ場業の事業場では、総括安全衛生管理者を選任しなければならない。

令和6年4月

**13** ★★★ 常時300人の労働者を使用する警備業の事業場では、総括安全衛生管理者を選任しなければならない。

令和6年4月

**14** ★★★ 常時300人の労働者を使用する医療業の事業場では、総括安全衛生管理者を選任しなければならない。

**15** ★★★ 総括安全衛生管理者は、安全衛生についての一定の経験を有する者でなければならない。

**16** ★★★ 総括安全衛生管理者は、事業場においてその事業の実施を統括管理する者又はこれに準ずる者をもって充てなければならない。

**17** ★★★ 総括安全衛生管理者は、選任すべき事由が発生した日から14日以内に選任しなければならない。

**18** ★★★ 総括安全衛生管理者を選任したときは、遅滞なく、選任報告書を、所轄労働基準監督署長に提出しなけばならない。

**19** ★★★ 総括安全衛生管理者が旅行、疾病、事故その他やむを得ない事由によって職務を行うことができないときは、代理者を選任しなければならない。

**20** ★★★ 都道府県労働局長は、労働災害を防止するため必要があると認めるときは、総括安全衛生管理者の業務の執行について事業者に勧告することができる。

**10 ○** 記述どおり正しい。常時**300**人以上の労働者を使用する、百貨店等の**各種商品小売業**の事業場においては、総括安全衛生管理者を選任しなければならない。 ➡安衛法第10条、安衛令第2条第1項第2号

**11 ○** 記述どおり正しい。常時**300**人以上の労働者を使用する、**旅館業**の事業場においては、総括安全衛生管理者を選任しなければならない。 ➡安衛法第10条、安衛令第2条第2号

**12 ○** 記述どおり正しい。常時**300**人以上の労働者を使用する、**ゴルフ場業**の事業場においては、総括安全衛生管理者を選任しなければならない。 ➡安衛法第10条、安衛令第2条第1項第2号

**13 ✕** 常時**1,000**人以上の労働者を使用する、警備業の事業場では、総括安全衛生管理者を選任しなければならないが、300人では選任義務はないため、誤り。 ➡安衛法第10条、安衛令第2条第1項第3号

**14 ✕** 常時**1,000**人以上の労働者を使用する、医療業の事業場では、総括安全衛生管理者を選任しなければならないが、300人では選任義務はないため、誤り。 ➡安衛法第10条、安衛令第2条第1項第3号

**15 ✕** 総括安全衛生管理者は、その事業場において、その事業の実施を統括管理するものであればよく、安全衛生についての経験は、特に必要としないため、誤り。 ➡安衛法第10条第2項

**16 ✕** 総括安全衛生管理者は、「事業場においてその事業の実施を統括管理する者」を充てなければならない。「又はこれに準ずる者」は不可であるので、誤り。 ➡安衛法第10条第2項

**17 ○** 記述どおり正しい。 ➡安衛則第2条第1項

**18 ○** 記述どおり正しい。 ➡安衛則第2条第2項

**19 ○** 記述どおり正しい。 ➡安衛則第3条

**20 ○** 記述どおり正しい。 ➡安衛法第10条第3項

**3** 関係法令（有害業務に係るもの以外のもの）

21  ★★★ 総括安全衛生管理者の職務の一つに、衛生管理者を指揮すること
がある。

22 ★★★ 総括安全衛生管理者が統括管理する業務として、安全衛生推進者
又は衛生推進者の指揮に関することがある。

23 ★★★ 総括安全衛生管理者の業務として、労働者の安全又は衛生のため
の教育の実施に関することがある。

24 ★★★ 総括安全衛生管理者の業務として、健康診断の実施その他健康の
保持増進のための措置に関することがある。

25 ★★★ 総括安全衛生管理者が統括管理する業務として、安全衛生に関す
る方針の表明に関することがある。

26 ★★★ 危険性又は有害性等の調査及びその結果に基づき講ずる措置に
関することは、総括安全衛生管理者が統括管理する業務のうちの
一つである。

## 2 衛生管理者

1  ★★★ 衛生管理者は、その選任すべき事由が発生した日から、30日以内
に選任しなければならない。

2  ★★★ 衛生管理者を選任したときは、14日以内に、所轄労働基準監督署
長に報告しなければならない。

3  ★★★ 労働者が衛生管理者免許証の交付を受けたときは、所轄労働基準
監督署長に報告を行わなければならない。

4 ★★★ 衛生管理者が長期に入院して加療するため職務を行うことができ
ないときは、代理者を選任しなければならない。

5  ★★★ 常時40人の労働者を使用する金融業では、衛生推進者を1人選
任すれば、衛生管理者は選任しなくてもよい。 令和6年4月 2種

**21** ◯ 記述どおり正しい。　　　　　　　　　　➡安衛法第10条第1項

**22** ✕ 総括安全衛生管理者が統括管理する業務には、安全衛生推進者等の指揮に関することは含まれないため、誤り。
➡安衛法第10条第1項、安衛則第3条の2

**23** ◯ 記述どおり正しい。　　　　　　　　➡安衛法第10条第1項第2号

**24** ◯ 記述どおり正しい。　　　　　　　　➡安衛法第10条第1項第3号

**25** ◯ 記述どおり正しい。
➡安衛法第10条第1項第5号、安衛則第3条の2第1項第1号

**26** ◯ 記述どおり正しい。
➡安衛法第10条第1項第5号、安衛則第3条の2第1項第2号

---

**解答** | **衛生管理者**

**1** ✕ 選任すべき事由が発生したときは、その事由が発生した日から14日以内に選任しなければならないため、誤り。
➡安衛則第7条第1項第1号

**2** ✕ 衛生管理者を選任したときは、遅滞なく選任報告書を所轄労働基準監督署長に報告しなければならないため、誤り。
➡安衛則第7条第2項、第2条第2項

**3** ✕ 衛生管理者の選任報告書は、所轄労働基準監督署長に提出しなければならないが、免許証の交付を受けたときは、報告する義務はないため、誤り。
➡安衛則第7条第2項

**4** ◯ 記述どおり正しい。　　　　　　　　　➡安衛則第7条第2項

**5** ◯ 記述どおり正しい。常時10人以上、50人未満の金融業の事業場では、衛生推進者を1人選任すればよい。衛生管理者を選任しなければならないのは、常時50人以上の労働者を使用する事業場である。
➡安衛法第12条の2、安衛則第12条の2

**6**  常時50人以上の労働者を使用する事業場の事業者は、安全衛生推進者又は衛生推進者を選任しなければならない。

**7**  常時60人の労働者を使用する電気業の事業場において、第二種衛生管理者免許を有する者のうちから衛生管理者を1人選任している。

**8**  常時400人の労働者を使用する製造業の事業場では、衛生管理者は、全て第一種衛生管理者免許を有する者のうちから選任することができる。 令和5年10月

**9** 新傾向 常時100人の労働者を使用する水道業の事業場において、第二種衛生管理者免許を有する者のうちから、衛生管理者を1人選任している。 令和6年4月 2種

**10**  常時使用する労働者数が60人の運送業の事業場では、第二種衛生管理者免許を有する者のうちから衛生管理者を選任することができる。 令和5年10月 2種

**11**  常時100人の労働者を使用する自動車整備業の事業場において、衛生工学衛生管理者免許を有する者のうちから衛生管理者を1人選任している。

**12**  常時60人の労働者を使用する医療業の事業場では、第一種衛生管理者免許若しくは衛生工学衛生管理者免許を有する者、医師、歯科医師又は労働衛生コンサルタントのうちから衛生管理者を選任することができる。

**13** ★★★ 常時100人の労働者を使用する清掃業の事業場において、第二種衛生管理者免許を有する者のうちから衛生管理者を1人選任している。

**14** ★★★ 常時50人以上の労働者を使用する通信業の事業場では、第二種衛生管理者免許を有する者のうちから衛生管理者を選任することができる。 令和5年10月 2種

**6** ✕ 50人以上の事業場では、衛生管理者を選任しなければならないため、誤り。なお、安全衛生推進者（第1種衛生管理者の業種）または衛生推進者（第2種衛生管理者の業種）を選任しなければならないのは、**10人以上50人未満**の事業場である。 ➡安衛法第12条、安衛令第4条

**7** ✕ 電気業の事業場では、**第一種衛生管理者**もしくは**衛生工学衛生管理者**免許を有する者等のうちから、衛生管理者を選任しなければならないため、誤り。 ➡安衛則第7条第1項第3号イ、第4号

**8** 〇 記述どおり正しい。常時**201人以上、500人以下**の労働者を使用する**製造業**の事業場では、**第一種衛生管理者**もしくは**衛生工学衛生管理者**免許を有する者等のうちから、**2人以上**の衛生管理者を選任する。 ➡安衛則第7条第1項第3号イ、第4号

**9** ✕ 水道業の事業場では、**第一種衛生管理者**もしくは**衛生工学衛生管理者**免許を有する者等のうちから、衛生管理者を1人選任しなければならないため、誤り。 ➡安衛則第7条第1項第3号イ、第4号

**10** ✕ 運送業の事業場では、**第一種衛生管理者**もしくは**衛生工学衛生管理者**免許を有する者等のうちから、衛生管理者を選任しなければならないため、誤り。 ➡安衛則第7条第1項第3号イ、第4号

**11** 〇 記述どおり正しい。常時**50人以上、200人以下**の労働者を使用する**自動車整備業**の事業場では、**第一種衛生管理者**もしくは**衛生工学衛生管理者**免許を有する者等のうちから、**1人以上**の衛生管理者を選任しなければならない。 ➡安衛則第7条第1項第3号イ、第4号

**12** 〇 記述どおり正しい。なお、**医師・歯科医師、労働衛生コンサルタント**は、衛生管理者の免許試験を受けなくても、衛生管理者となることができる。 ➡安衛則第7条第1項第3号イ、第4号、第10条

**13** ✕ 常時**50人以上、200人以下**の労働者を使用する**清掃業**の事業場では、**第一種衛生管理者**もしくは**衛生工学衛生管理者**等の免許を有する者等のうちから、**1人以上**の衛生管理者を選任しなければならないため、誤り。 ➡安衛則第7条第1項第3号イ、第4号

**14** 〇 記述どおり正しい。 ➡安衛則第7条第1項第3号ロ、第4号

**3**

関係法令（有害業務に係るもの以外のもの）

15 ★★★ 常時50人以上の労働者を使用する警備業の事業場では、第二種衛生管理者免許を有する者のうちから衛生管理者を選任することができない。

16 ★★★ 常時50人以上の労働者を使用する燃料小売業の事業場では、第二種衛生管理者免許を受けた者のうちから衛生管理者を選任することができる。

17 ★★★ 常時使用する労働者数が60人の旅館業の事業場では、第二種衛生管理者免許を有する者のうちから衛生管理者を選任することができる。 令和6年4月 2種　令和5年10月 2種

18 新傾向 常時50人以上の労働者を使用する不動産業の事業場では、第一種衛生管理者免許を有する者のうちから衛生管理者を選任することができる。 令和6年4月 2種

19 新傾向 常時50人以上の労働者を使用するゴルフ場業の事業場では、第二種衛生管理者免許を有する者のうちから衛生管理者を選任することができる。 令和5年10月 2種

20 ★★★ 常時300人の労働者を使用する書店において、衛生管理者2人を第二種衛生管理者免許を有する者のうちから選任すればよい。

21 ★★★ 常時600人の労働者を使用する各種商品小売業の事業場において、第一種衛生管理者免許を有する者のうちから衛生管理者を3人選任している。 令和6年4月 2種

22 ★★★ 常時使用する労働者数が1000人を超え2000人以下の事業場では、少なくとも3人の衛生管理者を選任しなければならない。

23 ★★★ 常時2,000人を超え3,000人以下の労働者を使用する事業場では、4人の衛生管理者を選任しなければならない。

**15 ✗** 警備業の事業場では、第二種衛生管理者免許を有する者のうちから衛生管理者を選任することができるため、誤り。
➡ 安衛則第7条第1項第3号ロ、第4号

**16 ○** 記述どおり正しい。**各種商品小売業の事業場では、第二種衛生管理者免許を有する者のうちから衛生管理者を選任することができる。**
➡ 安衛則第7条第1項第3号ロ、第4号

**17 ○** 記述どおり正しい。
➡ 安衛則第7条第1項第3号ロ、第4号

**18 ○** 記述どおり正しい。**不動産業の事業場では、第一種衛生管理者、第二種衛生管理者**もしくは**衛生工学衛生管理者**免許を有する者等のうちから衛生管理者を選任することができる。
➡ 安衛則第7条第1項第3号ロ、第4号

**19 ○** 記述どおり正しい。
➡ 安衛則第7条第1項第3号ロ、第4号

**20 ○** 記述どおり正しい。常時**200**人を超え、**500**人以下の労働者を使用する書店では、**第一種衛生管理者、第二種衛生管理者**もしくは**衛生工学衛生管理者**等の免許を有する者等のうちから、**2**人以上の衛生管理者を選任する。
➡ 安衛則第7条第1項第3号ロ、第4号

**21 ○** 記述どおり正しい。常時**500**人を超え**1,000**人以下の労働者を使用する**各種商品小売業**の事業場では、**第一種衛生管理者、第二種衛生管理者**もしくは**衛生工学衛生管理者**等の免許を有するものの中から、**3**人以上の衛生管理者を選任する。
➡ 安衛則第7条第1項第3号ロ、第4号

**22 ✗** 常時使用する労働者数が**1,000**人を超え**2,000**人以下の事業場では、少なくとも**4**人の衛生管理者を選任しなければならないため、誤り。
➡ 安衛則第7条第1項第4号

**23 ✗** 常時使用する労働者数が**2,000**人を超え**3,000**人以下の事業場では、少なくとも**5**人の衛生管理者を選任しなければならないため、誤り。
➡ 安衛則第7条第1項第4号

**3**

関係法令（有害業務に係るもの以外のもの）

**24** 2人以上の衛生管理者を選任すべき事業場では、そのうち1人については、その事業場に専属でない労働衛生コンサルタントのうちから選任することができる。 令和6年4月 2種

 **25** 常時500人の労働者を使用する製造業の事業場において、事業場に専属であって労働衛生コンサルタントの資格を有する者のうちから衛生管理者を2人選任している。

 **26** 常時800人の労働者を使用する事業場において、衛生管理者3人のうち1人を、事業場に専属でない労働衛生コンサルタントから選任することができる。

 **27** 常時使用する労働者数が3000人を超える事業場では、6人の衛生管理者のうち2人まで、事業場に専属でない労働衛生コンサルタントのうちから選任することができる。

 **28** 常時300人の労働者を使用する各種商品卸売業の事業場において、第一種衛生管理者免許を有する者のうちから衛生管理者を2人選任しているが、2人とも、他の業務を兼任している。

 **29** 常時500人を超え1,000人以下の労働者を使用し、そのうち、深夜業を含む業務に常時30人以上の労働者を従事させる事業場では、衛生管理者のうち少なくとも1人を専任の衛生管理者としなければならない。

 **30** 常時800人の労働者を使用し、そのうち、多量の高熱物体を取り扱う業務に常時100人の労働者を従事させる事業場では、衛生管理者のうち少なくとも1人を専任の衛生管理者としなければならない。

 **31** 常時1,300人の労働者を使用する事業場において、衛生管理者4人のうち1人だけを専任の衛生管理者とすればよい。

**24 ○** 記述どおり正しい。衛生管理者を**2人以上選任**する場合は、その中に**労働衛生コンサルタント**がいれば、うち**1人は専属でなくてもかまわ**ない。言い換えると、衛生管理者を複数選任する場合は、そのうち1人のみ労働衛生コンサルタント（外部委託＝専属でない）でもかまわない。　　　　　　　　　　　　　　　　➡安衛則第7条第1項第2号

**25 ○** 記述どおり正しい。常時**200人を超え500人以下**の労働者を使用する事業場では、**2人以上**の衛生管理者を選任しなければならない。また、衛生管理者を**2人以上**選任する場合は、その中に労働衛生コンサルタントがいれば、うち**1人は専属でなくてもかまわない**。
➡安衛則第7条第1項第2号、第4号

**26 ○** 記述どおり正しい。常時**500人を超え1,000人以下**の労働者を使用する事業場では、**3人以上**の衛生管理者を選任しなければならない。また、衛生管理者を**2人以上**選任する場合は、その中に労働衛生コンサルタントがいれば、うち**1人は専属でなくてもかまわない**。
➡安衛則第7条第1項第2号、第4号

**27 ✕** 衛生管理者を**2人以上選任**する場合は、**うち1人のみ**、事業場に専属でない労働衛生コンサルタントのうちから選任することができるため、誤り。　　　　➡安衛則第7条第1項第2号、第4号

**28 ○** 記述どおり正しい。なお、常時**1,000人を超える**労働者を使用する事業場、もしくは、常時**500人を超える**労働者を使用し、特定の業務に常時**30人以上**を従事させる事業場では、衛生管理者のうち少なくとも1人を専任とする必要がある。　　　➡安衛則第7条第1項第5号

**29 ✕** 常時**1,000人を超える**労働者を使用する事業場、もしくは、常時**500人を超える**労働者を使用し、特定の業務に常時**30人以上**を従事させる事業場では、衛生管理者のうち少なくとも1人を専任とする必要があるが、「**深夜業を含む業務**」は特定の業務に該当しないため、誤り。
➡安衛則第7条第1項第5号ロ、労基則第18条

**30 ○** 記述どおり正しい。理由は同上。高温業務、低温業務、振動業務、騒音業務などは、特定の業務に該当する。
➡安衛則第7条第1項第5号ロ、労基則第18条

**31 ○** 記述どおり正しい。**1,000人を超える**事業場では、少なくとも1人、**専任の衛生管理者**を選任しなければならない。
➡安衛則第7条第1項第4号、第5号イ

**3**

関係法令（有害業務に係るもの以外のもの）

**32** ★★★ 常時使用する労働者数が2000人以上の事業場では、専任の衛生管理者を2人以上選任しなければならない。

**33** ★★★ 常時300人を超え500人未満の労働者を使用し、そのうち、深夜業を含む業務に常時100人の労働者を従事させる事業場では、衛生工学衛生管理者の免許を受けた者のうちから衛生管理者を選任しなければならない。

**34** ★★★ 常時50人以上の労働者を使用する事業場の事業者は、衛生管理者を選任し、その者に総括安全衛生管理者が統括管理すべき業務のうち、衛生に係る技術的事項を管理させなければならない。

**35** ★★★ 衛生管理者の職務として、労働者の危険又は健康障害を防止するための措置に関すること等の業務のうち衛生に係る技術的事項をすることがある。

**36** ★★★ 衛生管理者の職務として、労働者の安全又は衛生のための教育の実施に関する業務のうち、衛生に係る技術的事項を管理することがある。 令和6年4月

**37** ★★★ 衛生管理者の職務として、健康診断の実施その他健康の保持増進のための措置に関する業務のうち、衛生に係る技術的事項を管理することがある。 令和6年4月

**38** ★★★ 衛生管理者の職務として、労働災害の原因の調査及び再発防止対策に関する業務のうち、衛生に係る技術的事項を管理することがある。

**39** ★★★ 衛生管理者の職務として、安全衛生に関する方針の表明の業務のうち、衛生に係る技術的事項を管理することがある。

**40** 新傾向 衛生管理者の職務として、化学物質等による危険性又は有害性等の調査及びその結果に基づき講ずる措置に関することのうち、衛生に係る技術的事項を管理することがある。 令和6年4月

**41** ★★★ 衛生管理者の職務として、安全衛生に関する計画の作成、実施、評価及び改善に関することのうち、衛生に係る技術的事項を管理することがある。

**32** ✕ 1,000人を超える事業場では、少なくとも1人、専任の衛生管理者を選任しなければならないため、誤り。 ➡安衛則第7条第1項第4号、第5号イ

**33** ✕ 常時500人を超える労働者を使用する事業場で、一定の有害業務に常時30人以上の労働者を従事させる場合には、衛生管理者のうち1人を衛生工学衛生管理者免許を有する者のうちから選任しなければならないが、常時300人を超え500人未満ではその必要はなく、また、深夜業は一定の有害業務に該当しないため、誤り。
➡安衛則第7条第1項第6号

**34** ◯ 記述どおり正しい。 ➡安衛法第10条第1項、安衛則第12条

**35** ◯ 記述どおり正しい。 ➡安衛法第10条第1項第1号、第12条

**36** ◯ 記述どおり正しい。 ➡安衛法第10条第1項第2号、第12条

**37** ◯ 記述どおり正しい。 ➡安衛法第10条第1項第3号、第12条

**38** ◯ 記述どおり正しい。 ➡安衛法第10条第1項第4号、第12条

**39** ◯ 記述どおり正しい。
➡安衛法第10条第1項第5号、第12条、安衛則第3条の2第1号

**40** ◯ 記述どおり正しい。
➡安衛法第10条第1項第5号、第12条、安衛則第3条の2第2号

**41** ◯ 記述どおり正しい。
➡安衛法第10条第1項第5号、第12条、安衛則第3条の2第3号

**3**

関係法令（有害業務に係るもの以外のもの）

**42** ★★★ 衛生管理者の職務として、労働者の健康を確保するため必要があると認めるとき、事業者に対し、労働者の健康管理等について必要な勧告をすることがある。 令和6年4月

 **43** ★★★ 衛生管理者の職務として、衛生推進者の指揮に関することがある。

 **44** ★★★ 衛生管理者は、少なくとも毎週1回作業場等を巡視し、設備、作業方法又は衛生状態に有害のおそれがあるときは、直ちに、労働者の健康障害を防止するため必要な措置を講じなければならない。 令和6年4月

 **45** ★★★ 衛生管理者は、少なくとも毎月1回作業場等を巡視し、設備、作業方法等に有害のおそれがあるときは、直ちに、労働者の健康障害を防止するため必要な措置を講じなければならない。

 **46** ★★★ 事業者は、衛生管理者に対し、衛生に関する措置をなし得る権限を与えなければならない。

 **47** ★★★ 所轄労働基準監督署長は、労働災害を防止するため必要があると認めるときは、事業者に対し、衛生管理者の増員又は解任を命ずることができる。

## **3** 産業医

 **1** ★★★ 産業医を選任しなければならない事業場は、常時50人以上の労働者を使用する事業場である。 令和5年10月

**2** ★★★ 事業者は、選任した産業医に、労働者の健康管理等を行わせなければならない。

**3** ★★★ 産業医は、労働者の健康管理等を行うのに必要な医学に関する知識について一定の要件を備えた医師のうちから選任しなければならない。

**42 ✕** 労働者の健康を確保するため必要があると認めるとき、事業者に対し、労働者の健康管理等について必要な勧告をするのは、産業医の職務であるため、誤り。　　　　　　　➡安衛法第13条第5項

**43 ✕** 衛生推進者は、衛生管理者ではなく、**衛生業務について権限と責任を有する者**（社長、工場長等）の指揮を受けて当該業務を担当するため、誤り。
➡安衛法第12条第1項、安衛法第12条の2、昭和47年9月18日基発第601号の1

**44 ◯** 記述どおり正しい。　　　　　　　　　➡安衛則第11条第1項

**3**
関係法令（有害業務に係るもの以外のもの）

**45 ✕** 衛生管理者は、少なくとも**毎週1回**作業場等を巡視し、設備、作業方法等に有害のおそれがあるときは、直ちに、労働者の健康障害を防止するため必要な措置を講じなければならないため、誤り。
➡安衛則第11条第1項

**46 ◯** 記述どおり正しい。　　　　　　　　　➡安衛則第11条第2項

**47 ◯** 記述どおり正しい。　　➡安衛法第11条第2項、第12条第2項

**解答　産業医**

**1 ◯** 記述どおり正しい。　➡安衛法第13条第1項、安衛令第5条

**2 ◯** 記述どおり正しい。　　　　　　　　　➡安衛法第13条第1項

**3 ◯** 記述どおり正しい。　　　　　　　　　➡安衛法第13条第2項

**4** ★★★ 産業医を選任した事業者は、産業医に対し、労働者の業務に関する情報であって産業医が労働者の健康管理等を適切に行うために必要と認めるものを提供しなければならない。

**5** ★★★ 事業者は、産業医が旅行、疾病、事故その他やむを得ない事由によって職務を行うことができないときは、代理者を選任しなければならない。

**6** ★★★ 産業医は、選任すべき事由が発生した日から30日以内に選任しなければならない。

**7** ★★★ 常時使用する労働者数が50人以上の事業場において、厚生労働大臣の指定する者が行う産業医研修の修了者等の所定の要件を備えた医師であっても、当該事業場においてその事業を統括管理する者は、産業医として選任することはできない。

**8** ★★★ 常時1,000人以上の労働者を使用する事業場では、その事業場に専属の産業医を選任しなければならない。

**9** 新傾向 重量物の取扱い等重激な業務に常時500人の労働者を従事させる事業場では、その事業場に専属の産業医を選任しなければならない。 令和5年10月

**10** ★★★ 深夜業を含む業務に常時550人の労働者を従事させる事業場では、その事業場に専属の産業医を選任しなければならない。

**11** ★★★ 常時3,000人を超える労働者を使用する事業場では、2人以上の産業医を選任しなければならない。 令和5年10月

**12** ★★★ 事業者は、産業医が辞任したとき又は産業医を解任したときは、遅滞なく、その旨及びその理由を衛生委員会又は安全衛生委員会に報告しなければならない。

**13** ★★★ 産業医の職務として、健康診断の実施及び労働者の治療の業務がある。

**4 ○** 記述どおり正しい。 ➡安衛法第13条第4項

**5 ✕** 産業医の代理者は規定されていないため、誤り。なお、**総括安全衛生管理者**については、旅行、疾病、事故その他やむを得ない事由によって職務を行うことができないときは、代理者を選任する。
➡安衛則第3条第1項

**6 ✕** 産業医は、選任すべき事由が発生した日から14日以内に選任しなければならないため、誤り。
➡安衛法第13条第1項、安衛則第13条第1項第1号

**7 ○** 記述どおり正しい。産業医は、**法人の代表者**、**事業を営む個人**、**事業の実施を統括管理する者**以外の者のうちから選任しなければならない。 ➡安衛則第13条第1項第2号

**8 ○** 記述どおり正しい。常時**1,000人以上**の労働者を従事させる事業場、または一定の有害業務に常時**500人以上**の労働者を従事させる事業場においては、産業医はその事業場に専属の者でなければならない。
➡安衛法第13条第1項、安衛則第13条第1項第3号

**9 ○** 記述どおり正しい。重量物の取扱い等重激な業務は、上記の一定の有害業務に該当する。
➡安衛法第13条第1項、安衛則第13条第1項第3号ト

**10 ○** 記述どおり正しい。**深夜業を含む業務**は、上記の一定の有害業務に該当する。 ➡安衛法第13条第1項、安衛則第13条第1項第3号ヌ

**11 ○** 記述どおり正しい。
➡安衛法第13条第1項、安衛則第13条第1項第4号

**12 ○** 記述どおり正しい。 ➡安衛法第13条第1項、安衛則第13条第4項

**13 ✕** 産業医の職務には、健康診断の実施は含まれるが、労働者の治療の業務は含まれないため、誤り。 ➡安衛則第14条第1項第1号

**3** 関係法令（有害業務に係るもの以外のもの）

**14** 産業医の職務として、健康診断及び面接指導等の実施並びにこれらの結果に基づく労働者の健康を保持するための措置に関することがある。 　令和6年4月

 **15** 産業医の職務として、作業環境の維持管理に関することがある。

 **16** 産業医の職務として、作業の管理に関することがある。 　令和6年4月

 **17** 産業医の職務として、衛生教育に関することがある。 　令和6年4月

 **18** 産業医の職務として、労働者の健康障害の原因の調査及び再発防止のための措置に関することがある。 　令和6年4月

 **19** 産業医の職務として、安全衛生に関する方針の表明に関することがある。 　令和6年4月

 **20** 産業医は、労働者に対する衛生教育に関することであって、医学に関する専門的知識を必要とする事項について、総括安全衛生管理者に対して勧告することができる。 　令和5年10月

**21** 事業者は、産業医から労働者の健康管理等について勧告を受けたときは、当該勧告の内容及び当該勧告を踏まえて講じた措置の内容（措置を講じない場合にあっては、その旨及びその理由）を記録し、これを3年間保存しなければならない。

**22** 事業者が産業医に付与すべき権限には、労働者の健康管理等を実施するために必要な情報を労働者から収集することが含まれる。

 **23** 産業医は、毎週1回、作業場を巡視し、労働者の健康障害を防止するため必要な措置を講じなければならない。

**3**

関係法令（有害業務に係るもの以外のもの）

**14 ○** 記述どおり正しい。 ➡️安衛則第14条第1項第1号〜第3号

**15 ○** 記述どおり正しい。 ➡️安衛則第14条第1項第4号

**16 ○** 記述どおり正しい。 ➡️安衛則第14条第1項第5号

**17 ○** 記述どおり正しい。 ➡️安衛則第14条第1項第5号

**18 ○** 記述どおり正しい。 ➡️安衛則第14条第1項第9号

**19 ✕** 安全衛生に関する方針の表明に関する職務は、**総括安全衛生管理者**の職務であるため、誤り。 ➡️安衛則第3条の2第1号

**20 ○** 記述どおり正しい。 ➡️安衛則第14条第3項

**21 ○** 記述どおり正しい。 ➡️安衛則第14条の3第2項

**22 ○** 記述どおり正しい。産業医に付与すべき権限には、問題文のほか、「事業者又は総括安全衛生管理者に対して意見を述べること」と「労働者の健康を確保するため緊急の必要がある場合において、労働者に対して必要な措置をとるべきことを指示すること」がある。 ➡️安衛則第14条の4第2項第2号

**23 ✕** 産業医の作業場巡視は、**少なくとも毎月1回**（産業医が事業者から毎月1回以上、衛生管理者が行う巡視の結果等の情報の提供を受けている場合であって、事業者の同意を得ているときは**少なくとも2月に1回**）であるため、誤り。 ➡️安衛則第15条第1項

**24** 産業医は、衛生委員会を開催した都度作成する議事概要を、毎月1回以上、事業者から提供されている場合には、作業場等の巡視の頻度を、毎月1回以上から2か月に1回以上にすることができる。 　令和5年10月

 **25** 産業医は、衛生委員会に対して労働者の健康を確保する観点から必要な調査審議を求めることができる。

 **26** 産業医を選任した事業者は、その事業場における産業医の業務の具体的な内容、産業医に対する健康相談の申出の方法、産業医による労働者の心身の状態に関する情報の取扱いの方法を、常時各作業場の見やすい場所に掲示し、又は備え付ける等の方法により、労働者に周知させなければならない。

## 4 衛生委員会

 **1** 衛生委員会は、業種にかかわらず、常時50人以上の労働者を使用する事業場において設置しなければならない。

 **2** 衛生委員会は、工業的業種の事業場では常時50人以上、非工業的業種の事業場では常時100人以上の労働者を使用する事業場において設置しなければならない。

 **3** 衛生委員会の調査審議事項には、労働者の健康障害を防止するための基本となるべき対策に関することがある。

 **4** 衛生委員会の調査審議事項には、労働者の健康の保持増進を図るための基本となるべき対策に関することがある。

 **5** 衛生委員会の調査審議事項には、労働災害の原因及び再発防止対策で、衛生に係るものに関することがある。

 **6** 衛生委員会の付議事項には、長時間にわたる労働による労働者の健康障害の防止を図るための対策の樹立に関することがある。 　令和5年10月

 **7** 衛生委員会の付議事項には、労働者の精神的健康の保持増進を図るための対策の樹立に関することが含まれる。

**24** ✕ 産業医は、衛生委員会における**調査審議**を経て事業者が産業医に提供することとしたもの等の情報を、毎月1回以上、事業者から提供されている場合であって、**事業者の同意を得ているとき**は、作業場等の巡視の頻度を、毎月1回以上から2か月に1回以上にすることができるため、誤り。 ➡安衛則第15条第1項

**25** ◯ 記述どおり正しい。 ➡安衛則第23条第5項

**26** ◯ 記述どおり正しい。 ➡安衛法第101条第2項、安衛則第98条の2

**3**

関係法令（有害業務に係るもの以外のもの）

## 解答 衛生委員会

**1** ◯ 記述どおり正しい。 ➡安衛法第18条第1項、安衛令第9条

**2** ✕ 衛生委員会を設けるべき事業場の規模は、業種に関わらず、**常時50人以上**の労働者を使用する事業場であるため、誤り。
➡安衛法第18条第1項、安衛令第9条

**3** ◯ 記述どおり正しい。 ➡安衛法第18条第1項第1号

**4** ◯ 記述どおり正しい。 ➡安衛法第18条第1項第2号

**5** ◯ 記述どおり正しい。 ➡安衛法第18条第1項第3号

**6** ◯ 記述どおり正しい。
➡安衛法第18条第1項第4号、安衛則第22条第9号

**7** ◯ 記述どおり正しい。
➡安衛法第18条第1項第4号、安衛則第22条第10号

8  事業場に専属ではないが、衛生管理者として選任している労働衛生コンサルタントを、衛生委員会の委員として指名することができる。 令和5年10月

9  衛生委員会は産業医のうちから事業者が指名した者を委員としなければならない。

10 衛生委員会の委員として指名する産業医は、事業場の規模にかかわらず、その事業場に専属の者でなければならない。

11 当該事業場の労働者で、衛生に関し経験を有するものを衛生委員会の委員として指名することができる。

12 当該事業場の労働者で、作業環境測定を実施している作業環境測定士を衛生委員会の委員として指名することができる。

13 作業環境測定を作業環境測定機関に委託している場合、衛生委員会の委員として、当該機関に所属する作業環境測定士を指名しなければならない。 令和5年10月

14 衛生委員会の議長は、衛生管理者である委員のうちから、事業者が指名しなければならない。 令和5年10月

15 衛生委員会の議長を除く全委員は、事業場の労働組合又は労働者の過半数を代表する者の推薦に基づき指名しなければならない。 令和5年10月

16 衛生委員会の議長を除く委員の半数は、事業場に労働者の過半数で組織する労働組合があるときにおいてはその労働組合、労働者の過半数で組織する労働組合がないときにおいては労働者の過半数を代表する者が指名しなければならない。

17 衛生委員会及び安全委員会の設置に代えて安全衛生委員会として設置することはできない。

**8** ◯ 記述どおり正しい。衛生管理者のうちから事業者が指名した者を、衛生委員会の委員として指名することができる。なお、衛生管理者を複数選任する場合は、うち1人のみ労働衛生コンサルタント（外部委託＝専属でない）でもかまわない。

➡安衛法第18条第2項第2号、安衛則第7条第1項第2号

**9** ◯ 記述どおり正しい。　　　　　　　　　➡安衛法第18条第2項第3号

**10** ✕ 専属の者でなければならないという規定はないので、誤り。
➡安衛法第18条第2項第3号

**11** ◯ 記述どおり正しい。　　　　　　　　　➡安衛法第18条第2項第4号

**12** ◯ 記述どおり正しい。　　　　　　　　　➡安衛法第18条第3項

**13** ✕ 衛生委員会の委員として指名できる作業環境測定士は、当該事業場の労働者で作業環境測定を実施している者とされているため、誤り。作業環境測定機関の作業環境測定士を委員とすることはできない。
➡安衛法第18条第3項

**14** ✕ 衛生委員会の議長は、総括安全衛生管理者または事業の実施を統括管理する者もしくはこれに準じた者のうちから、事業者が指名しなければならないため、誤り。　　➡安衛法第17条第3項、第18条第4項

**15** ✕ 議長を除く委員の半数については、過半数労働組合又は過半数労働者を代表する者の推薦に基づいて指名しなければならないため、誤り。
➡安衛法第17条第4項、第18条第4項

**16** ✕ 議長を除く委員の半数については、過半数労働組合又は過半数労働者を代表する者の推薦に基づいて事業者が指名しなければならないため、誤り。　　➡安衛法第17条第4項、第18条第4項

**17** ✕ 安全委員会及び衛生委員会を設けなければならないときは、それぞれの委員会の設置に代えて、安全衛生委員会を設置することができると規定されているので、誤り。　　➡安衛法第19条第1項

**3**

関係法令（有害業務に係るもの以外のもの）

**18** ★★★ 衛生委員会は、6か月以内ごとに1回開催し、委員会における重要な議事に係る記録を作成して3年間保存しなければならない。

**19** ★★★ 衛生委員会の開催の都度、遅滞なく、委員会における議事の概要を、書面の交付等一定の方法によって労働者に周知させなければならない。

**20** ★★★ 衛生委員会の議事で重要なものについては、記録を作成し3年間保存しなければならない。

# 5 労働衛生コンサルタント

**1** 新傾向 労働衛生コンサルタントは、他人の求めに応じ報酬を得て、労働者の衛生の水準の向上を図るため、事業場の衛生についての診断及びこれに基づく指導を行うことを業とする。 令和6年4月 <sup>2種</sup> 令和5年10月 <sup>2種</sup>

**2** 新傾向 労働衛生コンサルタント試験には、保健衛生及び労働衛生工学の2つの区分がある。 令和6年4月 <sup>2種</sup> 令和5年10月 <sup>2種</sup>

**3** 新傾向 労働衛生コンサルタント試験に合格した者は、厚生労働大臣の指定する指定登録機関に備える労働衛生コンサルタント名簿に、氏名、生年月日等所定の事項の登録を受けることにより、労働衛生コンサルタントとなることができる。 令和6年4月 <sup>2種</sup> 令和5年10月 <sup>2種</sup>

**4** 新傾向 労働衛生コンサルタントが、その業務に関して知り得た秘密を漏らし、又は盗用したときは、その登録を取り消されることがある。 令和6年4月 <sup>2種</sup> 令和5年10月 <sup>2種</sup>

**5** 新傾向 労働衛生コンサルタントの診断及び指導を受けた事業者は、その記録を作成して、これを3年間保存しなければならない。 令和5年10月 <sup>2種</sup>

**6** 新傾向 労働衛生コンサルタントは、法定の研修を修了することにより、ストレスチェックの実施者となることができる。 令和6年4月 <sup>2種</sup>

**18** ✕ 衛生委員会は、**毎月1回以上**開催するようにしなければならず、重要な議事に係る記録を作成して、**3年間**保存しなければならないため、誤り。　　　　　　　　　　➡安衛則第23条第1項、第4項

**19** ◯ 記述どおり正しい。　　　　　　　　　➡安衛則第23条第3項

**20** ◯ 記述どおり正しい。　　　　　　　　　➡安衛則第23条第4項

| 解答 | 労働衛生コンサルタント |
| --- | --- |

**1** ◯ 記述どおり正しい。　　　　　　　　　➡安衛法第81条第2項

**2** ◯ 記述どおり正しい。　　　　　　　➡コンサルタント則第10条

**3** ◯ 記述どおり正しい。　　　　　　　　　➡安衛法第84条第1項

**4** ◯ 記述どおり正しい。　　　➡安衛法第85条第2項、第86条第2項

**5** ✕ コンサルタントが依頼者の氏名や住所、診断の項目等を記載して3年間保存する義務はあるが、事業者に問題文の義務を課した規定はないため、誤り。　　➡安衛法第103条第3項、コンサルタント則第22条

**6** ✕ ストレスチェックの実施者は、**医師**や**保健師**、法廷の研修を修了した**歯科医師、看護師、精神保健福祉士**または**公認心理士**であるため、誤り。　　　　　　　　　　　　　➡安衛則第52条の10

**3**

関係法令（有害業務に係るもの以外のもの）

# 第3章

## 2 安全衛生教育

**出題のポイント**

　安全衛生教育では、**雇い入れ時教育**が、第2種試験の必出項目となっています。これまでは、業種によっては省略することのできる事項があり、頻出問題となっていましたが、法改正（令和6年4月1日付）によって全ての業種で省略不可となりました。過去問に取り組む際は注意してください。

　また、記録の作成や保存についても問われることがありますので、押さえておいてください。

## 雇入れ時等の教育

　労働者を雇い入れ、又は労働者の作業内容を変更したときは、当該労働者に対し、その従事する業務に関する安全衛生教育を行わなければならない。

❶ 機械等、原材料等の危険性又は有害性及びこれらの取扱い方法に関すること。

❷ 安全装置、有害物抑制装置又は保護具の性能及びこれらの取扱い方法に関すること。

❸ 作業手順に関すること。

❹ 作業開始時の点検に関すること。

❺ 当該業務に関して発生するおそれのある疾病の原因及び予防に関すること。

❻ 整理、整頓及び清潔の保持に関すること。

❼ 事故時等における応急措置及び退避に関すること。

❽ その他その業務に関する安全・衛生のために必要な事項。

## 雇入れ時等の教育の省略

左表の❶～❽の事項の全部または一部について十分な知識及び技能を有していると認められる労働者については、その事項についての雇い入れ時の教育を省略することができる。

## 職長等に対する安全衛生教育が必要な業種

❶ 建設業

❷ 製造業 (一部除外＊)

❸ 電気業

❹ ガス業

❺ 自動車整備業

❻ 機械修理業

＊令和5年4月1日付で、すべての食料品製造業、新聞業、出版業、製本業及び印刷物加工業は除外業務ではなくなりました (職長に対する安全衛生教育が必要となりました)。これまでこの分野からの出題はありませんが、今後の出題に注意してください。

**3**

関係法令 (有害業務に係るもの以外のもの)

## 1　雇い入れ時教育

**1**  労働者を雇い入れたときは、当該労働者に対し、その従事する業務に関する安全衛生教育を行わなければならない。

**2**  常時10人未満の労働者を使用する事業場では、雇い入れ時の教育は、原則として行わなくてもよい。

**3**  3月以内の期間を定めて雇用する者については、特に危険又は有害な業務に従事する者でない限り、雇い入れ時の教育を省略することができる。

**4**  1か月以内の期間を定めて経理事務職員として雇用するパートタイム労働者についても、教育を行わなければならない。

**5**  業種によっては、雇い入れ時の安全衛生教育で行うべき事項のうち、省略することができるものがある。

**6**  「作業手順に関すること」は、雇い入れ時の労働安全衛生教育の教育事項とされている。

**7**  「作業開始時の点検に関すること」は、雇い入れ時の労働安全衛生教育の教育事項とされている。

**8**  「従事させる業務に関して発生するおそれのある疾病の原因及び予防に関すること」は、雇い入れ時の労働安全衛生教育の教育事項とされている。

**9**  「整理、整頓及び清潔の保持に関すること」は、雇い入れ時の労働安全衛生教育の教育事項とされている。

**10**  「事故時等における応急措置に関すること」は、雇い入れ時の労働安全衛生教育の教育事項とされている。

**11**  必要とする教育事項について十分な知識及び技能を有していると認められる労働者については、当該事項についての雇い入れ時の教育を省略することができる。

## 解答 雇い入れ時教育

**1 ○** 記述どおり正しい。　➡安衛法第59条第1項、安衛則第35条第1項

**2 ✕** 雇い入れ時の教育は、労働者を雇い入れるすべての事業場で行い、労働者数や業務の内容、雇用形態などに関わらず省略することはできないため、誤り。　➡安衛法第59条第1項、安衛則第35条第1項

**3 ✕** 期間を定めて雇用する者について、雇い入れ時の安全衛生教育を省略できるという規定はないため、誤り。
➡安衛法第59条第1項、安衛則第35条第1項

**4 ○** 記述どおり正しい。　➡安衛法第35条第1項、安衛則第35条第1項

**5 ✕** いかなる業種であっても、雇い入れ時教育の項目は省略できないため、誤り。　➡安衛法第59条第1項、安衛則第35条第1項

**6 ○** 記述どおり正しい。
➡安衛法第59条第1項、安衛則第35条第1項第3号

**7 ○** 記述どおり正しい。
➡安衛法第59条第1項、安衛則第35条第1項第4号

**8 ○** 記述どおり正しい。
➡安衛法第59条第1項、安衛令第2条第1項第3号、安衛則第35条第1項第5号

**9 ○** 記述どおり正しい。
➡安衛法第59条第1項、安衛則第35条第1項第6号

**10 ○** 記述どおり正しい。
➡安衛法第59条第1項、安衛則第35条第1項第7号

**11 ○** 記述どおり正しい。　➡安衛法第59条第1項、安衛則第35条第2項

**3**

関係法令（有害業務に係るもの以外のもの）

同一業種の事業場に勤務した経験のある労働者には、原則として雇い入れ時の教育を行わなくてもよい。

 事業者は、雇い入れ時の安全衛生教育について、記録を作成し、一定期間保存しなければならない。

 教育を行ったときは、教育の受講者、科目等の記録を作成し、1年間保存しなければならない。

 新たに職務につくこととなった職長に対しては、事業場の業種にかかわらず、一定の事項について、安全衛生教育を行わなければならない。

**12** ✕ 雇い入れ時教育を省略することができるのは、「必要とする教育事項について十分な知識及び技能を有していると認められる労働者」であるため、誤り。　　　　→安衛法第59条第1項、安衛則第35条第2項

**13** ✕ 特別教育には、記録の作成、保存義務はあるが、雇い入れ時教育は、このような規定がないため、誤り。

**14** ✕ 雇い入れ時教育に、記録の作成や保存についての規定はないため、誤り。

**15** ✕ 職長の教育を行わなければならないのは、建設業、製造業（一部除く）、電気業、ガス業、自動車整備業、機械修理業、新聞業、出版業、製本業および印刷加工業等に限られているため、誤り。
　　　　→安衛法第60条、安衛令第19条

**3**

関係法令（有害業務に係るもの以外のもの）

# 3 健康診断

**出題のポイント**

　この分野からは、**雇い入れ時の健康診断**と**定期健康診断**が頻出です。どちらかは必ず出題されるとみてください。検査の**項目**と**省略**、記録の**作成・保存・報告**が主な項目ですが、出題パターンはほぼ決まっていますので、過去問をしっかりマスターしてください。また、特定業務従事者の健康診断、海外派遣労働者の健康診断からも、時どき出題されています。

　また、**面接指導**と**ストレスチェック**は、近年強化されている分野なので、特に注意しておさえてください。

## 健康診断の概要

| 健診の種類 | 対象労働者 | 頻度 | 結果報告 |
|---|---|---|---|
| 雇入れ時 | 常時使用する労働者 | 雇入れの際 | × |
| 定期 | 常時使用する労働者 | 1年以内ごとに1回 | ○<br>（常時50人以上の労働者を使用する事業者） |
| 特定業務 | 特定業務従事者 | 配置替えの際と、<br>6か月以内ごとに1回 | ○<br>（人数に関係なく） |
| 歯科医師 | 塩酸、硝酸、硫酸等の従事者 | | |
| 特殊 | 有害業務従事者 | | |

## 定期健康診断項目

常時使用する労働者は、1年以内ごとに1回、定期的に次の11項目の健康診断を行わなければならない。

| 項目 | 医師の判断による省略<br>（厚生労働大臣の定める基準に基づく） |
|---|---|
| ①既往歴及び業務歴の調査 | |
| ②自覚症状及び他覚症状の有無の検査 | |

| ③身長、体重、腹囲、視力・聴力の検査 | 可（体重、視力・聴力の検査は不可） |
|---|---|
| ④胸部エックス線検査及び喀痰検査 | 可 |
| ⑤血圧の測定 | |
| ⑥貧血検査 | 可 |
| ⑦肝機能検査 | 可 |
| ⑧血中脂質検査 | 可 |
| ⑨血糖検査 | 可 |
| ⑩尿検査 | |
| ⑪心電図検査 | 可 |

## 過重労働による面接指導

すべての事業場において、医師による面接指導の実施義務がある。面接指導は、要件に当てはまる労働者の申し出により行われる。面接指導を行う医師は産業医に限らない。

| 要件 | 休憩時間を除き、1週間当たり40時間を超えて労働させた場合、その超えた時間が1か月当たり80時間（新たな技術、商品又は役務の研究開発に係る業務については100時間）を超え、疲労の蓄積が認められる者。ただし1か月以内に面接指導を受けた労働者などで、面接指導を受ける必要がないと医師が認めた者を除く。 |
|---|---|
| 実施 | 要件に該当する労働者の申し出により行うものとする。 |
| 記録 | 事業者は、面接指導の結果に基づき結果の記録を作成し、5年間保存しなければならない。 |
| 意見聴取 | 面接指導の結果に基づく医師からの意見聴取は、面接指導実施後、遅滞なく行わなければならない。ただし、事業者の指定した医師以外の面接指導を受け、その結果を証明する書面を事業者に提出した場合にあっては、当該労働者がその書面を事業者に提出した後、遅滞なく行われなければならない。 |

# 1 雇い入れ時の健康診断

 **1** 事業者は、常時使用する労働者を雇い入れるときは、当該労働者に対し、医師による健康診断を行わなければならない。

 **2** 健康診断受診後6月を経過しない者が、その健康診断結果を証明する書面を提出したときは、雇い入れ時の健康診断において相当する項目を省略することができる。 令和5年10月

 **3** 雇い入れ時の健康診断の項目には、既往歴及び業務歴の調査が含まれる。

 **4** 雇い入れ時の健康診断の項目には、腹囲の検査が含まれている。

 **5** 雇い入れ時の健康診断の項目には、1,000ヘルツ及び4,000ヘルツの音に係る聴力の検査が含まれている。 令和5年10月

 **6** 雇入時の健康診断の項目には、血糖検査が含まれているが、血液中の尿酸濃度の検査は含まれていない。

 **7** 雇入時の健康診断では、40歳未満の者について医師が必要でないと認めるときは、貧血検査、肝機能検査等一定の検査項目を省略することができる。

 **8** 雇入時の健康診断の項目のうち、聴力の検査は、35歳及び40歳の者並びに45歳以上の者に対しては、1,000Hz及び4,000Hzの音について行っているが、その他の年齢の者に対しては、医師が適当と認めるその他の方法により行っている。

 **9** 雇入時の健康診断の結果に基づいて作成した健康診断個人票は、5年間保存しなければならない。

 **10** 雇入時の健康診断の項目に異常の所見があると診断された労働者については、その結果に基づき、健康を保持するために必要な措置について、健康診断実施日から3月以内に、医師の意見を聴かなければならない。

 **11** 常時50人以上の労働者を使用する事業場で雇入時の健康診断を行ったときは、遅滞なく、その結果を所轄労働基準監督署長に報告しなければならない。

## 解答 雇い入れ時の健康診断

**1 ○** 記述どおり正しい。 ➡安衛則第43条第1項

**2 ✕** 医師による健康診断を受けた後、**3月**を経過しない者を雇い入れる場合において、その者が、**健康診断の結果を証明する書面**を提出したときは、当該項目は省略することができるため、誤り。
➡安衛則第43条第1項

**3 ○** 記述どおり正しい。 ➡安衛則第43条第1項第1号

**4 ○** 記述どおり正しい。 ➡安衛則第43条第1項第3号

**5 ○** 記述どおり正しい。 ➡安衛則第43条第1項第3号

**6 ○** 記述どおり正しい。 ➡安衛則第43条第1項第9号

**7 ✕** 雇い入れ時の健康診断の項目は、定期健康診断と異なり、省略することはできないため、誤り。 ➡安衛則第43条

**8 ✕** 雇い入れ時の健康診断の項目には、1,000ヘルツ及び4,000ヘルツの音に係る聴力の検査が含まれており、これを省略することはできないため、誤り。なお、定期健康診断の聴力の検査の場合は、問題文の通りである。 ➡安衛則第43条第1項第3号

**9 ○** 記述どおり正しい。 ➡安衛則第51条

**10 ○** 記述どおり正しい。 ➡安衛則第51条の2第1項第1号

**11 ✕** 雇入時の健康診断の結果は、報告する義務はないため、誤り。なお、常時50人以上の労働者を使用する事業場では、定期健康診断の結果は、行政官庁への報告義務がある。 ➡安衛則第52条

## 2　定期健康診断

**1** 労働安全衛生規則に基づく定期健康診断項目のうち、心電図検査、貧血検査、肝機能検査等は、厚生労働大臣が定める基準に基づき医師が必要でないと認めるときは、省略することができる。
令和6年4月

**2** 定期健康診断項目のうち、尿検査は医師が必要でないと認めるときであっても省略することはできない。
令和6年4月

**3** 定期健康診断の項目のうち自覚症状及び他覚症状の有無の検査については、医師が必要でないと認めるときは、省略することができる。

**4** 定期健康診断において、血圧の測定は、厚生労働大臣が定める基準に基づき医師が必要でないと認めるときは省略することができる。

**5** 定期健康診断の項目のうち、聴力の検査は、35歳及び40歳の者並びに45歳以上の者に対しては、1000ヘルツ及び4000ヘルツの音について行わなければならないが、その他の年齢の者に対しては、医師が適当と認める方法により行うことができる。

**6** 定期健康診断の結果に基づき健康診断個人票を作成して、これを5年間保存しなければならない。
令和5年10月

**7** 事業場において実施した定期健康診断の結果、健康診断項目に異常所見があると診断された労働者については、健康を保持するために必要な措置について、健康診断が行われた日から3か月以内に、医師から意見聴取を行っている。

**8** 定期健康診断を受けた労働者に対しては、異常の所見が認められなかった者を含め、遅滞なく、健康診断の結果を通知しなければならない。
令和5年10月

**9** 常時40人の労働者を使用する事業場において、定期健康診断の結果について、所轄労働基準監督署長に報告を行っていない。

## 解答　定期健康診断

**1** ○ 記述どおり正しい。省略できる項目は、①身長・腹囲の検査、②胸部エックス線検査及び喀痰検査、③貧血検査、④肝機能検査、⑤血中脂質検査、⑥血糖検査、⑦心電図検査である。
➡安衛則第44条第1項、第2項、平成10年労働省告示第88号

**2** ○ 記述どおり正しい。省略できない項目は、①既往歴及び業務歴の調査、②自覚症状及び他覚症状の有無の検査、③体重、視力及び聴力の検査、④血圧の測定、⑤尿検査である。
➡安衛則第44条第1項、第2項、平成10年労働省告示第89号

**3** ✕ 省略できる項目に、自覚症状及び他覚症状の有無の検査は含まれないため、誤り。
➡安衛則第44条第1項、第2項、平成10年労働省告示第90号

**4** ✕ 省略できる項目に、血圧の測定は含まれないため、誤り。
➡安衛則第44条第1項、第2項、平成10年労働省告示第91号

**5** ○ 記述どおり正しい。
➡安衛則第44条第4項

**6** ○ 記述どおり正しい。
➡安衛則第51条

**7** ○ 記述どおり正しい。
➡安衛則第51条の2第1項

**8** ○ 記述どおり正しい。
➡安衛則第51条の4

**9** ○ 法令には違反していない。ただし、常時**50**人以上の労働者を使用する事業場においては、定期健康診断結果報告書を遅滞なく所轄労働基準監督署長に報告しなければならない。
➡安衛則第52条

**3**

関係法令（有害業務に係るもの以外のもの）

10 ★★★ 常時50人の労働者を使用する事業場において、定期健康診断の結果については、遅滞なく、所轄労働基準監督署長に報告を行っているが、雇入時の健康診断の結果については報告を行っていない。

## 3 特定業務従事者の健康診断

1 ★★★ 深夜業を含む業務に常時従事する労働者に対し、6月以内ごとに1回、定期に健康診断を行っているが、胸部エックス線検査については、1年以内ごとに1回しか行っていない。 令和5年10月

2 ★★★ 深夜業を含む業務に常時従事する労働者に対しては、6月以内ごとに1回、定期に、健康診断を行わなければならない。

3 ★★★ 深夜業に従事する労働者の胸部エックス線検査は、1年以内ごとに1回、定期に行わなければならない。

4 ★★★ 深夜業を行うウエイトレスに対しては、6月以内ごとに1回、定期に定期健康診断項目についての健康診断を行わなければならない。ただし、これらの項目のうち胸部エックス線検査及び喀痰検査については、1年以内ごとに1回、定期に行えばよい。

## 4 海外派遣労働者の健康診断

1 ★★★ 本邦外の地域に6月以上派遣する労働者に対し、一定の項目について医師による健康診断を行わなければならない。

2 ★★★ 本邦外の地域に6月以上派遣した労働者を本邦の地域内の業務に就かせるとき（一時的な場合を除く）は、医師による健康診断を行わなければならない。

3 ★★★ 海外に6月以上派遣して帰国した労働者について、国内の業務に就かせるとき、一時的な就業の場合を除いて、海外派遣労働者健康診断を行っている。

4 ★★★ 本邦外の地域に労働者を派遣する際に行う健康診断では、法令に基づく他の健康診断実施の日から1年間に限り、相当する項目を省略することができる。

**10** ◯ 記述どおり正しい。常時50人以上の労働者を使用する事業場では、定期健康診断の結果は、行政官庁への報告義務があるが、雇入時の健康診断の結果は、報告する義務はない。　　　➡安衛則第52条

## 解答 特定業務従事者の健康診断

**1** ◯ 記述どおり正しい。深夜業などの特定業務に従事する労働者に対しては、**6月**以内ごとに1回、定期健康診断を行わなければならないが、胸部X線検査については、**1年**以内ごとに1回、定期に行えば足りることとされている。　　　➡安衛則第45条第1項

**2** ◯ 記述どおり正しい。　　　➡安衛則第45条

**3** ◯ 記述どおり正しい。　　　➡安衛則第45条第1項

**4** ◯ 記述どおり正しい。　　　➡安衛則第45条第1項

## 解答 海外派遣労働者の健康診断

**1** ◯ 記述どおり正しい。　　　➡安衛則第45条の2第1項

**2** ◯ 記述どおり正しい。　　　➡安衛則第45条の2第2項

**3** ◯ 記述どおり正しい。　　　➡安衛則第45条の2第2項

**4** ✕ 本邦外の地域に労働者を派遣する際に行う健康診断では、定期健康診断項目等を実施した日から**6月**間に限り、当該健康診断項目に相当する項目を省略することができるため、誤り。　　　➡安衛則第45条の2第3項

3 関係法令（有害業務に係るもの以外のもの）

5 海外派遣労働者の健康診断については、雇い入れ時健康診断、定期健康診断、特定業務従事者の健康診断又は特殊健康診断を受けた者についてはその実施の日から6カ月間に限り、その受けた健康診断項目に相当する項目を省略することができる。

 6 身長の検査及び喀痰検査については、厚生労働大臣が定める基準に基づき、医師が必要でないと認めるときは、海外派遣労働者の健康診断を省略することができる。

## 5 給食従業員の健康健診

 1 炊事場や給食業務に従事する労働者に対し、雇い入れの際、検便による健康診断を行わなければならない。

 2 給食の業務に配置替えする労働者に対しては、検便による健康診断を行わなればならない。

## 6 健康診断結果の記録の作成

 1 事業者は、定期健康診断の結果に基づき、健康診断個人票を作成して、5年間保存しなければならない。

 2 海外派遣労働者の健康診断を実施した場合には、健康診断個人票を作成し、5年間保存しなければならない。

 3 定期健康診断の結果、その項目に異常所見が認められた労働者について、健康を保持するため必要な措置について事業者が医師から行う意見聴取は、3月以内に行われなければならない。

 4 雇入時の健康診断の結果に基づき、その項目に異常の所見があると診断された労働者について、事業者が行う医師からの意見聴取は、健康診断実施日から3月以内に行わなければならない。

 5 事業者が行う健康診断の結果、異常の所見があると診断された労働者については、健康保持のため必要な措置について、実施日から3月以内に、医師又は歯科医師の意見を聴かなければならない。

5 ◯ 記述どおり正しい。 ➡️安衛則第45条の2第3項

6 ◯ 記述どおり正しい。 ➡️安衛則第45条の2第4項

## 解答 給食従業員の健康健診

1 ◯ 記述どおり正しい。 ➡️安衛則第47条

2 ◯ 記述どおり正しい。 ➡️安衛則第47条

## 解答 健康診断結果の記録の作成

1 ◯ 記述どおり正しい。 ➡️安衛則第51条

2 ◯ 記述どおり正しい。 ➡️安衛則第51条

3 ◯ 記述どおり正しい。 ➡️安衛則第51条の2第1項第1号

4 ◯ 記述どおり正しい。 ➡️安衛則第51条の2第1項第1号

5 ◯ 記述どおり正しい。 ➡️安衛則第51条の2第1項第1号

**3**

関係法令（有害業務に係るもの以外のもの）

6  健康診断の結果に基づき医師又は歯科医師から聴取した意見は、健康診断個人票に記載しなければならない。

7  医師又は歯科医師の意見を勘案し、必要があると認めるときには、労働者の実情を考慮して、就業場所の変更、作業の転換、労働時間の短縮等の措置を講じなければならない。

## 7　健康診断の結果の通知

1  一般健康診断を受けた労働者のうちで、異常所見のある者を対象として、健康診断結果の通知を行わなければならない。

2  定期健康診断を受けた労働者に対し、遅滞なく、当該健康診断の結果を通知しなければならない。

3  常時30人以上の労働者を使用する事業者が定期健康診断を実施したときは、定期健康診断結果報告書を所轄労働基準監督署長に提出しなければならない。

4  雇い入れ時の健康診断を実施したときは、所轄労働基準監督署長に所定の報告書を提出しなければならない。

## 8　面接指導

1  面接指導とは、問診その他の方法により心身の状況を把握し、これに応じて面接により必要な指導を行うことをいう。

2  労働者は、事業者の指定した医師による面接指導を希望しない場合は、他の医師の行う面接指導を受け、その結果を証明する書面を事業者に提出することができる。

3  面接指導を行う医師として事業者が指定することのできる医師は、当該事業場の産業医に限られる。

4  面接指導の結果は、健康診断個人票に記載しなければならない。

6 ◯ 記述どおり正しい。 ➡安衛則第51条の2第2項第2号

7 ◯ 記述どおり正しい。 ➡安衛法第66条の5第1項

## 解答 健康診断の結果の通知

1 ✕ 健康診断の結果の通知は、健康診断を受けた労働者に対して行うのであって、異常所見のある者だけでないため、誤り。
➡安衛則第51条の4

2 ◯ 記述どおり正しい。 ➡安衛則第51条の4

3 ✕ 定期健康診断結果報告書を提出しなければならないのは、常時使用する労働者が50人以上の事業場の事業者であるため、誤り。
➡安衛則第52条

4 ✕ 健康診断結果報告書を提出しなければならないのは、①定期健診、②特定業務健診、③歯科医師健診等であり、雇い入れ時健診は除外されているため、誤り。 ➡安衛則第52条

## 解答 面接指導

1 ◯ 記述どおり正しい。 ➡安衛法第66条の8第1項

2 ◯ 記述どおり正しい。 ➡安衛法第66条の8第2項

3 ✕ 面接指導を行う医師として事業者が指定することのできる医師は、当該事業場の産業医に限られることはないため、誤り。
➡安衛法第66条の8第2項

4 ✕ 面接指導の結果は記録しておかなければならないが、必ずしも健康診断個人票に記載しなければならないわけではないため、誤り。
➡安衛法第66条の8第3項

5 ★★★ 面接指導の対象となる労働者の要件は、休憩時間を除き1週間当たり40時間を超えて労働させた場合におけるその超えた時間が1か月当たり120時間を超え、かつ、疲労の蓄積が認められることである。ただし、新たな技術、商品又は役務の研究開発に係る業務に従事する者及び高度プロフェッショナル制度の対象者はいないものとする。

6 ★★★ 事業者は、面接指導を実施するため、タイムカードによる記録等の客観的な方法その他の適切な方法により、労働者の労働時間の状況を把握しなければならない。

7 ★★★ 事業者は、面接指導を実施するため、タイムカードによる記録等の客観的な方法その他の適切な方法により、監督又は管理の地位にある者を除き、労働者の労働時間の状況を把握しなければならない。

8 ★★★ 面接指導は、その要件に該当する労働者の申出により行われる。

9 ★★★ 事業者は、面接指導の対象となる要件に該当する労働者から申出があったときは、遅滞なく面接指導を行わなければならない。

10 ★★★ 医師は、対象となる労働者の面接指導を行うに当たり、勤務の状況、疲労の蓄積の状況の他、心身の状況について確認を行う。

11 ★★★ 面接指導を受けた労働者の氏名は、面接指導の結果に基づく記録に記載しなければならない事項である。

12 ★★★ 面接指導を行った医師の氏名は、面接指導の結果に基づく記録に記載しなければならない事項である。

13 ★★★ 面接指導を受けた労働者の疲労の蓄積の状況は、面接指導の結果に基づく記録に記載しなければならない事項である。

14 ★★★ 面接指導を受けた労働者の家族の状況は、面接指導の結果に基づく記録に記載しなければならない事項である。

15 ★★★ 面接指導の結果は、健康診断個人票に記載しなければならない。

**3** 関係法令（有害業務に係るもの以外のもの）

**5** ✕ 面接指導の対象となる労働者の要件は、週40時間を超える労働が1月当たり **80**時間を超え、かつ疲労の蓄積が認められる者であるため、誤り。なお、研究開発業務従事者、高度プロフェッショナル制度適用者については、別途規定がある。
➡️安衛法第66条の8の2第1項、安衛則第52条の2第1項、第52条の7の2

**6** ◯ 記述どおり正しい。タイムカードによる記録、PC等の使用時間の記録等の客観的な方法、その他の適切な方法により把握しなければならない。
➡️法第66条の8の3、安衛則第52条の7の3

**7** ✕ 面接指導の対象労働者について、監督又は管理の地位にある者を除くとは定められていない。
➡️法第66条の8の3

**8** ◯ 記述どおり正しい。
➡️安衛則第52条の3第1項

**9** ◯ 記述どおり正しい。
➡️安衛則第52条の3第3項

**10** ◯ 記述どおり正しい。
➡️安衛則第52条の4

**11** ◯ 記述どおり正しい。
➡️安衛則第52条の5第2号、第52条の6第2項

**12** ◯ 記述どおり正しい。
➡️安衛則第52条の5第3号、第52条の6第2項

**13** ◯ 記述どおり正しい。
➡️安衛則第52条の5第4号、第52条の6第2項

**14** ✕ 面接指導の結果に基づく記録に記載しなければならない事項として定められていないため、誤り。
➡️安衛則第52条の5各号

**15** ✕ 面接指導の結果の記録は作成しなければならないが、「健康診断個人票に記載しなければならない」という定めはないため、誤り。
➡️安衛則第52条の5

**3**

関係法令（有害業務に係るもの以外のもの）

16 ★★★ 事業者は、面接指導の結果に基づき、その記録を作成し、3年間保存しなければならない。

17 ★★★ 面接指導の結果に基づき、労働者の健康を保持するために必要な措置について医師から聴取した意見は、面接指導の結果に基づく記録に記載しなければならない事項である。

18 ★★★ 事業者は、面接指導の結果に基づき、労働者の健康を保持するため必要な措置について、面接指導実施日から3月以内に、医師の意見を聴かなければならない。

## 9 ストレスチェック

1 ★★★ すべての事業者は、常時使用する労働者に対し、1年以内ごとに1回、定期に、ストレスチェックを行わなければならない。

2 ★★★ 労働者に対するストレスチェックの事項は、「当該労働者の心理的な負担の原因」、「当該労働者の心理的な負担による心身の自覚症状」及び「他の労働者による当該労働者への支援」に関する項目である。

3 ★★★ 面接指導を行う医師として事業者が指名できる医師は、当該事業場の産業医に限られる。 令和5年10月

4 新傾向 面接指導を行う医師として事業者が指名できる医師は、法定の研修を修了した医師に限られる。 令和6年4月

5 ★★★ 労働安全衛生法に基づく心理的な負担の程度を把握するための検査について、医師及び保健師以外の検査の実施者として、労働衛生コンサルタント又は衛生管理者でもよい。

6 新傾向 ストレスチェックを受ける労働者について解雇、昇進又は異動に関して直接の権限を持つ監督的地位にある者は、ストレスチェックの実施の事務に従事してはならない。 令和5年10月

**16 ✕** 面接指導の結果に基づき、その記録を作成し、**5年間保存しなければ**ならないため、誤り。　➡安衛則第52条の6第1項

**17 ◯** 記述どおり正しい。　➡安衛則第52条の6第2項

**18 ✕** 医師からの意見聴取は、面接指導が行われた後、**遅滞なく行わなけれ**ばならないため、誤り。　➡安衛則第52条の7

## 解答　ストレスチェック

**1 ✕** 常時**50人以上**の労働者を使用する事業場では、事業者は、常時使用する労働者に対し、1年以内ごとに1回、定期に、ストレスチェックを行わなければならないため、誤り。50人未満の事業場では、当分の間は努力義務にとどめられている。
➡安衛法第66条の10第1項、安衛法附則第4条、安衛則52条の9

**2 ◯** 記述どおり正しい。　➡安衛法第66条の10第1項、安衛則52条の9

**3 ✕** 当該事業場の産業医に限られるという規定は無いため、誤り。
➡安衛法第66条の10、安衛則第52条の10

**4 ✕** 医師についての指名要件は規定されていないため、誤り。
➡安衛法第66条の10、安衛則第52条の10

**5 ✕** 心理的な負担の程度を把握するための検査の実施者は、医師、保健師以外に、検査を行うために必要な知識についての研修であって厚生労働大臣が定めるものを修了した**歯科医師、看護師、精神保健福祉士**または**公認心理師**と規定されているため、誤り。
➡安衛法第66条の10第1項、安衛則第52条の10第1項第3号

**6 ◯** 記述どおり正しい。
➡安衛法第66条の10第1項、安衛則第52条の10第2項

7 ★★★ 事業者は、ストレスチェックの結果が、衛生管理者及びストレスチェックを受けた労働者に通知されるようにしなければならない。 令和5年10月

8 新傾向 事業者は、面接指導を行った場合は、当該面接指導の結果を当該事業場の当該部署に所属する労働者の集団その他の一定規模の集団ごとに集計し、その結果について分析しなければならない。 令和6年4月

9 ★★★ 事業者は、ストレスチェックの結果、心理的な負担の程度が高い労働者であって、面接指導を受ける必要があると当該ストレスチェックを行った医師等が認めたものが面接指導を受けることを希望する旨を申し出たときは、当該申出をした労働者に対し、面接指導を行わなければならない。

10 ★★★ 事業者は、ストレスチェックの結果、心理的な負担の程度が高い労働者全員に対し、医師による面接指導を行わなければならない。

11 ★★★ 事業者は、面接指導の対象となる要件に該当する労働者から申出があったときは、申出の日から3か月以内に、面接指導を行わなければならない。 令和6年4月

12 ★★★ 事業者は、医師による面接指導の結果に基づき、当該面接指導の結果の記録を作成し、これを3年間保存しなければならない。

13 ★★★ 面接指導の結果は、健康診断個人票に記載しなければならない。 令和6年4月 令和5年10月

14 ★★★ 事業者は、面接指導の結果に基づき、当該労働者の健康を保持するため必要な措置について、面接指導が行われた日から3か月以内に、医師の意見を聴かなければならない。 令和5年10月

15 ★★★ ストレスチェックと面接指導の実施状況について、面接指導を受けた労働者数が50人以上の場合に限り、労働基準監督署長へ報告しなければならない。 令和6年4月

**7** ✕ ストレスチェックの結果は、検査を行った医師等から、本人（**ストレスチェックを受けた労働者**）に通知されるようにしなければならないため、誤り。労働者の同意を得ずに、検査の結果を事業者に提供してはならない。　➡ 安衛法第66条の10第2項、安衛則第52条の12

**8** ✕ 事業者は、面接指導を行った場合は、検査を行った**医師等**に当該事項を集計させ、その結果について分析させるよう**努めなければならない**ため、誤り。　➡ 安衛則第52条の14

**9** ◯ 記述どおり正しい。
➡ 安衛法第66条の10第3項、安衛則第52条の15第1項、第52条の16第2項

**10** ✕ 事業者は、ストレスチェックの結果、本人（心理的な負担の程度が高い労働者）からの**申し出**があった場合、医師による面接指導を行わなければならないため、誤り。
➡ 安衛法第66条の10第3項、安衛則第52条の16第2項

**11** ✕ 要件に該当する労働者から申出があったときは、**遅滞なく、**面接指導を行わなければならないため、誤り。
➡ 安衛法第66条の10第3項、安衛則第52条の16第2項

**12** ✕ 事業者は、面接指導の結果に基づき、当該面接指導の結果の記録を作成して、これを**5年間保存**しなければならないため、誤り。
➡ 安衛法第66条の10第4項、安衛則第52条の18第1項

**13** ✕ 面接指導の結果は、**記録しておかなければならない**が、健康診断個人票に記載しなければならないという規定は無いため、誤り。
➡ 安衛法第66条の10第4項、安衛則第52条の18第1項

**14** ✕ 医師からの意見聴取は、面接指導が行われた後、**遅滞なく行わなければ**ならないため、誤り。
➡ 安衛法第66条の10第5項、安衛則第52条の19第1項

**15** ✕ ストレスチェックと面接指導の実施状況について、**常時50人以上の労働者を使用する事業者**は、労働基準監督署長へ報告しなければならないため、誤り。　➡ 安衛則第52条の21

**3**

関係法令（有害業務に係るもの以外のもの）

261

# 衛生基準

出題のポイント
　衛生基準からの出題は、気積、換気、採光と照明、清潔、食堂及び炊事場と広範囲にわたります。これらをまんべんなく組み合わせた形で、1問出題されるとみてください。

　新傾向問題はほとんどみられませんので、数字規定に注意しつつ、過去問をしっかりマスターしておけば、対応できるでしょう。

## 主な数字規定

❶ 気積は、設備の占める容積及び床面から4mを超える高さにある空間を除き、労働者1人について、10m³以上

常時60人の労働者を就業させる天井高3mの屋内作業場の気積が、設備の占める容積を除いて800m³となっていることは、労働安全衛生規則の衛生基準に違反するか。

➡ 800m³ ÷ 60人 ≒ 13.33333……

➡ 10m³／人以上

➡ 安衛則の衛生基準に違反しない

❷ 換気は、窓その他の開口部の直接外気に向かって開放することができる部分の面積が、常時床面積の20分の1以上

❸ 屋内作業の気温が10℃以下のときは、換気に際し、毎秒1m以上の気流にさらしてはならない

❹ 作業面の照度の基準 [ルクス：lx]

屋内作業（安衛則）

| 精密な作業 | 300ルクス以上 |
|---|---|
| 普通の作業 | 150ルクス以上 |
| 粗な作業 | 70ルクス以上 |

屋内作業のうち事務作業（事務所則）

| 作業の区分 | 基準 |
|---|---|
| 一般的な事務作業 | 300ルクス以上 |
| 付随的な事務作業* | 70ルクス以上 |

*資料の袋詰め等、事務作業のうち、文字を読み込んだり資料を細かく識別したりする必要のないもの

**⑤** 照明設備の点検は定期に6月以内ごとに1回

**⑥** 暑熱、寒冷又は多湿の屋内作業は、半月以内ごとに1回、定期に気温、湿度及び輻射熱を測定し、その記録を3年間保存

**⑦** 常時50人以上又は常時女性30人以上の労働者を使用する場合には、男女別に、労働者が臥床できる休養室又は休養所が必要

**⑧** 日常の清掃のほか、大掃除を、6月以内ごとに1回、定期に統一的に

**⑨** 便所の設置

| 男性用 | 大便所の便房数 | 同時に就業する男性労働者60人以内ごとに1個以上 |
|---|---|---|
| | 小便所の箇所数 | 同時に就業する男性労働者30人以内ごとに1個以上 |
| 女性用便所の便房数 | | 同時に就業する女性労働者20人以内ごとに1個以上 |

**⑩** 附属食堂の床面積は、食事の際の1人について、1m²以上

**⑪** 1回100食以上又は1日250食以上の給食を行うときは、栄養士を置くように努める

**3**

関係法令（有害業務に係るもの以外のもの）

## 屋内

屋根があり、側面がおおむね半分以上覆われているものの内部

---

屋内作業場
安衛則が適用

> 事務所：**事務作業に従事する労働者が使用するもの**
> 事務所則が適用

---

## 1 気積

1 労働者を常時就業させる屋内作業場に、換気が十分行われる設備を設けたので、労働者1人当たりの気積を8m³としている。

2 60人の労働者を常時就業させている屋内作業場の気積が、設備の占める容積及び床面から3mを超える高さにある空間を除き600m³となっている。 令和5年10月

3 ある屋内作業場の床面から4mをこえない部分の容積が150m³であり、かつ、このうちの設備の占める分の容積が55m³であるとき、法令上、常時就業させることのできる最大の労働者数は9人である。

4 間口が18m、奥行が9m、天井の高さが5mの建屋において、内部に設置された機械設備等の高さが最高2.5m、その容積が215m³であるとき、この建屋内で同時に就業させてもよい最大の労働者数は62人である。

## 2 換気

1 有害業務を行っていない事業場において、直接外気に向かって開放することのできる窓の面積が、常時床面積の1/15である屋内作業場に、換気設備を設けていない。

2 有害業務を行っていない事業場において、窓その他の開口部の直接外気に向って開放することができる部分の面積が、常時床面積の25分の1である屋内作業場に、換気設備を設けていない。 令和5年10月

## 解答 気積

**1 ✕** 労働者を常時就業させる屋内作業場の気積は、設備の占める容積及び床面から4mをこえる高さにある空間を除き、労働者1人について10m³以上としなければならないため、誤り。 ➡安衛則第600条

**2 ◯** 記述どおり正しい。労働者を常時就業させる屋内作業場の気積は、設備の占める容積及び床面から4mを超える高さにある空間を除き、労働者1人について10m³以上としなければならない。
60人×10m³＝600m³ ➡安衛則第600条、事務所則第2条

**3 ◯** 記述どおり正しい。労働者を常時就業させる屋内作業場の気積は、設備の占める容積及び床面から4mを超える高さにある空間を除き、労働者1人について10m³以上としなければならない。したがって、問題文の場合、次の計算式により、最大の労働者数は9人（小数点切り捨て）となる。
$(150m³ - 55m³) ÷ 10m³ = 9.5人$ ➡安衛則第600条

**4 ✕** 次の計算式により、同時に就業させることのできる人数は43人以下であるため、誤り。
$(18m × 9m × 4m - 215m³) ÷ 10m³ = 43.3人$
なお、建物の高さが4mを超える場合は、高さを4mとして算出する。 ➡安衛則第600条

## 解答 換気

**1 ◯** 記述どおり正しい。有害業務を行っていない事業場において、窓その他の開口部が直接外気に向って開放することができる部分の面積が、常時床面積の20分の1以上になるようにしなければならない。問題文の15分の1以上であれば、正しい。 ➡安衛則第601条第1項

**2 ✕** 換気設備を設けていない場合は、窓その他の開口部の直接外気に向って開放することのできる面積が、常時床面積の20分の1以上でなければならないため、誤り。 ➡安衛則第601条第1項

3 関係法令（有害業務に係るもの以外のもの）

## 3　採光と照明

**1**  労働者を常時就業させる場所の作業面の照度を、精密な作業については750ルクス、粗な作業については200ルクスとしている。

**2** ★★★ 精密な作業を行う作業場で、作業面の照度を250ルクス以下にならないように管理している。

**3** ★★★ 感光材料を取り扱う作業場は、法で定められている照度の規定は、厳密には適用されない。

**4** ★★★ 労働者を常時就業させる場所の照明設備については、1年以内ごとに1回、定期に、点検しなければならない。

## 4　清潔

**1** ★★★ 男性5人と女性55人の労働者を常時使用している事業場で、女性用には臥床（がしょう）できる休養室を設けているが、男性用には休養室や休憩所を設けていない。

**2**  男性25人、女性25人の労働者を常時使用している事業場で、労働者が臥床（がしょう）することのできる休養室又は休憩所を男性用と女性用に区別して設けていない。　令和5年10月

**3** ★★★ 常時男性5人と女性25人の労働者が就業している事業場で、女性用の臥床（がしょう）できる休養室を設けているが、男性用には、休養室の代わりに休憩設備を利用させている。

**4**  事業場の建物、施設等に関する措置として、日常行う清掃のほか、1年ごとに1回、定期的に大掃除を行っている。　令和5年10月

**3**

関係法令（有害業務に係るもの以外のもの）

## 解答 採光と照明

**1 ○** 記述どおり正しい。精密な作業は**300**ルクス以上、普通の作業は**150**ルクス以上、粗な作業は**70**ルクス以上としなければならない。
➡️安衛則第604条

**2 ✕** 精密な作業は**300**ルクス以上が必要と規定されているため、誤り。
➡️安衛則第604条

**3 ○** 記述どおり正しい。感光材料を取り扱う作業場、坑内の作業場その他特殊な作業を行う作業場については、厳密には適用されない。
➡️安衛則第604条ただし書き

**4 ✕** 常時就業させる場所の照明設備については、**6か月**以内ごとに1回、定期に、点検しなければならないため、誤り。
➡️安衛則第605条第2項

## 解答 清潔

**1 ✕** 常時**50**人以上または常時女性**30**人以上の労働者を使用する事業場では、労働者が臥床することのできる休養室又は休養所を、男性用と女性用に区別して設けなければならないため、誤り。
➡️安衛則第618条、事務所則第21条

**2 ✕** 常時**50**人以上または常時女性**30**人以上の労働者を使用する事業場では、労働者が臥床することのできる休養室又は休養所を、男性用と女性用に区別して設けなければならないため、誤り。
➡️安衛則第618条、事務所則第21条

**3 ○** 記述どおり正しい。➡️安衛則第618条、事務所則第21条

**4 ✕** 日常行う清掃のほか、大掃除を、**6月**以内ごとに1回、定期に、統一的に行うことと規定されているため、誤り。
➡️安衛則第619条第1項第1号、事務所則第15条第1項

5  ねずみ、昆虫等の発生場所、生息場所及び侵入経路並びにねずみ、昆虫等による被害の状況について、6月以内ごとに1回、定期に統一的に調査を実施し、その調査結果に基づき、必要な措置を講じている。

6  男性用小便所の箇所数は、同時に就業する男性労働者20人以内ごとに1個以上としなければならない。

7  女性用便所の便房の数は、同時に就業する女性労働者30人以内ごとに1個以上としなければならない。

## 5 食堂及び炊事場

1  事業場に附属する食堂の床面積を、食事の際の1人について、約1.5m$^2$となるようにしている。　令和5年10月

2  事業場に附属する食堂の炊事従業員について、専用の便所を設けているほか、一般従業員と共用の休憩室を設けている。

3  事業場に附属する炊事場の入口には、土足のまま立ち入ることができるように、洗浄剤を含浸させたマットを設置している。

4  労働者に対し、1回100食以上又は1日250食以上の給食を行うときは、栄養士を置くよう努めなければならない。

**5 ○** 記述どおり正しい。　➡安衛則第619条第2号、事務所則第15条第2号

**6 ✕** 男性用小便所の箇所数は、原則として、男性労働者**30**人以内ごとに1個以上としなければならないため、誤り。なお、男性用大便所の数は、男性労働者**60**人以内ごとに1個以上とする。
➡安衛則第628条第1項第3号、事務所則第17条第1項第3号

**7 ✕** 女性用便所の便房の数は、原則として、同時に就業する女性労働者**20**人以内ごとに1個以上としなければならないため、誤り。
➡安衛則第628条第1項第4号、事務所則第17条第1項第4号

## 解答 食堂及び炊事場

**1 ○** 記述どおり正しい。事業場に附属する食堂の床面積は、食事の際の1人について、1m²以上としなければならない。
➡安衛則第630条第1項第2号

**2 ✕** 炊事従業員には、**専用の休養室及び便所**を設けなければならないため、誤り。　➡安衛則第630条第1項第11号

**3 ✕** 炊事場には、炊事場専用の履物を備え、**土足のまま立ち入らせないこ**ととされているため、誤り。　➡安衛則第630条第15号

**4 ○** 記述どおり正しい。　➡安衛則第632条

# 5 事務所衛生基準規則

事務所則は第2種試験では必出ですが、第1種試験ではほとんど見られません。出題範囲は、「気積」「換気」「温度」「空気調和設備等による調整」「燃焼器具」「作業環境測定等」「測定方法」「点検等」が中心ですが、中でも**空気調和設備**、**燃焼器具**とその**点検**に出題が集中しています。

## 気積

労働者を常時就業させる室の気積は、設備の占める容積および床面からの高さが4mを超える空間を除き、労働者1人当たり10m³以上としなければならない。

## 測定方法

一酸化炭素の含有率等については、下表の測定器またはこれと同等以上の性能を有する測定器で測定することとされている。

| 事項 | 測定器 |
|---|---|
| 浮遊粉じん量 | 一定の浮遊粉じんを重量法により測定する機器または当該機器を標準として較正された機器 |
| 一酸化炭素の含有率 | 検知管方式による一酸化炭素検定器 |
| 二酸化炭素の含有率 | 検知管方式による二酸化炭素検定器 |
| 気温 | 0.5度目盛の温度計 |
| 相対湿度 | 0.5度目盛の乾湿球の湿度計 |
| 気流 | 毎秒0.2m以上の気流を測定することができる風速計 |
| ホルムアルデヒドの量 | 2・4-ジニトロフェニルヒドラジン捕集-高速液体クロマトグラフ法により測定する機器等 |

## 事務所衛生基準規則の要点

| 項　目 | | | 基　準 |
|---|---|---|---|
| 事務室の環境管理 | 空気環境 | 窓その他の開口部 | | 最大解放部分の面積が床面積の1/20以上 |
| | | 室内空気の環境基準 | 一酸化炭素 | 50ppm以下 |
| | | | 二酸化炭素 | 5,000ppm以下 |
| | | 温度 | 10℃以下のとき | 暖房等の措置 |
| | | 空気調和設備 | 供給空気の清浄度 | 浮遊粉じん（約10マイクロメートル以下） | 0.15mg/m³以下 |
| | | | | 一酸化炭素 | 10ppm以下 |
| | | | | 二酸化炭素 | 1,000ppm以下 |
| | | | 室内空気の基準 | 気流 | 0.5m/s以下 |
| | | | | 室温 | 18℃以上28℃以下 |
| | | | | 相対湿度 | 40%以上70%以下 |
| | | | 測定 | | 2月以内ごとに1回定期、3年保存 |
| | | 機械換気設備 | 供給空気の清浄度 | 浮遊粉じん | 0.15mg/m³以下 |
| | | | | 一酸化炭素 | 10ppm以下 |
| | | | | 二酸化炭素 | 1,000ppm以下 |
| | | | | ホルムアルデヒド | 0.1mg/m³以下 |
| | | | 室の気流 | | 0.5m/s以下 |
| | 燃焼機器 | 器具の点検 | | 異常の有無の日常点検 |
| | | 室内空気の環境基準 | 一酸化炭素 | 50ppm以下 |
| | | | 二酸化炭素 | 5,000ppm以下 |
| | | 初めて使用するとき、機械換気設備の点検 | | 分解、改造、修理の際及び2月以内ごとに1回定期 |

＊ 1ppm = 0.0001%

（右側縦書き）

**3**

関係法令（有害業務に係るもの以外のもの）

## 1 気積

1 建物の間口15m、奥行8m、高さ5mの事務室内で、内部の設備等の高さが最高2.5m、その容積が60m³である場合、同時に就業させることのできる最大の労働者数は48人である。

2 建物の間口15m、奥行9m、天井の高さ5mの事務室内で、内部に設置された設備等の高さが最高2.5m、その容積が70m³である場合、同時に就業させることのできる最大の労働者数は67人である。

## 2 空気調和設備等による調整

1 事務室の気温が10℃以下の場合は、暖房等適当な温度調節の措置を講じなければならない。

2 空気調和設備を設けた事務室の空気環境の基準として室に供給される空気中の浮遊粉じん量は、0.5mg／m³以下としなければならない。

3 空気調和設備又は機械換気設備を設けている場合には、事務室に供給される空気中に占める一酸化炭素の含有率は原則として100万分の50以下とし、二酸化炭素の含有率は100万分の5,000以下としなければならない。

令和6年4月 2種　令和5年10月 2種

4 空気調和設備を設けた事務室の室に供給される空気1m³中に含まれるホルムアルデヒドの量は、0.1mg以下としなければならない。

5 空気調和設備又は機械換気設備により室に流入する空気が、特定の労働者に直接、継続して及ばないようにし、かつ、室の気流を0.5m/秒以下としなければならない。

令和6年4月 2種　令和5年10月 2種

6 空気調和設備を設けた事務室の室の気温は、15℃以上26℃以下になるように努めなければならない。

7 空気調和設備を設けた事務室の空気環境の基準として室内の相対湿度は、30%以上60%以下になるように努めなければならない。

## 解答 気積

1 ✕ 次の算式により、同時に就業させることのできる最大の労働者数は42人であるため、誤り。($15m × 8m × 4m − 60m^3$) ÷ $10m^3$ = 42人
➡事務所則第2条

2 ✕ 次の算式により、同時に就業させることのできる最大の労働者数は47人であるため、誤り。($15m × 9m × 4m − 70m^3$) ÷ $10m^3$ = 47人
➡事務所則第2条

## 解答 空気調和設備等による調整

1 〇 記述どおり正しい。 ➡事務所則第4条第1項

2 ✕ 室に供給される空気中の浮遊粉じん量は、0.15mg/$m^3$以下としなければならないため、誤り。 ➡事務所則第5条第1項第1号

3 ✕ 室に供給される空気中に占める一酸化炭素の含有率は100万分の10以下とし、二酸化炭素の含有率は100万分の1,000以下としなければならないため、誤り。 ➡事務所則第5条第1項第2号

4 〇 記述どおり正しい。 ➡事務所則第5条第1項第3号

5 〇 記述どおり正しい。 ➡事務所則第5条第2項

6 ✕ 空気調和設備を設けた事務室の室の気温は、18℃以上28℃以下になるように努めなければならないため、誤り。 ➡事務所則第5条第3項

7 ✕ 室内の相対湿度は、40％以上70％以下になるように努めなければならないため、誤り。 ➡事務所則第5条第3項

**3** 関係法令（有害業務に係るもの以外のもの）

8  燃焼器具を使用するときは、発熱量が著しく少ないものを除き、2か月以内ごとに1回、定期に、異常の有無を点検しなければならない。

9  中央管理方式の空気調和設備を設けた建築物の事務室については、6か月以内ごとに1回、定期に、空気中の一酸化炭素及び二酸化炭素の含有率、室温及び外気温並びに相対湿度を測定しなければならない。

10  空気調和設備を設けた事務室の作業環境測定を行ったときは、記録を作成し、3年間保存しなければならない。

11  事務室の建築、大規模の修繕又は大規模の模様替を行ったときは、その事務室の使用開始後所定の時期に1回、その事務室における空気中のホルムアルデヒドの濃度を測定しなければならない。

12  空気調和設備を設けている事務室の気温の測定は、室の通常の使用時間中に、室の中央部の床上75cm以上120cm以下の位置で行わなければならない。

13  空気調和設備を設けている事務室の一酸化炭素及び二酸化炭素（炭酸ガス）の含有率の測定は、検知管方式の検定器等により行わなければならない。

14  機械による換気のための設備について、6か月以内ごとに1回、定期に、異常の有無を点検しなければならない。

15  空気調和設備の冷却塔及び冷却水については、原則として、1か月以内ごとに1回、定期に、その汚れの状況を点検し、必要に応じ、その清掃及び換水等を行わなければならない。

16 空気調和設備の加湿装置については、原則として、2か月以内ごとに1回、定期に、その汚れの状況を点検し、必要に応じ、その清掃等を行わなければならない。

17 空気調和設備内に設けられた排水受けについては、原則として、2か月以内ごとに1回、定期に、その汚れ及び閉塞の状況を点検し、必要に応じ、その清掃等を行わなければならない。

**8 ✕** 燃焼器具を使用するときは、発熱量が著しく少ないものを除き、**毎日**、異常の有無を点検しなければならないため、誤り。

➡事務所則第6条第2項

**9 ✕** 中央管理方式の空気調和設備を設けた建築物の事務室については、**2か月以内ごとに1回**、定期に、一酸化炭素及び二酸化炭素の含有率、室温及び外気温、相対湿度を測定しなければならないため、誤り。

➡事務所則第7条第1項、安衛令第21条第5号

**10 ◯** 記述どおり正しい。なお、その記録を行政官庁への報告義務はない。

➡事務所則第7条第2項

**11 ◯** 記述どおり正しい。　　　　　　　➡事務所則第7条の2

**12 ◯** 記述どおり正しい。　　　　　　　➡事務所則第8条

**13 ◯** 記述どおり正しい。　　　　　　　➡事務所則第8条

**14 ✕** 機械による換気のための設備については、**2か月以内ごとに1回**、定期に、異常の有無を点検しなければならないため、誤り。

➡事務所則第9条

**15 ◯** 記述どおり正しい。　　➡事務所則第9条の2第1項第2号

**16 ✕** 空気調和設備の加湿装置については、原則として、**1か月以内ごとに1回**、定期に、その汚れの状況を点検し、必要に応じ、その清掃等を行わなければならないため、誤り。　　➡事務所則第9条の2第1項第3号

**17 ✕** 空気調和設備内に設けられた排水受けについては、原則として、**1か月以内ごとに1回**、定期に、その汚れ及び閉塞の状況を点検し、必要に応じ、その清掃等を行わなければならないため、誤り。

➡事務所則第9条の2第1項第4号

**3**

関係法令（有害業務に係るもの以外のもの）

# 6 労働基準法

労基法からは、1〜2問出題されます。出題は多岐にわたりますが、近年は**労働時間**、**年次有給休暇**、**年少者**、**妊産婦**、**変形労働時間制**に集中しています。

特に近年は、**妊産婦**、**育児時間**に関する出題が続いています。必ず出題されると見て、しっかり対策をしてください。

## 就業規則

### ❶ 就業規則の作成と届出

就業規則の作成、届出の対象となるのは、常時10人以上の労働者を使用する使用者

### ❷ 就業規則の記載事項

㋑始業及び終業の時刻、休憩時間、休日、休暇等

㋺賃金の決定、計算及び支払の方法、賃金の締切り、昇給に関する事項

㋩退職に関する事項

㋥退職手当の定めをする場合は、適用労働者の範囲、退職手当の決定、計算方法、支払方法、支払の時期など

㋭その他

### ❸ 労働組合等の意見聴取

㋑就業規則の作成等について、労働者が過半数で組織する労働組合がある場合においてはその労働組合、労働者の過半数で組織する労働組合がない場合においては労働者の過半数を代表する者の意見を聞かなければならない

㋺就業規則を届け出る場合、㋑の意見を記した書面を添付する

## 労働時間

法定労働時間
　　週に40時間、1日8時間（原則）

変形労働時間（労使協定を結んだ上で採用／労働基準監督署長へ届け出る）
①1か月単位の変形労働時間制（労使協定の締結又は就業規則の定め→労働基準監督署へ届出）
②1年単位の変形労働時間制（労使協定の締結→労働基準監督署へ届出）
③1週間単位の非定型的変形労働時間制（労使協定の締結→労働基準監督署へ届出）

フレックスタイム制（労使協定が必要）
3か月以内の総労働時間を決め、その範囲内で労働者が各自の始業・終業時刻を選択できる制度（労使協定の締結→労働基準監督署へ届出　＊ただし、清算期間が1か月以内であるときは届出は不要）

みなし労働時間（労働基準監督署長へ届け出る）
労働時聞を算定しがたい場合に、所定時間労働したものとみなす制度

## 年次有給休暇

継続勤続年数と年次有給休暇日数

| 0.5年 | 1.5年 | 2.5年 | 3.5年 | 4.5年 | 5.5年 | 6.5年以上 |
|---|---|---|---|---|---|---|
| 10日 | 11日 | 12日 | 14日 | 16日 | 18日 | 20日 |

週所定労働日数が4日以下かつ週所定労働時間が30時間未満の労働者の年次有給休暇の付与日数

| 週所定労働日数 | 1年間の所定労働日数* | 継続勤務年数 | | | | | | |
|---|---|---|---|---|---|---|---|---|
| | | 0.5年 | 1.5年 | 2.5年 | 3.5年 | 4.5年 | 5.5年 | 6.5年以上 |
| 4日 | 169日～216日 | 7日 | 8日 | 9日 | 10日 | 12日 | 13日 | 15日 |
| 3日 | 121日～168日 | 5日 | 6日 | 6日 | 8日 | 9日 | 10日 | 11日 |
| 2日 | 73日～120日 | 3日 | 4日 | 4日 | 5日 | 6日 | 6日 | 7日 |
| 1日 | 48日～72日 | 1日 | 2日 | 2日 | 2日 | 3日 | 3日 | 3日 |

＊週以外の期間によって労働日数が定められている場合

## 休憩・休日

| 休憩 | 1日6時間以下の勤務 | 休憩不要 |
|---|---|---|
| | 1日6時間超8時間までの勤務 | 少なくとも45分 |
| | 1日8時間超の勤務 | 少なくとも1時間 |
| 休日 | | 原則は毎週1回だが、4週で4日以上でもよい |

## 1 平均賃金

1  平均賃金は、算定すべき事由の発生した日以前3か月の賃金総額を、その期間の総日数で除したものである。

2  平均賃金は、算定すべき事由の発生した日以前3か月の賃金総額から、家族手当及び通勤手当を差し引いたものを、その期間の労働日数で除したものである。

3  平均賃金は、算定すべき事由の発生した日以前3か月の賃金総額を、その期間の所定労働日数で除したものである。

4  平均賃金は、算定すべき事由の発生した日以前3か月の賃金総額を、その期間の総日数で除した金額の100分の60である。

## 2 解雇

1  使用者は、女性労働者が、法令に基づき産前産後休業する期間及びその後30日間は解雇してはならない。

2  産後8週間休業した女性については、その後30日間は解雇してはならない。

3  産後6週間休業していた女性労働者については、その後30日間は解雇してはならないが、産後8週間休業していた者については、その後14日が経過すれば解雇することができる。

4  労働者が業務上の疾病にかかり療養のために休業する期間及びその後30日間は、原則として解雇してはならない。

5  業務上の負傷をし、療養のため休養していた労働者については出勤し始めてから30日間は解雇できないが、その後も負傷が完全に治ゆするまでは解雇してはならない。

## 解答　平均賃金

**1 ○** 記述どおり正しい。　　　　　　　　　　➡労基法第12条第1項

**2 ✕** 賃金総額には、家族手当及び通勤手当等の諸手当は算入される。また、その期間の**総日数**で除すため、誤り。　➡労基法第12条第1項

**3 ✕** **3**か月の賃金総額を、その期間の**総日数**で除した金額であるため、誤り。　　　　　　　　　　➡労基法第12条第1項

**4 ✕** **3**か月の賃金総額を、その期間の**総日数**で除した金額であるため、誤り。　　　　　　　　　　➡労基法第12条第1項

## 解答　解雇

**1 ○** 記述どおり正しい。産前産後休業（産前6週間（多胎妊娠は14週間）、産後8週間）及びその後30日間は解雇してはならない。
　　　　　　　　　　➡労基法第19条第1項

**2 ○** 記述どおり正しい。　　　　　　　　　　➡労基法第19条第1項

**3 ✕** 産後**8**週間休業していた女性であっても、その後**30**日間は解雇してはならないため、誤り。　➡労基法第19条第1項

**4 ○** 記述どおり正しい。　　　　　　　　　　➡労基法第19条第1項

**5 ✕** 業務上の負傷をし、療養のため休養していた労働者が、完全に治ゆしなくても労働しうる程度に回復したので元の職場で平常通り労働している場合に、使用者は、その者が就業後**30**日を経過したときは、その労働者に労基法第20条で定める解雇予告手当を支払えば、即時解雇できるため、誤り。
　　　　　➡労基法第19条第1項、昭和24年4月12日基収第1134号

6 労働者を解雇しようとする場合には、原則として少なくとも30日前にその予告をしなければならないが、15日分の平均賃金を支払えば、予告は15日前に行って差し支えない。

 7 試みの使用期間中の者を、雇い入れてから14日以内に解雇するときは、解雇の予告を行わなくてもよい。

 8 労働者の責に帰すべき事由により、予告手当を支払わずに労働者を即時解雇しようとするときは、所轄労働基準監督署長の認定を受けなければならない。

 9 使用者は、その事業場の労働基準法違反の事実を労働基準監督署長に申告した労働者を、そのことを理由に解雇してはならない。

## 3 賃金

 1 労働者が出産、疾病、災害等非常の場合の費用に当てるため、請求する場合、使用者は、支払期日前であっても、既往の労働に対する賃金を支払わなければならない。

 2 労働者の同意を得た場合には、退職手当は、銀行小切手によって支払うことができる。

 3 賃金を通貨以外のもので支払う場合は、労働者の過半数を代表する者との書面による協定（労使協定）又は、所轄労働基準監督署長の許可を受けなければならない。

## 4 労働時間

 1 労働者の過半数で組織する労働組合がない場合において労働者の過半数を代表する者との書面による協定により、又は就業規則その他これに準ずるものにより、1か月以内の一定の期間を平均し1週間当たりの労働時間が40時間を超えない定めをしたときは、その定めにより、特定された週において1週40時間を超えて、又は特定された日において8時間を超えて労働させることができる。

6 ◯ 記述どおり正しい。　　　　　　　　　　➡労基法第20条第2項

7 ◯ 記述どおり正しい。　　　　　　　　　　➡労基法第21条第4号

8 ◯ 記述どおり正しい。　　　　　　➡労基法第20条第1項及び第3項

9 ◯ 記述どおり正しい。　　　　　　　　　➡労基法第104条第2項

## 解答　賃金

1 ◯ 記述どおり正しい。　　　　　　　　　　　➡労基法第25条

2 ◯ 記述どおり正しい。　　　　　　　　➡労基則第7条の2第2項

3 ✕ 通貨払いの例外は、**労働協約**（過半数労働組合の代表と使用者との書面による協定）が必要であり、労使協定や監督署長の許可等では行えないため、誤り。　　　　　　　　　　　➡労基法第24条第1項

## 解答　労働時間

1 ◯ 記述どおり正しい。　　　　　　　　➡労基法第32条の2第1項

関係法令（有害業務に係るもの以外のもの）

2 ★★★ フレックスタイム制を採用するためには、就業規則により始業及び終業の時刻を労働者の決定に委ねる旨を定め、かつ、労使協定により対象となる労働者の範囲、清算期間、清算期間における総労働時間等を定める必要がある。

3 ★★★ フレックスタイム制を採用した場合には、清算期間を平均し1週間当たりの労働時間が40時間を超えない範囲内において、1日8時間又は1週40時間を超えて労働させることができる。

4 ★★★ フレックスタイム制に係る労使協定は、清算期間が1月以内であれば、所轄労働基準監督署長に届け出る必要はない。

5 ★★★ フレックスタイム制の清算期間は、6か月以内の期間に限られる。
`令和6年4月`

6 ★★★ 1日8時間を超えて労働させることができるのは、時間外労働の労使協定を締結し、これを所轄労働基準監督署長に届け出た場合に限られている。
`令和6年4月`

7 ★★★ 所定労働時間が7時間30分である事業場において、延長する労働時間が1時間であるときは、少なくとも45分の休憩時間を労働時間の途中に与えなければならない。
`令和6年4月`

8 ★★★ 労働時間に関する規定の適用については、事業場を異にする場合は労働時間を通算しない。
`令和6年4月`

9 ★★★ 事業場外において労働時間を算定し難い業務に従事した場合は、8時間労働したものとみなす。

## 5 休日

1 ★★★ 業務の都合により休日に出勤させても、代休を与えれば休日労働とはならない。

2 ★★★ 特定の者に休日労働をさせた場合、代休を与えれば休日労働とはならない。

**2 ○** 記述どおり正しい。なお、フレックスタイム制に係る労使協定は、清算期間が1月以内であれば所轄労働基準監督署長に届け出る必要はないが、1月を超える場合は届け出が必要となる。　⮕労基法第32条の3

**3 ○** 記述どおり正しい。　⮕労基法第32条の3

**4 ○** 記述どおり正しい。なお、清算期間が1月を超える場合は所轄労働基準監督署長への届け出が必要となる。　⮕労基法第32条の3第4項

**5 ✕** フレックスタイム制の清算期間は、3か月以内の期間に限られるため、誤り。　⮕労基法第32条の3第1項第2号

**6 ✕** 災害など避けられない事由により臨時の必要がある場合は、時間外労働の協定をしなくても、行政官庁への届出により、**時間外労働**、**休日労働**及び**深夜労働**をさせることができるため、誤り。　⮕労基法第33条第1項

**7 ✕** 労働時間が6時間を超える場合は少なくとも45分、8時間を超える場合は少なくとも1時間の休憩時間を、労働時間の途中に与えなければならないため、誤り。　⮕労基法第34条第1項

**8 ✕** 労働時間に関する規定の適用については、事業場を異にする場合においても、労働時間を通算するため、誤り。　⮕労基法第38条第1項

**9 ✕** 事業場外で業務に従事した場合、労働時間を算定し難いときは、**所定労働時間労働したとみなす**ため、誤り。　⮕労基法第38条の2第1項

## 解答 休日

**1 ✕** 代休（休日労働をさせた後に、その休日労働の代わりに通常の労働日に休日を認めたもの。就業規則に代休の制度がないものとする）を与えたからといって、先に行われた休日労働が帳消しにはならないため、誤り。　⮕労基法第35条、昭和63年3月14日基発第150号

**2 ✕** 代休を与えたからといって先に行われた休日労働が帳消しにはならないため、誤り。　⮕労基法第35条、昭和63年3月14日基発第150号

**3** 関係法令（有害業務に係るもの以外のもの）

**3** 休日は、原則として毎週日曜日を特定して与えなければならない。

 **4** 4週を通じて4日以上の休日を定めて与えれば、週1回の休日を与えなくてもよい。

## 6 労使協定による時間外・休日労働

 **1** 時間外・休日労働に関する労使協定には、時間外・休日労働をさせる必要のある具体的事由、業務の種類、労働者の数並びに1日及び1日を超える一定の期間における延長時間又は休日労働日について、定めなければならない。

 **2** 時間外・休日労働に関する労使協定には、労働協約による場合を除き、有効期間の定めをする必要がある。

 **3** 時間外・休日労働に関する労使協定の内容は、労働基準法に定める時間外労働・休日労働の限度時間に適合したものとなるようにしなければならない。

## 7 割増賃金、時間計算

 **1** 賃金が出来高払制によって定められているときは、時間外労働に対して割増賃金を支払う必要はない。

 **2** 1日の労働時間が8時間に満たない労働者については、深夜に労働させても割増賃金を支払う必要はない。

 **3** 休日労働が1日8時間を超えても、深夜に及ばない場合は休日労働に対する割増賃金のみを支払えばよい。

 **4** 所定労働時間内であっても、深夜労働には割増賃金を支払わなければならない。

 **5** 時間外労働が深夜に及ぶ場合は、時間外労働及び深夜労働に対する割増賃金を支払わなければならない。

**3** ✗ 休日は、**毎週1回**、又は**4週間を通じ4日**与えればよく、毎週日曜日と特定しなくてもよいため、誤り。 ➡労基法第35条

**4** ◯ 記述どおり正しい。 ➡労基法第35条第2項

## 解答 労使協定による時間外・休日労働

**1** ◯ 記述どおり正しい。 ➡労基法第36条第2項

**2** ◯ 記述どおり正しい。
➡労基法第36条第1項、労基則第17条第1項第1号

**3** ◯ 記述どおり正しい。 ➡労基法第36条第5項、第6項

## 解答 割増賃金、時間計算

**1** ✗ 出来高払制による賃金総額を当該賃金算定期間における**総労働時間数**で除して得た金額を基準に割増賃金を算定しなければならないため、誤り。 ➡労基法第37条第1項、労基則第19条第1項第6号

**2** ✗ 8時間に満たない労働時間であっても、**休日又は深夜**に労働させた場合には、割増賃金の支払義務が生じるため、誤り。
➡労基法第37条第1項、第4項

**3** ◯ 記述どおり正しい。 ➡労基法第37条第1項、第4項

**4** ◯ 記述どおり正しい。 ➡労基法第37条第4項

**5** ◯ 記述どおり正しい。 ➡労基法第37条第1項、第4項

6  通勤手当は、割増賃金の基礎となる賃金に算入しなければならない。

7 家族手当は、割増賃金の基礎となる賃金に算入しなくてもよい。

8 夏季と年末に支給される賞与は、割増賃金の基礎となる賃金に算入しなければならない。

## 8 年次有給休暇

1  労働者が、入社後1年6か月間継続勤務したが、1年間の全労働日の81％しか勤務しなかったときは、年次有給休暇を付与しなくてもよい。

2  所定労働時間が週36時間で、雇入れの日から起算して3年6か月間継続して勤務し、継続勤務2年6か月経過後から1年間の全労働日の8割以上出勤した労働者には、14日の休暇を与えなければならない。 **令和6年4月**

3  週所定労働時間が30時間以上で、雇入れの日から起算して5年6か月継続勤務した労働者に対して、新たに与えなければならない年次有給休暇日数は、法令上、18日である。ただし、その労働者はその直前の1年間に全労働日の8割以上出勤したものとする。

4  週所定労働時間が30時間以上で、雇入れの日から起算して6年6か月以上継続勤務し、直近の1年間に、全労働日の8割以上出勤した労働者には、労働基準法に基づく年次有給休暇を15日与えなければならない。

5  所定労働日数週4日、所定労働時間1日6時間勤務のパートタイム労働者が、入社後6か月で全労働日の95％勤務したときは、7日の年次有給休暇を与えればよい。

**6** ✗ 通勤手当のほか**家族手当**、**別居手当**、**住宅手当**等は、割増賃金の基礎
となる賃金に算入しなくてもよいため、誤り。 ➡労基法第37条第5項

**7** ◯ 記述どおり正しい。 ➡労基法第37条第5項

**8** ✗ 賞与は割増賃金の基礎となる賃金に算入しなくてもよいため、誤り。
➡労基則第21条第5号

---

## 解答 年次有給休暇

**3**

関係法令（有害業務に係るもの以外のもの）

**1** ✗ **1年**間の全労働日のうち出勤率が**80**％以上である場合は、年次有給休
暇を付与しなければならないため、誤り。 ➡労基法第39条第1項

**2** ◯ 記述どおり正しい。週所定労働時間が**30**時間以上で、雇い入れ日か
ら起算して**6**か月以上継続勤務し、直近の**1**年間に全労時間の**8**割以
上出勤した労働者に対しては、表のように勤続年数に応じた休暇を与
えなければならない。

| 0.5年 | 1.5年 | 2.5年 | 3.5年 | 4.5年 | 5.5年 | 6.5年以上 |
|-------|-------|-------|-------|-------|-------|-----------|
| 10日 | 11日 | 12日 | 14日 | 16日 | 18日 | 20日 |

➡労基法第39条第1項、第2項、労基則第24条の3

**3** ◯ 記述どおり正しい。なお、週所定労働時間が**30**時間以上の場合、パー
トタイム労働者であっても、通常の労働者と同じ日数を与えることと
なっている。 ➡労基法第39条第1項、第2項、労基則第24条の3

**4** ✗ 週所定時間が30時間以上の労働者は、労基法第39条第2項が適用さ
れるため、6年6か月以上継続勤務した人に与える有給休暇は**20日**
となるので、誤り。 ➡労基法第39条第1項、第2項、労基則第24条の3

**5** ◯ 記述どおり正しい。所定労働日数週**4**日、一週間の所定労働時間が**30**
時間未満のパートタイム労働者が、入社後**6**か月で全労働日の**80**％
以上勤務したときは、**7**日の年次有給休暇を与えればよい。
➡労基法第39条第3項、労基則第24条の3

**6**  一週間の所定労働時間が25時間で、一週間の所定労働日数が4日である労働者であって、雇入れの日から起算して3年6か月間継続勤務し、直近の1年間に、全労働日の8割以上出勤したものには、継続し、又は分割した10労働日の休暇を新たに与えなければならない。　令和5年10月

**7**  週所定労働時間が25時間、週所定労働日数が4日である労働者であって、雇入れの日から起算して4年6か月継続勤務したものに対して、その後1年間に新たに与えなければならない年次有給休暇日数は、12日である。ただし、その労働者はその直前の1年間に全労働日の8割以上出勤したものとする。

**8**  労使協定により、時間単位で年次有給休暇を与える対象労働者の範囲、その日数（5日以内に限る。）等を定めた場合において、対象労働者が請求したときは、年次有給休暇の日数のうち当該協定で定める日数について時間単位で与えることができる。

**9**  年次有給休暇を請求されたが、その時季は特に業務繁忙で、事業の正常な運営が妨げられるときは、他の時季に変更することができる。

**10**  労働者の過半数で組織する労働組合（その労働組合がない場合は労働者の過半数を代表する者）と使用者との書面による協定により労働基準法に基づく年次有給休暇を与える時季に関する定めをした場合は、休暇のうち5日を超える部分については、その定めにより休暇を与えることができる。

**11**  休暇の期間については、原則として、最低賃金又は平均賃金の100分の60の額の手当を支払わなければならない。

**12**  法令に基づく育児休業又は介護休業で休業した期間は、出勤率の算定に当たっては、出勤しなかったものとして算出することができる。

**13**  年次有給休暇の請求権は、これを1年間行使しなければ時効によって消滅する。

**14**  休暇を取得したことを理由として、賃金の減額その他不利益な取扱いをしないようにしなければならない。

**6** ⭕ 記述どおり正しい。一週間の所定労働時間が**30時間未満**で、一週間の所定労働日数が**4日**である労働者であって、**3年6か月間継続勤務**し、直近の1年間に、全労働日の**8割以上**出勤したものには、**10労働日の休暇**を新たに与えなければならない。

➡労基法第39条第3項、労基則第24条の3

**7** ⭕ 記述どおり正しい。一週間の所定労働時間が**30時間未満**で、一週間の所定労働日数が**4日**である労働者であって、**4年6か月間継続勤務**し、直近の1年間に、全労働日の**8割以上**出勤したものには、**12労働日の休暇**を新たに与えなければならない。

➡労基法第39条第3項、労基則第24条の3

**8** ⭕ 記述どおり正しい。　　　　　　　　　　➡労基法第39条第4項

**9** ⭕ 記述どおり正しい。　　　　　　　　　　➡労基法第39条第5項

**10** ⭕ 記述どおり正しい。　　　　　　　　　　➡労基法第39条第6項

**11** ❌ 年次有給休暇の期間中は、**平均賃金又は所定労働時間労働した場合に支払われる通常の賃金**を支払わなければならないため、誤り。

➡労基法第39条第7項

**12** ❌ 育児休業又は介護休業で休業した期間は、出勤率の算定に当たっては、出勤したものとみなすため、誤り。　　➡労基法第39条第8項

**13** ❌ 年次有給休暇の請求権は、**2年間**行使しなければ時効によって消滅するため、誤り。　　　　　　　　　➡労基法第115条

**14** ⭕ 記述どおり正しい。　　　　　　　　　　➡労基法第136条

# 9 労働時間等の適用除外

1  管理、監督の地位にある者に対しても、休日に関する規定は適用される。

2  機密の事項を取り扱う労働者については、所轄労働基準監督署長の許可を受けなくても労働時間に関する規定は適用されない。

令和6年4月

3  監督又は管理の地位にある者及び機密の事務を取り扱う者については、労働基準法に基づく年次有給休暇に関する規定は適用されない。

4  妊娠中の女性が請求した場合には、管理監督者等の場合を除き、他の軽易な業務に転換させなければならない。

5  監視又は断続的労働に従事する労働者であって、所轄労働基準監督署長の許可を受けたものについては、労働時間、休憩及び休日に関する規定は適用されない。

# 10 年少者、妊産婦、変形労働時間制

1  満20歳未満の者については、時間外・休日労働をさせることはできない。

2  労使協定による時間外・休日労働をさせる場合、満18歳未満の者については、休日労働はさせることはできないが、満15歳以上の者であれば時間外労働を1日2時間を超えない範囲内でさせることができる。

3  使用者は、満18歳に満たない者を午後10時から午前5時までの間において使用してはならない。ただし、交替制によって使用する満16歳以上の者については深夜業をさせることができる。

4  妊産婦とは、妊娠中の女性及び産後1年を経過しない女性をいう。

## 解答 労働時間等の適用除外

**1** ✕ 監督・管理者および機密の事務を扱う者には、**労働時間**、**休憩**、**休日**の規定は適用されないため、誤り。 ➡労基法第41条第1項第2号

**2** ◯ 記述どおり正しい。 ➡労基法第41条第1項第2号

**3** ✕ 監督・管理者および機密の事務を扱う者には、**労働時間**、**休憩**、**休日**の規定は適用されないが、「年次有給休暇」等その他の適用除外の規定は無いため、誤り。 ➡労基法第41条第1項第2号

**4** ✕ 監督・管理者および機密の事務を扱う者には、**労働時間**、**休憩**、**休日**の規定は適用されないが、その他の適用除外の規定は無いため、誤り。妊娠中の女性が請求した場合には、管理監督者等であっても、他の軽易な業務に転換させなければならない。
➡労基法第41条第1項第2号、労基法第65条第3項

**5** ◯ 記述どおり正しい。 ➡労基法第41条第1項第3号

## 解答 年少者、妊産婦、変形労働時間制

**1** ✕ 満**18**歳未満の者には、36協定による時間外・休日労働は適用されないため、誤り。 ➡労基法第60条第1項

**2** ✕ 満**18**歳未満の者には、36協定による時間外及び休日労働はいずれも適用されないため、誤り。 ➡労基法第60条第1項

**3** ✕ 年少者で深夜業ができるのは、交替制によって使用する**16**歳以上の**男性**であるため、誤り。 ➡労基法第61条第1項

**4** ◯ 記述どおり正しい。 ➡労基法第64条の3第1項

**5** ★★★ 使用者は、6週間（多胎妊娠の場合にあっては、14週間）以内に出産する予定の女性が休業を請求した場合においては、その者を就業させてはならない。

**6** ★★★ 使用者は、産後8週間を経過しない女性を就業させてはならない。ただし、産後6週間を経過した女性が請求した場合において、その者について医師が支障がないと認めた業務に就かせることは、差し支えない。 `令和5年10月`

**7** ★★★ 妊娠中の女性が請求した場合においては、他の軽易な業務に転換させなければならない。 `令和5年10月`

**8** ★★★ 1か月単位の変形労働時間制を採用している場合であっても、妊産婦が請求した場合には、管理監督者等の場合を除き、1週間及び1日それぞれの法定労働時間を超えて労働させてはならない。

**9** ★★★ 1年単位の変形労働時間制を採用している場合であっても、妊産婦が請求した場合には、管理監督者等の場合を除き、1週40時間、1日8時間を超えて労働させてはならない。

**10** ★★★ フレックスタイム制を採用している場合であっても、妊産婦が請求した場合には、管理監督者等の場合を除き、フレックスタイム制による労働をさせてはならない。 `令和5年10月`

**11** ★★★ 時間外・休日労働に関する労使協定を締結し、これを所轄労働基準監督署長に届け出ている場合であっても、妊産婦が請求した場合には、管理監督者等の場合を除き、時間外・休日労働をさせてはならない。 `令和5年10月`

**12** ★★★ 妊産婦が請求した場合には、管理監督者等の場合を除き、深夜業をさせてはならない。 `令和5年10月`

**13** ★★★ 生後満1年に達しない生児を育てる女性労働者は、育児時間を請求できる。

**14** ★★★ 生後満1年を超え、満2年に達しない生児を育てる女性労働者は、育児時間を請求できる。

**15** ★★★ 育児時間は、必ずしも有給としなくてもよい。

**5 ○** 記述どおり正しい。 　　　　　　　　　　　➡ 労基法第65条第1項

**6 ○** 記述どおり正しい。 　　　　　　　　　　　➡ 労基法第65条第2項

**7 ○** 記述どおり正しい。 　　　　　　　　　　　➡ 労基法第65条第3項

**8 ○** 記述どおり正しい。 　➡ 労基法第66条第1項、第41条第1項第2号

**9 ○** 記述どおり正しい。 　➡ 労基法第66条第1項、第41条第1項第2号

**10 ✕** フレックスタイム制に、妊産婦の制限はないため、誤り。
➡ 労基法第32条の3、第41条第2号、第66条第1項

**11 ○** 記述どおり正しい。 　➡ 労基法第66条第2項、第41条第1項第2号

**12 ✕** 妊産婦が請求した場合においては、管理監督者等の場合であっても、深夜業をさせてはならないため、誤り。 　➡ 労基法第66条第3項

**13 ○** 記述どおり正しい。 　　　　　　　　　　　➡ 労基法第67条第1項

**14 ✕** 生後満1年に達しない生児を育てる女性労働者は、育児時間を請求できるとされているため、誤り。 　➡ 労基法第67条第1項

**15 ○** 記述どおり正しい。育児時間中の賃金が有給か無給かについては規定がなく、当事者間で決定していくとされている。
➡ 労基法第67条第1項、昭33・6・25　基収第4317号

3

関係法令（有害業務に係るもの以外のもの）

3

関係法令（有害業務に係るもの以外のもの）

**16** ★★★ 育児時間は、休憩時間とは別の時間として請求できる。

**17** ★★★ 育児時間は、原則として、1日2回、1回当たり少なくとも30分の時間を請求できる。

**18** ★★★ 育児時間を請求しない女性労働者に対しても、育児時間を与えなければならない。

**19** ★★★ 育児時間は、育児時間を請求できる女性労働者が請求した時間に与えなければならない。

**20** ★★★ 育児時間中は、育児時間を請求した女性労働者を使用してはならない。

**21** ★★★ 生理日の就業が著しく困難な女性が休暇を請求したときは、その者を生理日に就業させてはならない。

**22** ★★★ 常時使用する労働者数が10人以上の規模の事業場の場合において、労働基準法に基づく1か月単位の変形労働時間制を採用する場合には、労使協定又は就業規則により、1箇月以内の一定の期間を平均し1週間当たりの労働時間が40時間を超えないこと等、この制度に関する定めをする必要がある。

**23** ★★★ 常時使用する労働者数が10人以上の規模の事業場の場合において、労働基準法に基づく1か月単位の変形労働時間制を採用した場合には、この制度に関する定めにより特定された週又は日において1週40時間又は1日8時間を超えて労働させることができる。

**24** ★★★ 常時使用する労働者数が10人以上の規模の事業場の場合において、労働基準法に基づく1か月単位の変形労働時間制を採用した場合であっても、妊娠中又は産後1年を経過しない女性については、法定労働時間を超えて延長する労働時間は1日について2時間以内に限られている。

**16** ◯ 記述どおり正しい。 ➡労基法第67条第1項

**17** ◯ 記述どおり正しい。 ➡労基法第67条第1項

**18** ✕ 育児時間は「請求することができる」とされているため、誤り。
➡労基法第67条第1項

**19** ◯ 記述どおり正しい。育児時間をどの時間に請求するかは原則として本人の自由であり、始業時間のすぐ後、終業時間の直前に請求してきた場合であっても、託児施設の有無を問わず、これを拒否できない。
➡労基法第67条第1項、昭33·6·25　基収第4317号

**20** ◯ 記述どおり正しい。 ➡労基法第67条第2項

**21** ◯ 記述どおり正しい。 ➡労基法第68条

**22** ◯ 記述どおり正しい。 ➡労基法第32条の2第1項

**23** ◯ 記述どおり正しい。 ➡労基法第32条の2第1項

**24** ✕ 妊娠中又は産後1年を経過しない女性に対して、労働時間延長を1日2時間以内に制限する規定はないので、誤り。ただし、請求があった場合には、管理監督者等の場合を除き、1週間及び1日それぞれの法定労働時間を超えて労働させてはならない。
➡労基法第32条の2第1項、第66条第1項

**3**

関係法令（有害業務に係るもの以外のもの）

25 ★★★ 常時使用する労働者数が10人以上の規模の事業場の場合において、労働基準法に基づく1か月単位の変形労働時間制で労働させる場合には、育児を行う者等特別な配慮を要する者に対して、これらの者が育児等に必要な時間を確保できるような配慮をしなければならない。

26 ★★★ 常時使用する労働者数が10人以上の規模の事業場の場合において、労働基準法に基づく1か月単位の変形労働時間制に関する定めをした労使協定は、所轄労働基準監督署長に届け出なければならない。

## 11 就業規則

1 ★★★ 就業規則の作成又は変更の手続きとして、事業場の労働者の過半数で組織する労働組合 (その労働組合がない場合は労働者の過半数を代表する者) の同意が必要である。

2 ★★★ 就業規則を作成又は変更する場合、労働者の過半数を代表する者の意見を聴かなければならないが、同意は必要な要件とされていない。

3 ★★★ パートタイマー2人を含めて常時10人の労働者を使用する使用者は、就業規則の作成及び届出の義務がない。

4 ★★★ 就業規則を行政官庁に届け出る場合には、労働者代表の同意書を添付しなければならない。

5 ★★★ 始業及び終業の時刻、休憩時間、休日並びに休暇に関する事項については、必ず就業規則に定めておかなければならない。

6 ★★★ 退職に関する事項 (解雇の事由を含む。) については、必ず就業規則に定めておく必要がある。

7 ★★★ 安全及び衛生に関する事項については、必ず就業規則に定めておかなければならない。

8 ★★★ 安全及び衛生に関する事項については、これに関する定めをする場合に就業規則に定めておく必要がある。

**25** ◯ 記述どおり正しい。　➡労基法第32条の2第1項、労基則第12条の6

**26** ◯ 記述どおり正しい。　➡労基法第32条の2第2項

---

## 解答　就業規則

**1** ✕ 就業規則の作成又は変更の手続きは、労働組合等の同意は必要なく、意見を聴くだけで足りるため、誤り。　➡労基法第90条第1項

**2** ◯ 記述どおり正しい。　➡労基法第90条第1項

**3** ✕ 労働者（職業の種類を問わず事業又は事務所に使用される者で、賃金を支払われる者）を常時**10**人以上使用するときは、就業規則の作成及び届出の義務があるため、誤り。　➡労基法第9条、労基法第89条

**4** ✕ 就業規則を行政官庁へ届け出る場合には、労働者代表の意見書を添付しなければならないため、誤り。　➡労基法第90条第2項

**5** ◯ 記述どおり正しい。　➡労基法第89条第1号

**6** ◯ 記述どおり正しい。　➡労基法第89条第3号

**7** ✕ 安全及び衛生に関する事項については、これに関する定めをする場合に就業規則に定めておく必要があるもので、必ず就業規則に定めておかなければならないわけではないため、誤り。　➡労基法第89条第6号

**8** ◯ 記述どおり正しい。　➡労基法第89条第6号

9 ★★★ 就業規則には、表彰及び制裁に関する事項を必ず定めておかなければならない。

10 ★★★ 就業規則で減給の制裁を定める場合においては、減給の1回の額は、平均賃金の1日分の半額を超えてはならない。

11 ★★★ 就業規則で定める基準に達しない労働条件を定める労働契約は、その部分については無効である。

12 ★★★ 就業規則は、常時作業場の見やすい場所へ掲示すること、各労働者に書面を交付すること等の一定の方法によって、労働者に周知させる必要がある。

13 ★★★ 就業規則の労働者への周知は、書面を交付することにより行わなければならず、各作業場の見やすい場所へ掲示することのみによって行ってはならない。

14 ★★★ 寄宿舎規則には、建設物及び設備の管理に関する事項は必ずしも定めなくてもよい。

15 ★★★ 寄宿舎規則には、安全及び衛生に関する事項を必ず定めておかなければならない。

16 ★★★ 寄宿舎規則を行政官庁に届け出る場合には、寄宿労働者代表の意見書を添付しなければならない。

**9 ✕** 就業規則には、表彰及び制裁に関する事項は、必ずしも定めなくても
よいため、誤り。　　　　　　　　　➡労基法第89条第9号

**10 ◯** 記述どおり正しい。　　　　　　　　　➡労基法第91条

**11 ◯** 記述どおり正しい。　　➡労基法第93条、労働契約法第12条

**12 ◯** 記述どおり正しい。　　　　　　　　➡労基法第106条第1項

**13 ✕** 周知の方法は、①「各作業場の見やすい場所へ掲示し、又は備えつける」、②「書面を労働者に交付する」、③「磁気テープ等に記録し、その内容を確認できる機器を各作業場に備え付ける」等によって行わなければならないため、誤り。➡労基法第106条第1項、労基則第52条の2

**14 ✕** 寄宿舎規則には、**建設物及び設備の管理に関する事項**は、必ず定めなくてはならないため、誤り。　　　　➡労基法第95条第1項第5号

**15 ◯** 記述どおり正しい。　　　　　　➡労基法第95条第1項第4号

**16 ✕** 寄宿舎規則を行政官庁に届け出る場合には、寄宿する労働者の過半数を代表する者の**同意書**の添付が必要であるため、誤り。
　　　　　　　　　　　　　　　➡労基法第95条第3項

**3**

関係法令（有害業務に係るもの以外のもの）

# MEMO

# 第4章

# 労働衛生
（有害業務に係るもの以外のもの）

# 1 作業環境管理

この分野は第2種試験では必出ですが、第1種試験ではほとんど見られません。出題は、**温熱条件、採光と照明、空調と換気**ですが、この中から1〜2問が必ず出題されるとみてよいでしょう。温熱条件は様々なパターンで問われますので、完全に理解するようにしてください。また、**必要換気量**の計算問題も、細かく問われることがあるので、十分な理解が必要です。

また、改正安衛法に基づく「事業者が講ずべき快適な職場環境の形成のための措置に関する指針」(快適職場指針) からの出題には、今後も注意してください。

## 温熱指標

| 用語 | 定義 | 備考 |
|---|---|---|
| 温熱条件 | 温度感覚に影響する要素。気温、湿度、気流、輻射熱の4つ。 | 気温の高低は、温度感覚を左右する最大の要因。 |
| 実効温度 (感覚温度) | 気温、湿度、気流の総合効果を指標で表したもの。 | 輻射熱が考慮されない。 |
| 修正実効温度 | 輻射熱を考慮した実効温度。黒球温度を用いて測定する。 | 直射日光などの放射熱源にさらされ、周壁の温度が気温と等しくない場合などに用いられる。 |
| 至適温度 | 暑からず寒からずの温度感覚を実効温度で示したもの。 | 作業強度や作業時間、年齢などによって異なるが、一般的に作業強度が強く、作業時間が長いと低い。 |
| 不快指数 | 蒸し暑さの程度を表したもので、気温と湿度から一定の計算式で求められる。 | 一般的に80以上で、大多数が不快と感じるとされる。気流が考慮されていない。 |
| WBGT指数 (湿球黒球温度指数) | 気温、湿度、輻射熱を加味した暑さの総合指数であり、屋内、屋外それぞれについて定められた計算式で求めた数値をWBGT基準値と対比する。 | 労働環境において、作業者が受ける暑熱環境による熱ストレスの評価を行う簡便な指標として用いる。 |

## 気積（労働者1人が必要とする容積）

気積の法定基準 ＝ 1人当たり10m³以上

$$気積（m³）＝\frac{床面から4m以下の高さの部屋の容積（m³）－室内設備の容積（m³）}{労働者数}$$

## 必要換気量（労働者1人に対して入れ換えるべき空気量）

$$必要換気量（m³/h）＝\frac{室内にいる者が1時間に呼出する二酸化炭素量（m³/h）}{\left(\begin{array}{c}室内の二酸化炭素\\基準濃度（0.1\%）\end{array}\right)－\left(\begin{array}{c}外気の二酸化炭素濃度\\（0.03〜0.04\%）\end{array}\right)}×100$$

## 快適職場指針のポイント①：目標の設定及び講ずる措置の内容

| ①作業環境 | 不快と感じることがないよう、空気の汚れ、臭気、温度、湿度等の作業環境を適切に維持管理すること。 |
|---|---|
| ②作業方法 | 心身の負担を軽減するため、相当の筋力を必要とする作業等について、作業方法を改善すること。 |
| ③疲労回復支援施設 | 疲労やストレスを効果的に癒すことのできる休憩室等を設置・整備すること。 |
| ④職場生活支援施設 | 洗面所、トイレ等職場生活で必要となる施設等を清潔で使いやすい状態にしておくこと。 |

## 快適職場指針のポイント②：快適な職場環境づくりを進めるに当たって考慮すべき事項

| ①継続的かつ計画的な取組 | 担当者の選任、マニュアルの整備、見直しの実施など |
|---|---|
| ②労働者の意見の反映 | 作業者の意見を反映する場の確保 |
| ③個人差への配慮 | 温度、照明等、職場の環境条件について年齢等、個人差への配慮 |
| ④潤いへの配慮 | 職場に潤いを持たせ、リラックスさせることへの配慮 |

**4**

労働衛生（有害業務に係るもの以外のもの）

# 1　温熱条件

**1** ★★★
温度感覚は、気温、湿度及び気流を総合的に体感したものである。

**2** ★★★
温度感覚を左右する環境要素は、気温、湿度及び気流であり、この三要素によって温熱環境が定まる。

令和6年4月 2種　令和5年10月 2種

**3** ★★★
相対湿度は、空気中の水蒸気量と、その温度における飽和水蒸気量との比を百分率で示したものである。

令和6年4月 2種

**4** ★★★
相対湿度は、乾球温度と湿球温度によって求められる。

令和5年10月 2種

**5** ★★★
湿度が高いと、皮膚からの水分の蒸発作用が促進される。

**6** ★★★
ふく射熱は、アスマン通風乾湿計で測定することができる。

**7** ★★★
気温、湿度の測定には、気流やふく射熱の影響を受けるアスマン通風乾湿計は、適当ではない。

**8** ★★★
アスマン通風乾湿計は、気温と湿度のほか、放射熱も測定することができる。

**9** ★★★
黒球温度は、温度感覚を表す指標として用いられ、感覚温度ともいわれる。

**10** ★★★
実効温度は、温度感覚を表す指標として用いられ、感覚温度ともいわれる。

**11** ★★★
実効温度は、人の温熱感に基礎を置いた指標で、気温、湿度、気流の総合効果を温度目盛りで表したものである。

令和6年4月 2種　令和5年10月 2種

**12** ★★★
実効温度は、気温、湿度及び放射熱の総合効果を実験的に求め、その程度を一つの温度目盛で表したものである。

## 解答 温熱条件

**1** ✗ 温度感覚は、気温、湿度、気流及びふく射熱の4つの要素を総合的に体感したものであるため、誤り。

**2** ✗ 温度環境は、気温、湿度、気流及び放射熱（ふく射熱）の4つの温熱要素によって決まるため、誤り。

**3** ◯ 記述どおり正しい。一般的に「湿度」というときは、この相対湿度を指す。

**4** ◯ 記述どおり正しい。相対湿度は、乾球温度計と湿球温度計の温度差を利用して求める。

**5** ✗ 湿度が高いと、皮膚からの水分の蒸発作用が抑制されるため、誤り。

**6** ✗ ふく射熱は、黒球温度計で測定するため、誤り。

**7** ✗ 気温、湿度の測定には、気流やふく射熱の影響を受けないアスマン通風乾湿計を用いるため、誤り。

**8** ✗ アスマン通風乾湿計は、気温と湿度は測定することができるが、放射熱（ふく射熱）は測定することができないため、誤り。

**9** ✗ 温度感覚を表す指標として用いられ、感覚温度といわれるのは実効温度であるため、誤り。なお、黒球温度は、ふく射熱を表す指標である。

**10** ◯ 記述どおり正しい。

**11** ◯ 記述どおり正しい。

**12** ✗ 実効温度は、気温、湿度、気流の総合効果を実験的に求め、その程度を一つの温度目盛で表したものであり、放射熱は含まれないため、誤り。

13 ★★★ 湿度が高くなると、気温、気流が同じなら実効温度は低くなる。

14 ★★★ 暑からず寒からず、作業を行うのに最も適した温熱条件を至適温度という。

15 ★★★ 至適温度は、温度感覚を表す指標として用いられ、感覚温度ともいわれる。

16 ★★★ 至適温度は、気温と湿度から計算で求めることができる。

17 ★★★ 至適温度は、飲食物、年齢、性別などによって異なる。

18 ★★★ 至適温度は、季節や被服が変わっても影響を受けることはない。

19 ★★★ 作業強度が強かったり、作業時間が長いときは、一般に至適温度は低くなる。

20 ★★★ 事務作業の場合の至適温度は、筋肉作業の場合のそれより低い。

21 ★★★ 湿度と不快指数は、乾球温度と湿球温度から求められる。

22 ★★★ 不快指数は、気温、気流及び放射熱を要素として計算で求められる。

23 ★★★ WBGTは、気温、湿度及び気流の三つの要素から暑熱環境の程度を示す指標として用いられ、その単位は気温と同じ℃で表される。

24 ★★★ WBGTは、気温、黒球温度及びエネルギー代謝率から求められる指標で、高温環境の評価に用いられる。

**13 ✕** 湿度が高くなると、気温、気流が同じなら実効温度は高くなるため、誤り。

**14 ◯** 記述どおり正しい。

**15 ✕** 至適温度は、暑からず寒からず、作業を行うのに最も適した温熱条件をいうため、誤り。なお、温度感覚を表す指標として用いられ、感覚温度ともいわれるのは、実効温度である。

**16 ✕** 至適温度は、暑からず寒からず、作業を行うのに最も適した温熱条件をいうため、誤り。なお、気温と湿度から計算で求めることができるのは、不快指数である。

**17 ◯** 記述どおり正しい。

**18 ✕** 至適温度は、季節や被服に影響を受けるため、誤り。

**19 ◯** 記述どおり正しい。

**20 ✕** 事務作業の場合の至適温度は、筋肉作業の場合のそれより高いため、誤り。

**21 ◯** 記述どおり正しい。

**22 ✕** 不快指数は、乾球温度と湿球温度により計算で求められるため、誤り。なお、気温、湿度及び放射熱（ふく射熱）を要素として計算で求められるのは、WBGT（湿球黒球温度）である。

**23 ✕** WBGT（湿球黒球温度）は、気温（乾球温度）、湿度（自然湿球温度）、輻射熱（黒球温度）の、人体の熱収支に与える影響の大きい三つの要素から、暑熱環境の程度を示す指標として用いられるめ、誤り。その単位は気温と同じ℃で表される。

**24 ✕** WBGTは、気温（乾球温度）、輻射熱（黒球温度）、湿度（自然湿球温度）から求められる指標で、高温環境の評価に用いられるため、誤り。

**4**

労働衛生（有害業務に係るもの以外のもの）

**25** ★★★ WBGTは暑熱環境による熱ストレスの評価に用いられる指標で、屋内では自然湿球温度と黒球温度の測定値から算出される。

**26** ★★★ 日射がある場合のWBGT値は、自然湿球温度、黒球温度及び気温 (乾球温度) の値から算出される。　　　令和6年4月 2種

**27** ★★★ WBGTは、労働環境において作業者が受ける暑熱環境による熱ストレスの評価を行う簡便な指標で、その値は次の式により算出される。

屋外で太陽照射のある場合：WBGT＝0.7×自然湿球温度＋0.2×黒球温度＋0.1×乾球温度

屋内の場合又は屋外で太陽照射のない場合：WBGT＝0.7×自然湿球温度＋0.3×黒球温度

**28** ★★★ 熱中症のリスク評価指標として、作業強度等に応じたWBGT基準値が示されている。

**29** ★★★ WBGT基準値は、健康な作業者を基準に、ばく露されてもほとんどの者が有害な影響を受けないレベルに相当するものとして設定されている。　　　令和6年4月 2種

**30** ★★★ WBGT基準値は、身体に対する負荷が大きな作業の方が、負荷が小さな作業より小さな値となる。　　　令和5年10月 2種

**31** ★★★ WBGT基準値は、熱に順化している人に用いる値の方が、熱に順化していない人に用いる値より大きな値となる。

**32** ★★★ 算出したWBGTの値が、作業内容に応じて設定されたWBGT基準値未満である場合には、熱中症が発生するリスクが高まる。

**33** ★★★ WBGT値がその基準値を超えるおそれのあるときには、冷房などによりWBGT値を低減すること、代謝率レベルの低い作業に変更することなどの対策が必要である。　　　令和5年10月 2種

**34** ★★★ 高温多湿作業場所において労働者を作業に従事させる場合には、計画的に、熱への順化期間を設ける。

4

労働衛生（有害業務に係るもの以外のもの）

**25** ◯ 記述どおり正しい。屋内の場合及び屋外で太陽照射のない場合は、WBGT値は自然湿球温度及び黒球温度の値から算出される。

**26** ◯ 記述どおり正しい。

**27** ◯ 記述どおり正しい。

**28** ◯ 記述どおり正しい。

**29** ◯ 記述どおり正しい。WBGTには、基準値が定められており、WBGT値がWBGT基準値を超えている場合は、熱中症にかかるリスクが高まっていると判断される。

**30** ◯ 記述どおり正しい。

**31** ◯ 記述どおり正しい。WBGT基準値は、暑熱順化者（暑熱環境に慣れている者）に用いる値の方が、暑熱非順化者に用いる値より大きな値となる。

**32** ✕ WBGTには、基準値が定められており、WBGT値がWBGT基準値を超えている場合は、熱中症にかかるリスクが高まっていると判断されるため、誤り。

**33** ◯ 記述どおり正しい。

**34** ◯ 記述どおり正しい。熱への順化の有無は、熱中症の発生リスクに大きく影響するため、計画的に順化期間を設ける。

**4**

労働衛生（有害業務に係るもの以外のもの）

**1** ★★★ 採光とは、太陽光線（自然光）により室内の明るさを得ることである。

**2** ★★★ 採光には、縦に長い窓よりも、横に広い窓の方が有利である。

**3** ★★★ 窓面積は、大きい方がよく、ふつう床面積の10分の1程度が望ましい。

**4** ★★★ 北向きの窓では、直射日光はほとんど入らないが一年中平均した明るさが得られる。

**5** ★★★ 局部照明だけに頼ると、作業場の照度が不均一になりすぎて眼の疲労を起こすことがあるから全般照明と併用する。

**6** ★★★ 局部照明は、検査作業などのように、特に手元が高照度であることが必要な場合に用いられる。

**7** ★★★ 全般照明と局部照明を併用する場合の全般照明の照度は、局部照明の照度の1／10以下になるようにするとよい。

**8** ★★★ 光源からの光を壁等に反射させて照明する方法を全体照明という。

**9** ★★★ 間接照明は、光源からの光を壁等に反射させて照明する方法である。

**10** ★★★ 天井や壁に光を当てて、反射光線が作業面を照らすようにした照明方法を全般照明という。

**11** ★★★ 天井や壁の反射光が作業面を照らす照明方式を全般照明といい、立体感を要する作業に適している。

**12** ★★★ あらゆる方向から同程度の明るさの光がくると、見るものに影ができなくなり、立体感がなくなってしまうことがある。

## 解答　採光と照明

**1** ◯　記述どおり正しい。

**2** ✕　採光には、横に広い窓よりも、縦に長い窓の方が有利であるため、誤り。

**3** ✕　窓面積は、ふつう床面積の**5**分の**1**以上が望ましいため、誤り。

**4** ◯　記述どおり正しい。

**5** ◯　記述どおり正しい。

**6** ◯　記述どおり正しい。

**7** ✕　全般照明の照度は、局部照明の**1／10**以上、普通は**1／5**ぐらいが適切とされているため、誤り。

**8** ✕　光源からの光を壁等に反射させて照明する方法は**間接照明**というため、誤り。

**9** ◯　記述どおり正しい。

**10** ✕　天井や壁に光を当てて、反射光線が作業面を照らすようにした照明方法は**間接照明**というため、誤り。なお、全般照明は、作業場全体を明るくする方法で、光源は作業面より相当高い所に規則的に配列される。

**11** ✕　天井や壁の反射光が作業面を照らす照明方式は**間接照明**というため、誤り。また、立体感を要する作業には、適度の影ができる必要であるが、全般照明は、影があまり出ないよう、作業場全体を明るくする照明方式である。

**12** ◯　記述どおり正しい。

**4**

労働衛生（有害業務に係るもの以外のもの）

**13** ★★★ 立体視を必要とする作業では、作業面に影のできない照明がよい。

**14** ★★★ 前方から明かりをとるとき、眼と光源を結ぶ線と視線とが作る角度は、15°〜30°程度になるようにするとよい。 令和6年4月 2種

**15** ★★★ 照度の単位はルクスで、1ルクスは光度1カンデラの光源から10m離れた所で、その光の光軸に垂直な1m²の面が受ける明るさに相当する。 令和6年4月 2種

**16** ★★★ 作業室全体の照度は、作業面の局部照明による照度の10%未満になるようにする。 令和6年4月 2種

**17** ★★★ 均一の明るさを得るためには、最大と最小の照度差を平均照度の30%以上にするのがよい。

**18** ★★★ 高齢者は、若年者に比較して、一般に、高い照度が必要であるが、水晶体の混濁により、まぶしさを感じやすくなっている場合もあるので、注意が必要である。 令和6年4月 2種

**19** ★★★ 光の色は、通常の作業では白色光を用いる。

**20** ★★★ 明度の高い色ほどまぶしさが少なくなる。

**21** ★★★ 室内の彩色で、明度を高くすると光の反射率が高くなり照度を上げる効果があるが、彩度を高くしすぎると交感神経の緊張を招きやすく、長時間にわたる場合は疲労を招きやすい。

**22** ★★★ 部屋の彩色として、目の高さ以下はまぶしさを防ぎ安定感を出すために濁色とし、目より上方の壁や天井は明るい色にするとよい。 令和6年4月 2種

**23** ★★★ 部屋の彩色にあたり、目の高さから上の壁、天井は、まぶしさを防ぐため、濁色にするとよい。

**13** ✕ 立体視を必要とする作業では、作業面に適度の影ができる照明が必要であるため、誤り。

**14** ✕ 前方から明かりをとるとき、まぶしさをなくすため、眼と光源を結ぶ線と視線とが作る角度は、少なくとも30°以上になるようにしなければならないため、誤り。

**15** ✕ 照度の単位はルクスで、1ルクスは光度1カンデラの光源から1m離れた所で、その光に直角な面が受ける明るさに相当するため、誤り。ルクスは照度の単位、カンデラは光度の単位。

**16** ✕ 作業室全体の照度は、作業面の局部照明による照度の少なくとも10%（10分の1）以上、一般に20%（5分の1）くらいが望ましいため、誤り。

**17** ✕ 均一の明るさを得るためには、最大と最小の照度差を平均照度の30%以内にしなければならないため、誤り。

**18** ◯ 記述どおり正しい。

**19** ◯ 記述どおり正しい。

**20** ✕ 明度の高い色の照明ほどまぶしさが増すため、誤り。

**21** ◯ 記述どおり正しい。

**22** ◯ 記述どおり正しい。

**23** ✕ 部屋の彩色にあたり、目の高さから上の壁、天井は、照明効果をよくするために**明色**（白、クリーム）にするとよいため、誤り。

**4**

労働衛生（有害業務に係るもの以外のもの）

1 **★★★** 空気調和設備を設けている事務室の一酸化炭素及び二酸化炭素（炭酸ガス）の含有率は、検知管方式による検定器により測定しなければならない。

2 **★★★** 空気調和設備を設けている事務室の湿度は、普通、アスマン通風乾湿計で測定する。

3 **★★★** 空気調和設備を設けている事務室の気温の測定は、黒球温度計で行う。

4 **★★★** 空気調和設備を設けている事務室の気流は、一般に熱線風速計で測定する。

5 **★★★** 換気回数は、多ければ多いほど室内の環境状態は良くなる。

6 **★★★** 人間の呼気の成分は、酸素約16%、二酸化炭素（炭酸ガス）約4%である。　令和5年10月[2回]

7 **★★★** 新鮮外気中の酸素濃度は、約21%、二酸化炭素濃度は、0.03～0.04%である。　令和5年10月[2回]

8 **★★★** 室内の空気の清浄度を保つために入れ替える必要のある空気の量を必要換気量といい、通常、1時間に交換される空気量で表す。

9 **★★★** 必要換気量を算出するときは、普通、酸素濃度を基準として行う。

10 **★★★** 必要換気量の算出に当たって、室内二酸化炭素基準濃度は、通常、1%とする。　令和5年10月[2回]

11 **★★★** 務室における必要換気量（m³/h）は、次の式により算出される。

$$\frac{在室者全員が1時間に呼出する二酸化炭素量 (m^3/h)}{室内二酸化炭素基準濃度 (ppm) －外気の二酸化炭素濃度 (ppm)} \times 1{,}000{,}000$$

12 **★★★** 外気によって換気を行うとき、必要換気量は、室内にいる人が1時間に呼出する二酸化炭素量を、室内の二酸化炭素基準濃度で除して算出する。

労働衛生（有害業務に係るもの以外のもの）

4

## 解答 事務室等の作業環境管理

**1 ○** 記述どおり正しい。

**2 ○** 記述どおり正しい。

**3 ✕** 空気調和設備を設けている事務室の気温の測定は、**0.5度目盛の温度計**によって測定するため、誤り。

**4 ○** 記述どおり正しい。

**5 ✕** 換気回数が多すぎると、作業場の温度や湿度に変化を与えて好ましくないため、誤り。

**6 ○** 記述どおり正しい。

**7 ○** 記述どおり正しい。

**8 ○** 記述どおり正しい。

**9 ✕** 必要換気量を算出するときは、**二酸化炭素濃度を基準として行う**ため、誤り。

**10 ✕** 必要換気量の算出に当たって、室内の二酸化炭素基準濃度は、通常、**0.1%とする**ため、誤り。

**11 ○** 記述どおり正しい。なお、単位がppmでなく%の場合は、「×1,000,000」ではなく「×100」となるので注意のこと（1ppm＝0.0001%）。

**12 ✕** 必要換気量（m³／h）は、以下の式で算出するため、誤り。

$$\frac{\text{全在室者の1時間当たりの呼出} CO_2 \text{量 (m}^3/\text{h)}}{(\text{室内の} CO_2 \text{基準濃度 (0.1\%)}) - (\text{外気の} CO_2 \text{濃度 (0.03~0.04\%)})} \times 100$$

**13** 在室者が12人の事務室において、二酸化炭素濃度を1,000ppm以下に保つために最小限必要な換気量の値（m³/h）は360となる。ただし、在室者が呼出する二酸化炭素量は1人当たり0.018m³/h、外気の二酸化炭素濃度は400ppmとする。

 **14** 事務室内において、空気を外気と入れ換えて二酸化炭素濃度を1,000ppm以下に保った状態で、在室することのできる最大の人数は18人である。ただし、外気の二酸化炭素濃度を400ppm、外気と入れ換える空気量を500m³/h、1人当たりの呼出二酸化炭素量を0.016m³/hとする。

 **15** 必要換気量は、そこで働く人の労働の強度（エネルギー代謝率）によって増減する。

 **16** 必要換気量と気積から、その作業場の必要換気回数が求められる。

 **17** 必要換気量が同じであれば、気積が大きいほど換気回数は少なくてよい。

 **18** 室内空気がホルムアルデヒド等の化学物質に汚染されることにより、シックハウス症候群が発症することがある。

**19** ホルムアルデヒドの蒸気は空気より重いので、事務室等の屋内空気中のホルムアルデヒドの濃度の測定は、壁の付近の床上30cm以下の位置で行う。

**20** 事務室等の屋内空気中のホルムアルデヒドの濃度は、0.08ppm以下になるようにする。

**21** 屋内空気中のホルムアルデヒドの濃度低減のための措置としては、換気装置の設置又は増設、発散源のコーティングなどがある。

## 4 快適職場

 **1** 「経営者の意向の反映」は、厚生労働省の「事業者が講ずべき快適な職場環境の形成のための措置に関する指針」において、快適な職場環境の形成のための措置の実施に関し、考慮すべき事項とされている。

**13 ○** 正しい。二酸化炭素濃度を1,000ppm（＝0.1%）以下に保つための必要換気量は、条件より、
$(0.018 \times 12) \div (1000 - 400) \times 1,000,000 = 360$。

**14 ○** 正しい。在室することのできる人数（$x$）は、条件より、$500 = \{(0.016 \times x) \div (1000 - 400)\} \times 1,000,000$。これを解くと、$x = 18.75$。したがって、在室することのできる最大の人数は18人となる。

**15 ○** 記述どおり正しい。

**16 ○** 記述どおり正しい。

**17 ○** 記述どおり正しい。

**18 ○** 記述どおり正しい。事務室等においては、合板、繊維板等の建材、オフィス家具、カーペット等に使用されている接着剤、防腐剤等がホルムアルデヒドの発散源になることがある。

**19 ✗** 事務室等の屋内空気中のホルムアルデヒドの濃度の測定は、室の中央部の床上**50**cm以上、**150**cm以下の位置で行わなければならないため、誤り。

**20 ○** 記述どおり正しい。事務室の屋内空気中のホルムアルデヒドの量は、$0.1\,\mathrm{mg/m^3}$（$\fallingdotseq 0.08$ppm）以下にしなければならない。
➡事務所則第5条第1項第3号

**21 ○** 記述どおり正しい。

| 解答 | **快適職場** |

**1 ✗** 考慮すべき事項とされているのは、①継続的かつ計画的な取組、②労働者の意見の反映、③個人差への配慮、④潤いへの配慮の4つであるため、誤り。

# 2 作業管理

**出題のポイント**

この分野からの出題は、**情報機器作業**に関するものに集中しており、ほぼ毎回出題されるとみてください。具体的には、**照度と照明、作業時間の制限、休憩時間**、情報機器作業従事者に対する**情報機器作業健康診断**などです。新傾向問題はほぼみられませんので、過去問をしっかりマスターしておきましょう。

なお、法改正により「VDT作業」は「情報機器作業」に名称が変わり、「単純入力型」「拘束型」の区分も廃止されました。

## 情報機器作業の作業区分

| 作業区分 | 作業区分の定義 | 作業の例 |
|---|---|---|
| 作業時間又は作業内容に相当程度拘束性があると考えられるもの（全ての者が健診対象） | 1日に4時間以上情報機器作業を行う者であって、次のいずれかに該当するもの<br>・作業中は常時ディスプレイを注視する、又は入力装置を操作する必要がある<br>・作業中、労働者の裁量で適宜休憩を取ることや作業姿勢を変更することが困難である | ・コールセンターで相談対応（その対応録をパソコンに入力）<br>・モニターによる監視・点検・保守<br>・パソコンを用いた校正・編集・デザイン<br>・プログラミング<br>・CAD作業<br>・伝票処理<br>・テープ起こし（音声の文書化作業）<br>・データ入力 |
| 上記以外のもの（自覚症状を訴える者のみ健診対象） | 上記以外の情報機器作業対象者 | ・上記の作業で4時間未満のもの<br>・上記の作業で4時間以上ではあるが労働者の裁量による休憩をとることができるもの<br>・文書作成作業<br>・経営等の企画・立案を行う業務（4時間以上のものも含む。）<br>・主な作業として会議や講演の資料作成を行う業務（4時間以上のものも含む。）<br>・経理業務（4時間以上のものも含む。）<br>・庶務業務（4時間以上のものも含む。）<br>・情報機器を使用した研究（4時間以上のものも含む。） |

# 情報機器作業ガイドライン

### ❶ 採光と照明

　a. 室内はできるだけ明暗の対照が著しくなく、かつ、まぶしさを生じさせないようにすること。

　b. ディスプレイ画面に直接または間接的に太陽光線等が入射する場合は、必要に応じて窓にブラインドまたはカーテン等を設け、適切な明るさとすること。

### ❷ グレアの防止

### ❸ 騒音等の低減措置

### ❹ 作業時間等

　一連続作業時間が1時間を超えないようにし、次の連続作業までの間に10〜15分の作業休止時間を設け、かつ、一連続作業時間内に1〜2回の小休止を設けること（令和元年7月12日基発0712第3号）。

# 情報機器業務で講ずべき措置

| 講ずべき措置 | 基準 |
| --- | --- |
| ディスプレイ画面の照度 | 500ルクス以下 |
| 書類上およびキーボード面の照度 | 300ルクス以上 |
| ディスプレイ画面の上端の高さ | 目の位置と同じか、やや下 |
| ディスプレイ画面までの視距離 | 40cm以上 |
| ディスプレイ画面の文字の大きさ | 3mm以上 |

**4**

労働衛生（有害業務に係るもの以外のもの）

## 1 作業環境管理、作業管理、健康管理

**1**  空気調和設備を設け、事務室内の気温を調節するのは、作業環境管理に該当する。

**2**  情報機器作業において、書類上及びキーボード上における照度を400ルクス程度とするのは、作業環境管理に該当する。

**3**  情報機器作業における作業姿勢は、椅子に深く腰をかけて背もたれに背を十分あて、履き物の足裏全体が床に接した姿勢を基本とするのは、作業管理に該当する。

**4**  高温多湿作業場所において労働者を作業に従事させる場合には、計画的に、暑熱順化期間を設けるのは、作業管理に該当する。

**5**  介護作業等腰部に著しい負担のかかる作業に従事する労働者に対し、腰痛予防体操を実施するのは、健康管理に該当する。

## 2 情報機器作業

**1**  ディスプレイ画面上における照度は、500ルクス以下となるようにしている。

**2**  書類上及びキーボード上における照度は、300ルクス以上になるようにする。 `令和5年10月`[2]

**3**  反射防止型ディスプレイを選択するとともに、直接照明の照明器具を用いてグレアを防ぐようにする。

**4**  ディスプレイ画面の位置、前後の傾き、左右の向き等を調整してグレアを防止している。

**5**  情報機器作業については、一連続作業時間が2時間を超えないようにし、次の連続作業までの間に5〜10分程度の作業休止時間を設けるようにする。 `令和5年10月`[2]

## 解答 作業環境管理、作業管理、健康管理

**1** ○ 記述どおり正しい。作業環境の状態を把握して、設備設置など必要な措置を講じることは**作業環境管理**に該当する。

**2** ○ 記述どおり正しい。理由は同上。

**3** ○ 記述どおり正しい。作業時間、作業量、作業方法、作業姿勢の適正化など、作業自体を管理して、作業者への負荷を少なくすることは**作業管理**に該当する。

**4** ○ 記述どおり正しい。理由は同上。

**5** ○ 記述どおり正しい。健康状態を把握して措置や指導を行うことは**健康管理**に該当する。

## 解答 情報機器作業

**1** ○ 記述どおり正しい。書類上及びキーボード上における照度は**300ルクス以上**とし、ディスプレイ画面の明るさ、書類及びキーボード面における明るさと周辺の明るさの差はなるべく小さくする。
➡ 情報機器作業における労働衛生管理のためのガイドライン4(1)

**2** ○ 記述どおり正しい。理由は同上。
➡ 情報機器作業における労働衛生管理のためのガイドライン4(1)

**3** ✕ 反射防止型ディスプレイを選択するとともに、間接照明等の照明器具を用いてグレアを防ぐようにするため、誤り。
➡ 情報機器作業における労働衛生管理のためのガイドライン4(1)

**4** ○ 記述どおり正しい。
➡ 情報機器作業における労働衛生管理のためのガイドライン4(2)

**5** ✕ 情報機器作業については、一連続作業時間が**1時間**を超えないようにし、次の連続作業までの間に**10～15分**の作業休止時間を設け、かつ、一連続作業時間内において1～2回程度の小休止を設けるようにするため、誤り。
➡ 情報機器作業における労働衛生管理のためのガイドライン5(1)

**6** ★★★ ディスプレイについては、30cm 程度の視距離が保てるようにし、画面の上端は、目の高さと同じか、やや上になるようにする。

令和5年10月 2補

**7** ★★★ ディスプレイに表示する文字は、文字の高さがおおむね 3mm 以上とする。

**8** ★★★ 情報機器作業による健康障害は、初期にはほとんど自覚症状がないので、眼の検査及び筋骨格系の他覚的検査による異常の早期発見が大切である。

**9** ★★★ 1日の情報機器作業の作業時間が4時間未満である労働者については、自覚症状を訴える者についてのみ、情報機器作業に係る定期健康診断の対象としている。

令和5年10月 2補

**10** ★★★ 情報機器作業に係る定期健康診断を、1年以内ごとに1回、定期に実施している。

**11** ★★★ 情報機器作業健康診断は、定期の一般健康診断を実施する際に、併せて実施して差し支えない。

**12** ★★★ 情報機器作業健康診断では、視力検査などの眼科学的検査のほか、上肢の運動機能などの筋骨格系に関する検査も行っている。

**13** ★★★ 情報機器作業健康診断では、原則として、視力検査、上肢及び下肢の運動機能検査などを行う。

**14** 新傾向 情報機器作業に係る定期健康診断において、眼科学的検査と筋骨格系に関する検査のそれぞれの実施日が異なっている。

令和5年10月 2補

**6 ✕** ディスプレイについては、おおむね**40**cm以上の視距離が保てるようにし、画面の上端は、目の高さとほぼ同じか、やや下になるようにしなければならないため、誤り。
➡ 情報機器作業における労働衛生管理のためのガイドライン5 (2) ロ

**7 ◯** 記述どおり正しい。
➡ 情報機器作業における労働衛生管理のためのガイドライン5 (2) ロ

**8 ✕** 情報機器作業による健康障害は、**眼の疲労**や**頸肩腕障害**等の自覚症状を訴える者が多く、これらが他覚的所見よりも先行するため、誤り。
➡ 情報機器作業における労働衛生管理のためのガイドライン7 (1) イ

**9 ◯** 記述どおり正しい。情報機器作業に係る定期健康診断は、1日に**4**時間以上情報機器作業を行う者であって「作業中は常時ディスプレイを注視する、または入力装置を操作する必要がある」「作業中、労働者の裁量で適宜休憩をとることや作業姿勢を変更することが困難である」者のほか、作業時間に関わらず、眼や肩の痛みなどの**自覚症状**がある者が対象となる。
➡ 情報機器作業における労働衛生管理のためのガイドライン別紙

**10 ◯** 記述どおり正しい。
➡ 情報機器作業における労働衛生管理のためのガイドライン7 (1) ロ

**11 ◯** 記述どおり正しい。
➡ 情報機器作業における労働衛生管理のためのガイドライン7 (1) ロ

**12 ◯** 記述どおり正しい。
➡ 情報機器作業における労働衛生管理のためのガイドライン7 (1) ロ

**13 ✕** 情報機器作業健康診断の項目には、視力検査、上肢の運動機能検査はあるが、下肢の運動機能検査はないため、誤り。
➡ 情報機器作業における労働衛生管理のためのガイドライン7 (1) ロ

**14 ◯** 記述どおり正しい。
➡ 情報機器作業における労働衛生管理のためのガイドライン解説7 (1) ロ

**4**

労働衛生（有害業務に係るもの以外のもの）

# 3 健康管理

　健康の保持増進対策の要請はますます高くなっています。この分野からは、毎回1問出題されるとみてよいでしょう。**健康管理、健康測定**からの出題は、生活習慣病関連に注意してください。**健康測定**は、出題頻度は高くはないものの、時折まとまった出題がみられます。

　近年の新傾向問題である**受動喫煙防止対策、腰痛予防対策**（腰痛予防対策指針）からの出題は、過去問に加えて、指針に目を通すなどして、しっかり対策をしておきましょう。

## 健康保持増進対策の基本事項

❶ 健康保持増進の表明
❷ 推進体制の確立
❸ 課題の把握
❹ 健康保持増進目標の設定
❺ 健康保持増進措置の決定
❻ 健康保持増進計画の作成
❼ 健康保持増進計画の実施
❽ 実施結果の評価

## 健康保持増進計画で定める事項

❶ 事業者が健康保持増進を積極的に推進する旨の表明に関すること
❷ 健康保持増進計画の目標の設定に関すること
❸ 事業場内健康保持増進体制の整備に関すること
❹ 労働者に対する健康測定、運動指導、メンタルヘルスケア、栄養指導、保健指導等健康保持増進措置の実施に関すること
❺ 健康保持増進措置を講ずるために必要な人材の確保並びに施設及び設備の整備に関すること
❻ 健康保持増進計画の実施状況の評価及び計画の見直しに関すること
❼ その他労働者の健康の保持増進に必要な措置に関すること

# 厚生労働省「メンタルヘルス指針」(抜粋)

## ❶ 心の健康づくり計画

メンタルヘルスケアを中長期的視点に立って継続的かつ計画的に行うため策定する「心の健康づくり計画」は、各事業場における労働安全衛生に関する計画の中に位置付ける。「心の健康づくり計画」の策定は、衛生委員会又は安全衛生委員会において十分調査審議する。

| 心の健康づくり計画に盛り込む事項 |
|---|
| 1.事業者がメンタルヘルスケアを積極的に推進する旨の表明に関すること |
| 2.事業場における心の健康づくりの体制の整備に関すること |
| 3.事業場における問題点の把握及びメンタルヘルスケアの実施に関すること |
| 4.メンタルヘルスケアを行うために必要な人材の確保及び事業場外資源の活用に関すること |
| 5.労働者の健康情報の保護に関すること |
| 6.心の健康づくり計画の実施状況の評価及び計画の見直しに関すること |
| 7.その他労働者の心の健康づくりに必要な措置に関すること |

## ❷ 4つのメンタルヘルスケアの推進

メンタルヘルスケアは、下表の「4つのケア」が継続的かつ計画的に行われることが重要。

事業者は、①心の健康計画の策定、②関係者への事業場の方針の明示、③労働者の相談に応ずる体制の整備、④関係者に対する教育研修の機会の提供等、⑤事業場外資源とのネットワーク形成などを行う。

| 4つのメンタルヘルスケア | |
|---|---|
| 1.セルフケア | 労働者自身がストレスや心の健康について理解し、自らのストレスの予防や対処を行うセルフケア。 |
| 2.ラインによるケア | 管理監督者が、職場環境等の改善や労働者からの相談への対応を行うラインによるケア。 |
| 3.事業場内産業保健スタッフ等によるケア | 産業医、衛生管理者等が、心の健康づくり対策の提言や労働者及び管理監督者に対する支援を行う事業場内産業保健スタッフ等によるケア。 |
| 4.事業場外資源によるケア | メンタルヘルスケアに関する専門的な知識を有する事業場外の機関及び専門家を活用し支援を受ける事業場外資源によるケア。 |

**4**

労働衛生(有害業務に係るもの以外のもの)

**1** 健康測定は、労働者の健康障害や疾病の早期発見を目的として行われる。

**2** 健康測定における医学的検査は、個々の労働者の健康状態を身体面から調べ、健康障害や疾病を発見することを目的として行う。

**3** 健康測定における生活状況調査では、仕事の内容、職場の人間関係の他、趣味・嗜好、運動習慣・運動歴、食生活等についても行う。

**4** 健康測定における運動機能検査では、筋力、柔軟性、敏捷性、平衡性、全身持久性などの検査を行う。

**5** 健康測定における筋力の測定法として握力がある。

`令和6年4月`

**6** 平衡性の運動機能検査項目の測定法として閉眼片足立ちがある。

**7** 敏しょう性の運動機能検査項目の測定法として全身反応時間がある。

`令和6年4月`

**8** 柔軟性の運動機能検査項目の測定法として上体起こしがある。

`令和6年4月`

**9** 全身持久性の運動機能検査項目の測定法として、自転車エルゴメーターによる最大酸素摂取量間接測定法がある。

`令和6年4月`

**10** 健康測定の結果に基づき行う保健指導には、勤務形態や生活習慣からくる健康上の問題を解決するため、睡眠、喫煙、飲酒、口腔保健などの生活指導が含まれる。

**11** 健康測定の結果に基づく栄養指導では、食生活上問題が認められた労働者に対して、栄養の摂取量、食習慣や食行動の評価とその改善の指導を行う。

## 解答　健康測定と健康管理

**1** ✗ 健康測定は、労働者の健康状態を総合的に判定して健康指導等を行うことを目的として行われるため、誤り。

**2** ✗ 健康測定における医学的検査は、個々の労働者の健康状態を主として身体面から調べるものであり、健康障害や疾病を発見することを目的として行うものではないため、誤り。

**3** ◯ 記述どおり正しい。

**4** ◯ 記述どおり正しい。

**5** ◯ 記述どおり正しい。なお、筋持久力の測定法として、上体起こしがある。

**6** ◯ 記述どおり正しい。

**7** ◯ 記述どおり正しい。全身反応測定は、一般的に反応開始の合図から足が跳躍台（マット）を離れるまでの時間を測る。

**8** ✗ 柔軟性の測定法としては、立位（又は座位）の体前屈があり、上体起こしや握力は、筋力の測定法であるため、誤り。

**9** ◯ 記述どおり正しい。

**10** ◯ 記述どおり正しい。

**11** ◯ 記述どおり正しい。

**12** ★★★ 健康測定の結果に基づき行う健康指導は、メタボリックシンドロームの予防など、身体的健康の保持増進を目的とするものであり、メンタルヘルスケアを含むものではない。

**13** ★★★ 健康測定の結果に基づき、必要と判断された場合や労働者自らが希望する場合は、メンタルヘルスケアを行う。

**14** ★★★ 肥満の評定法には、さまざまなものがあるが、日本肥満学会では、BMI (body mass index) ＝体重 (kg) ／身長 (m)² と定め、この判定基準で18.5以上25未満を普通 (正常) としている。
`令和6年4月`

**15** ★★★ BMIは肥満度の評価に用いられる指標で、身長と体重から算出されるが、身長170cm、体重72kgの人のBMIに最も近い値は42である。
`令和5年10月`

**16** 新傾向 BMIを算出するには、腹囲と体脂肪率の値が必要である。
`令和6年4月`

**17** ★★★ 身長170cmの人のBMIが25となる体重は、72.25kgである。

**18** 新傾向 BMIは、内臓脂肪の重量と直線的な比例関係にある。
`令和6年4月`

**19** 新傾向 BMIによる肥満度の判定基準には、男性の方が女性より大きな数値が用いられる。
`令和6年4月`

**20** ★★★ 肥満は、高血圧症、高脂血症、糖尿病や心血管系の疾患の危険因子であり、健康診断ではBMIが記載されることになっている。

**21** ★★★ 日本では、内臓脂肪の蓄積があり、かつ、血中脂質 (中性脂肪、HDLコレステロール)、血圧、空腹時血糖の三つのうち二つ以上が基準値から外れている場合にメタボリックシンドロームと診断される。

**22** ★★★ 日本人のメタボリックシンドローム診断基準で、腹部肥満 (内臓脂肪の蓄積) とされるのは、腹囲が男性では85cm以上、女性では90cm以上の場合である。

**12 ✕** 健康測定の結果に基づき行う健康指導は、メタボリックシンドローム
の予防など、**身体**的健康の保持増進だけでなく、メンタルヘルスケア
などの**精神**的健康の保持増進も同時に目的とするため、誤り。

**13 ◯** 記述どおり正しい。

**14 ◯** 記述どおり正しい。なお、25以上の場合を肥満、18.5未満である場合
を低体重としている。

**15 ✕** 次の計算式により、問題文のBMIは、25であるため、誤り。72÷
$(1.7 \times 1.7) = 24.913$

**16 ✕** BMIは、**身長**と**体重**から算出されるため、誤り。

**17 ◯** 記述どおり正しい。**BMI＝体重 (kg) ／身長 (m)²**より、身長170cm
の人のBMIが25となるのは、**25×(1.7×1.7)＝72.25**。

**18 ✕** 内臓脂肪と直線的な比例関係にあるのは、**腹囲**であるため、誤り。

**19 ✕** BMIによる肥満度の判定基準は、男女共通の数値が用いられるため、
誤り。

**20 ◯** 記述どおり正しい。BMIは、**健康診断個人票**に記載するよう指導して
いる。なお、「高脂血症」は「脂質異常症」に名称変更された。
➡平成20年1月21日基発01210015

**21 ◯** 記述どおり正しい。

**22 ◯** 記述どおり正しい。腹囲が男性**85cm**、女性**90cm**を超え、**高血圧**、**高
血糖**、脂質代謝異常の3つのうち2つに当てはまると、メタボリック
シンドロームと診断される。

23 ★★★ 尿酸は、体内のプリン体と呼ばれる物質の代謝物で、血液中の尿酸値が高くなる高尿酸血症は、関節の痛風発作などの原因となるほか、動脈硬化とも関連するとされている。 令和6年4月

24 ★★★ 血清トリグリセライド（中性脂肪）は、食後に値が上昇する脂質で、空腹時にも高値が持続することは動脈硬化の危険因子となる。 令和5年10月

25 ★★★ HDLコレステロールは、悪玉コレステロールとも呼ばれ、高値であることは動脈硬化の危険因子となる。 令和5年10月

26 新傾向 ヘモグロビンA1cは、血液1μL中に含まれるヘモグロビンの数を表す値であり、貧血の有無を調べるために利用される。 令和5年10月

27 ★★★ 尿素窒素（BUN）は、腎臓から排泄される老廃物の一種で、腎臓の働きが低下すると尿中に排泄されず、血液中の値が高くなる。 令和5年10月

28 ★★★ γ-GTPは、正常な肝細胞に含まれている酵素で、肝細胞が障害を受けると血液中に流れ出し、特にアルコールの摂取で高値を示す特徴がある。 令和5年10月

## 2 健康保持増進措置

1 ★★★ 健康測定の結果に基づき行う健康指導には、運動指導、メンタルヘルスケア、栄養指導、口腔保健指導、保健指導が含まれる。

2 ★★★ 健康保持増進措置は、主に生活習慣上の課題を有する労働者の健康状態の改善を目指すために個々の労働者に対して実施するものと、事業場全体の健康状態の改善や健康増進に係る取組の活性化等、生活習慣上の課題の有無に関わらず労働者を集団として捉えて実施するものがある。

3 ★★★ 健康測定、運動指導等の健康保持増進措置を継続的かつ計画的に行うため、労働者の健康の保持増進を図るための基本的な計画である健康保持増進計画を策定する。

**23** ◯　記述どおり正しい。

**24** ◯　記述どおり正しい。

**25** ✗　悪玉コレステロールと呼ばれるのは、LDLコレステロールであるため、誤り。HDLコレステロールは、**善玉コレステロール**と呼ばれる。

**26** ✗　ヘモグロビンA1cは、赤血球中のヘモグロビンにブドウ糖が結合したものをいい、ヘモグロビン全体に対する割合（％）で表されるため、誤り。過去2～3か月間の**血糖値の平均的な状況**を反映するため、**糖尿病の診断や血糖コントロール状態の評価**等に利用される。

**27** ◯　記述どおり正しい。

**28** ◯　記述どおり正しい。

## 解答　健康保持増進措置

**1** ◯　記述どおり正しい。

**2** ◯　記述どおり正しい。

**3** ◯　記述どおり正しい。

4

労働衛生（有害業務に係るもの以外のもの）

4 ★★★ 健康保持増進対策の推進に当たっては、事業者が労働者等の意見を聴きつつ事業場の実態に即した取組を行うため、労使、産業医、衛生管理者等で構成される衛生委員会等を活用する。

5 ★★★ 健康保持増進計画で定める事項には、事業者が健康保持増進を積極的に推進する旨の表明に関することが含まれる。

6 ★★★ 事業場内健康保持増進体制の整備に関することは、健康保持増進計画で定める事項に含まれない。

7 ★★★ 健康保持増進計画を継続的に推進するため、衛生管理者、衛生推進者等から総括的推進担当者を選任する。

8 ★★★ 健康測定とは、健康指導を行うために実施される調査、測定等のことをいい、疾病の早期発見に重点をおいた健康診断の各項目の結果を健康測定に活用することはできない。

9 ★★★ 健康保持増進に関する課題の把握や目標の設定等においては、労働者の健康状態等を客観的に把握できる数値を活用することが望ましい。

## 3 メンタルヘルスケア

1 ★★★ 心の健康づくり計画の実施に当たっては、メンタルヘルス不調を早期に発見する「一次予防」、適切な措置を行う「二次予防」及びメンタルヘルス不調となった労働者の職場復帰支援を行う「三次予防」が円滑に行われるようにする必要がある。

2 ★★★ 心の健康については、客観的な測定方法が十分確立しておらず、その評価は容易ではなく、さらに、心の健康問題の発生過程には個人差が大きく、そのプロセスの把握が難しいという特性がある。

3 ★★★ メンタルヘルスケアを推進するに当たって、労働者の個人情報を主治医等の医療職や家族から取得する際には、あらかじめこれらの情報を取得する目的を労働者に明らかにして承諾を得るとともに、これらの情報は労働者本人から提出を受けることが望ましい。

令和6年4月

**4** ◯ 記述どおり正しい。

**5** ◯ 記述どおり正しい。

**6** ✕ 事業場内健康保持増進体制の整備に関することは、健康保持増進計画で定める事項に含まれるため、誤り。

**7** ◯ 記述どおり正しい。

**8** ✕ 健康測定とは、健康指導を行うために実施される調査、測定等のことをいい、疾病の早期発見に重点をおいた健康診断を活用しつつ、追加で生活状況調査や医学的検査等を実施するものであるため、誤り。

**9** ◯ 記述どおり正しい。

## 解答 メンタルヘルスケア

**1** ✕ メンタルヘルス不調を未然に防止する「一次予防」、メンタルヘルス不調を早期に発見し、適切な措置を行う「二次予防」及びメンタルヘルス不調となった労働者の職場復帰支援を行う「三次予防」が円滑に行われるようにする必要があるため、誤り。　➡メンタルヘルス指針：2

**2** ◯ 記述どおり正しい。　➡メンタルヘルス指針：2-①

**3** ◯ 記述どおり正しい。　➡メンタルヘルス指針：2-②

**4** 労働衛生（有害業務に係るもの以外のもの）

**4**  労働者の心の健康は、職場配置、人事異動、職場の組織等の要因によって影響を受ける可能性があるため、人事労務管理部門と連携するようにする。 令和6年4月

**5**  労働者の心の健康は、職場のストレス要因のみならず、家庭・個人生活等の職場外のストレス要因の影響を受けている場合があることにも留意する。

**6** 新傾向 プライバシー保護の観点から、衛生委員会や安全衛生委員会において、ストレスチェック制度に関する調査審議とメンタルヘルスケアに関する調査審議を関連付けて行うことは避ける。 令和6年4月

**7**  「心の健康づくり計画」の策定に当たっては、プライバシー保護の観点から、衛生委員会や安全衛生委員会での調査審議は避ける。 令和6年4月

**8**  メンタルヘルスケアを中長期的視点に立って継続的かつ計画的に行うため策定する「心の健康づくり計画」は、各事業場における労働安全衛生に関する計画の中に位置付ける。

**9**  事業者がメンタルヘルスケアを積極的に推進する旨を表明することは、「心の健康づくり計画」で定めるべき事項に含まれる。

**10**  「心の健康づくり計画」では、「セルフケア」、「家族によるケア」、「ラインによるケア」及び「事業場外資源によるケア」の四つのケアを効果的に推進する。 令和6年4月

**11**  労働者自身がストレスや心の健康について理解し、自らのストレスの予防や対処を行うセルフケアは、厚生労働省の四つのメンタルヘルスケアに該当する。

**12** ★★★ 「セルフケア」とは、労働者自身がストレスや心の健康について理解し、自らのストレスを予防、軽減することである。

**13** ★★★ 管理監督者が、職場環境等の改善や労働者からの相談への対応を行うラインによるケアは、厚生労働省の四つのメンタルヘルスケアに該当する。

**14** ★★★ 産業医、衛生管理者等が、心の健康づくり対策の提言や労働者及び管理監督者に対する支援を行う事業場内産業保健スタッフ等によるケアは、厚生労働省の四つのメンタルヘルスケアに該当する。

4 ○　記述どおり正しい。　　　　　　　　　　　　➡️メンタルヘルス指針：2-③

5 ○　記述どおり正しい。　　　　　　　　　　　　➡️メンタルヘルス指針：2-④

6 ✕　衛生委員会や安全衛生委員会において、ストレスチェック制度に関する調査審議とメンタルヘルスケアに関する調査審議を関連付けて行うことが望ましいため、誤り。　　　　　　　　➡️メンタルヘルス指針：3

7 ✕　「心の健康づくり計画」の策定は、衛生委員会又は安全衛生委員会において十分調査審議するため、誤り。
　　　　➡️安衛法第18条、安衛則第22条、メンタルヘルス指針：4

8 ○　記述どおり正しい。　　　　　　　　　　　　➡️メンタルヘルス指針：4

9 ○　記述どおり正しい。　　　　　　　　　　　　➡️メンタルヘルス指針：4

10 ✕　「セルフケア」「ラインによるケア」「事業場内産業保健スタッフ等によるケア」「事業場外資源によるケア」の四つのケアを効果的に推進するため、誤り。　　　　　　　　　　➡️メンタルヘルス指針：5

11 ○　記述どおり正しい。　　　　　　　　　　　　➡️メンタルヘルス指針：5

12 ○　記述どおり正しい。　　　　　　　　　　　　➡️メンタルヘルス指針：5

13 ○　記述どおり正しい。　　　　　　　　　　　　➡️メンタルヘルス指針：5

14 ○　記述どおり正しい。　　　　　　　　　　　　➡️メンタルヘルス指針：5

**4**

労働衛生（有害業務に係るもの以外のもの）

**15** メンタルヘルスケアに関する専門的な知識を有する事業場外の機関及び専門家を活用し支援を受ける事業場外資源によるケアは、厚生労働省の四つのメンタルヘルスケアに該当する。

 **16** メンタルヘルス不調の労働者を参加させ、その個別的問題を直接把握して、心の健康づくり対策の具体的な措置を検討する衛生委員会によるケアは、厚生労働省の四つのメンタルヘルスケアに該当する。

 **17** 職場の同僚がメンタルヘルス不調の労働者の早期発見、相談への対応を行うとともに管理監督者に情報提供を行う同僚によるケアは、厚生労働省の四つのメンタルヘルスケアに該当する。

## 4 喫煙対策

**1** 新傾向 第一種施設とは、多数の者が利用する施設のうち、学校、病院、国や地方公共団体の行政機関の庁舎等をいい、「原則敷地内禁煙」とされている。　　令和5年10月

**2** 新傾向 一般の事務所や工場は、第二種施設に含まれ、「原則屋内禁煙」とされている。　　令和5年10月

**3** 新傾向 第二種施設においては、特定の時間を禁煙とする時間分煙が認められている。　　令和5年10月

**4** 新傾向 たばこの煙の流出を防止するための技術的基準に適合した喫煙専用室においては、食事はしてはならないが、飲料を飲むことは認められている。　　令和5年10月

**5** 「喫煙専用室」を設置する場合に満たすべき事項として、喫煙専用室の出入口の見やすい箇所に必要事項を記載した標識を掲示することがある。

**15** ○　記述どおり正しい。　　　　　　　　　➡メンタルヘルス指針：5

**16** ✕　「労働者の心の健康の保持増進のための指針」に問題文の記述はないため、誤り。　　　　　　　　　➡メンタルヘルス指針：5

**17** ✕　「労働者の心の健康の保持増進のための指針」に問題文の記述はないため、誤り。　　　　　　　　　➡メンタルヘルス指針：5

## 解答　喫煙対策

**1** ○　記述どおり正しい。第一種施設とは、学校、病院、児童福祉施設、国や地方公共団体の行政機関の庁舎等をいい、原則敷地内禁煙とされている。　　　　➡受動喫煙防止ガイドライン2（2）、5（1）

**2** ○　記述どおり正しい。第二種施設とは、第一種施設および喫煙目的施設以外の施設（一般の事務所や工場、飲食店等も含む）をいい、原則屋内禁煙とされている。　　　➡受動喫煙防止ガイドライン2（2）、5（2）

**3** ✕　第二種施設において、分煙（「喫煙専用室」や「指定たばこ専用喫煙室」の設置）についての規定はあるが、「時間分煙」の規定はないため、誤り。　　　　➡受動喫煙防止ガイドライン5（2）

**4** ✕　喫煙専用室内で飲食等を行うことは認められないため、誤り。　　　　➡受動喫煙防止ガイドライン2（7）

**5** ○　記述どおり正しい。事業者は、施設内に喫煙専用室、指定たばこ専用喫煙室など喫煙することができる場所を定めようとするときは、当該場所の出入口及び施設の主たる出入口の見やすい箇所に必要な事項を記載した標識を掲示しなければならない。
　　　➡職場における受動喫煙防止のためのガイドライン3（2）エ

**4**

労働衛生（有害業務に係るもの以外のもの）

6 ★★★ 「喫煙専用室」を設置する場合に満たすべき事項として、「喫煙専用室の出入口において、室外から室内に流入する空気の気流が、0.2m/s以上であること」がある。

7 ★★★ 「喫煙専用室」を設置する場合に満たすべき事項として、「喫煙専用室のたばこの煙が室内から室外に流出しないよう、喫煙専用室は、壁、天井等によって区画されていること」がある。

8 ★★★ 「喫煙専用室」を設置する場合に満たすべき事項として、喫煙専用室のたばこの煙が屋外又は外部の場所に排気されていることがある。

9 ★★★ 「喫煙専用室」を設置する場合に満たすべき事項として、「喫煙専用室の出入口における室外から室内に流入する空気の気流について、6か月以内ごとに1回、定期に測定すること」がある。

## 5 腰痛予防対策

1 ★★★ 重量物取扱い作業の場合、満18歳以上の男子労働者が人力のみで取り扱う物の重量は、体重のおおむね50%以下となるようにする。

2 ★★★ 重量物取扱い作業の場合、満18歳以上の女性労働者が人力のみにより取り扱う物の重量は、男性が取り扱うことのできる重量の60%位までとする。

3 ★★★ 重量物を取り扱うときは、急激な身体の移動をなくし、前屈やひねり等の不自然な姿勢はとらず、かつ、身体の重心の移動を少なくする。

4 ★★★ 重量物を持ち上げるときは、できるだけ身体を対象物に近づけ、重心を低くするような姿勢をとる。

5 ★★★ 腰掛け作業の場合の作業姿勢は、椅子に深く腰を掛けて、背もたれで体幹を支え、履物の足裏全体が床に接する姿勢を基本とする。

6 ★★★ 作業動作、作業姿勢についての作業標準の策定は、その作業に従事する全ての労働者に一律な作業をさせることになり、個々の労働者の腰痛の発生要因の排除又は低減ができないため、腰痛の予防対策としては適切ではない。

6 ◯ 記述どおり正しい。
　　　　➡ 職場における受動喫煙防止のためのガイドライン5

7 ◯ 記述どおり正しい。
　　　　➡ 職場における受動喫煙防止のためのガイドライン5

8 ◯ 記述どおり正しい。
　　　　➡ 職場における受動喫煙防止のためのガイドライン5

9 ✕ 問題文のような定めはないため、誤り。
　　　　➡ 職場における受動喫煙防止のためのガイドライン5

**4**

労働衛生（有害業務に係るもの以外のもの）

## 解答　腰痛予防対策

1 ✕ 満18歳以上の男子労働者が人力のみで取り扱う物の重量は、体重の
　　おおむね**40**％以下となるようにするため、誤り。
　　　　➡ 職場における腰痛予防対策指針：作業管理

2 ◯ 記述どおり正しい。　➡ 職場における腰痛予防対策指針：作業管理

3 ◯ 記述どおり正しい。重量物を取り扱うときは、できるだけ腰部に負担
　　をかけない姿勢で行う。　➡ 職場における腰痛予防対策指針：作業管理

4 ◯ 記述どおり正しい。　➡ 職場における腰痛予防対策指針：作業管理

5 ◯ 記述どおり正しい。　➡ 職場における腰痛予防対策指針：作業管理

6 ✕ 腰痛の発生要因を排除又は低減できるよう、作業標準を策定するた
　　め、誤り。作業標準は、個々の労働者の健康状態・特性・技能レベル
　　等を考慮して個別の作業内容に応じたものにしていく必要があるた
　　め、定期的に確認し見直すこととされている。
　　　　➡ 職場における腰痛予防対策指針：作業管理

**7** ★★★ 腰部保護ベルトは、重量物取扱い作業に従事する労働者全員に使用させるようにする。

**8** ★★★ 立ち作業の場合は、身体を安定に保持するため、床面は弾力性のない硬い素材とし、クッション性のない作業靴を使用する。

**9** ★★★ 取り扱う物の重量をできるだけ明示し、著しく重心の偏っている荷物は、その旨を明示する。

**10** ★★★ 腰部に著しい負担のかかる作業に常時従事する労働者に対しては、1年以内ごとに1回、定期に、腰痛の健康診断を実施する。

**11** 新傾向 腰部に著しい負担のかかる作業に常時従事する労働者に対して、当該作業に配置する際に行う健康診断の項目として、**既往歴**（腰痛に関する病歴及びその経過）及び**業務歴**の調査がある。
　　　　　　　　　　　　　　　　　　　　　　　　　　令和5年10月

**12** 新傾向 腰部に著しい負担のかかる作業に常時従事する労働者に対して、当該作業に配置する際に行う健康診断の項目として、**自覚症状**（腰痛、下肢痛、下肢筋力減退、知覚障害等）の有無の検査がある。
　　　　　　　　　　　　　　　　　　　　　　　　　　令和5年10月

**13** 新傾向 腰部に著しい負担のかかる作業に常時従事する労働者に対して、当該作業に配置する際に行う健康診断の項目として、**脊柱の検査**（姿勢異常、脊柱の変形等の検査）がある。　　　令和5年10月

**14** 新傾向 腰部に著しい負担のかかる作業に常時従事する労働者に対して、当該作業に配置する際に行う健康診断の項目として、**神経学的検査**（神経伸展試験、深部腱反射等の検査）がある。
　　　　　　　　　　　　　　　　　　　　　　　　　　令和5年10月

**15** 新傾向 腰部に著しい負担のかかる作業に常時従事する労働者に対して、当該作業に配置する際に行う健康診断の項目として、**負荷心電図**検査がある。　　　　　　　　　　　　　　令和5年10月

**16** ★★★ 腰部に著しい負担のかかる作業に常時従事する労働者に対して、当該作業に配置する際に行う健康診断の項目として、**上肢のエックス線検査**（2方向撮影）がある。

**7** ✗ 腰部保護ベルトは、個人により効果が異なるため、一律に使用させるのではなく、労働者ごとに効果を確認してから使用の適否を判断するため、誤り。　➡ 職場における腰痛予防対策指針：作業管理

**8** ✗ 床面が硬い場合は、立っているだけでも腰部への衝撃が大きいので、クッション性のある作業靴やマットを利用して、衝撃を緩和するため、誤り。　➡ 職場における腰痛予防対策指針：作業管理、作業環境管理

**9** ◯ 記述どおり正しい。　➡ 職場における腰痛予防対策指針：作業環境管理

**10** ✗ 腰部に著しい負担のかかる作業に常時従事する労働者に対しては、当該作業に配置する際及びその後**6月**以内ごとに1回、定期に、腰痛の健康診断を実施するため、誤り。
➡ 職場における腰痛予防対策指針：健康管理

**11** ◯ 記述どおり正しい。　➡ 職場における腰痛予防対策指針：健康管理

**12** ◯ 記述どおり正しい。　➡ 職場における腰痛予防対策指針：健康管理

**13** ◯ 記述どおり正しい。　➡ 職場における腰痛予防対策指針：健康管理

**14** ◯ 記述どおり正しい。　➡ 職場における腰痛予防対策指針：健康管理

**15** ✗ 負荷心電図検査は指針に定められていないため、誤り。
➡ 職場における腰痛予防対策指針：健康管理

**16** ✗ 上肢のエックス線検査（2方向撮影）は指針に定められていないため、誤り。　➡ 職場における腰痛予防対策指針：健康管理

**4**

労働衛生（有害業務に係るもの以外のもの）

# 4 安全衛生管理体制

令和4年前期〜令和3年後期に、厚生労働省「**労働安全衛生マネジメントシステムに関する指針（OSHMS指針）**」から新たにまとまった出題がありました。同指針は、使用者が事業場の安全衛生水準の向上を図るために継続的に行う自主的な安全衛生管理の仕組みの原則をまとめたものです。以降、出題は見られていませんが、押さえておくようにしてください。

## 労働安全衛生マネジメントシステム(OSHMS)とは

労働安全衛生マネジメントシステムは、事業者が労働者の協力の下に「計画（Plan）−実施（Do）−評価（Check）−改善（Act）」（**PDCAサイクル**）という一連の過程を定めて、
❶継続的な安全衛生管理を自主的に進めることにより、
❷労働災害の防止と労働者の健康増進、さらに進んで快適な職場環境を形成し、
❸事業場の安全衛生水準の向上を図ることを目的とした安全衛生管理の仕組みである。

## 労働安全衛生マネジメントシステム(OSHMS)の特徴

### ❶ PDCAサイクル構造の自立的システム

労働安全衛生マネジメントシステムは、「PDCAサイクル」を通じて安全衛生管理を**自主的・継続的に実施**する仕組み。基本的には**安全衛生計画**が適切に実施・運用されるためのシステムだが、これに加えて従来のわが国の安全衛生管理ではなじみの薄かった**システム監査の実施**によりチェック機能が働くことになる。したがって、OSHMSが効果的に運用されれば、安全衛生目標の達成を通じて事業場全体の安全衛生水準がスパイラル状に向上することが期待できる自立的システムである。

## ❷ 手順化、明文化及び記録化

　労働安全衛生マネジメントシステムでは、システムを適正に運用するために**関係者の役割、責任及び権限を明確**にし、**文書にして記録**することとされている。この記録は、安全衛生管理のノウハウが適切に継承されることに役立つものである。手順を重視し、文書により明文化し、その記録を保存することを重視するのはOSHMSの特徴の一つである。

## ❸ 危険性又は有害性の調査及びその結果に基づく措置

　労働安全衛生マネジメントシステムでは、労働安全衛生法第28条の2に基づく指針に従って危険性又は有害性等の調査を行い、その結果に基づいて労働者の危険又は健康障害を防止するために必要な措置を採るための手順を定めることとしている。いわゆる**リスクアセスメントの実施**とその結果に基づく**必要な措置の実施**を定めているもので、OSHMSの中心的な内容である。

## ❹ 全社的な推進体制

　労働安全衛生マネジメントシステムでは、**経営トップによる安全衛生方針の表明**、次いで**システム管理を担当する各級管理者の指名とそれらの者の役割、責任及び権限を定めて**システムを適正に実施、運用する体制を整備することとされている。また、事業者による定期的なシステムの見直しがなされることとなっており、**安全衛生を経営と一体化する仕組み**が組み込まれて経営トップの指揮のもとに全社的な安全衛生が推進されるものとなっている。

# 労働安全衛生マネジメントシステム(OSHMS)の実施方法

❶ 事業者が安全衛生方針を表明する (第5条)
❷ 建設物、設備、原材料、作業方法等の危険性又は有害性などを調査し、その結果を踏まえ、労働者の危険又は健康障害を防止するために必要な措置を決定する (第10条)
❸ 安全衛生方針に基づき、安全衛生目標を設定する (第11条)
❹ ❷の実施事項と❸の安全衛生目標等に基づき、**安全衛生計画**を作成する (第12条)
❺ 安全衛生計画を適切、かつ、継続的に実施する (第13条)
❻ 安全衛生計画の実施状況等の日常的な点検及び改善を行う (第15条)
❼ 定期的に労働安全衛生マネジメントシステムについて**監査や見直し**を行い、**点検及び改善**を行う (第17条)
❽ ❶～❼を繰り返して、継続的 (PDCAサイクル) に実施する (第18条)

**4**

労働衛生（有害業務に係るもの以外のもの）

1  労働安全衛生マネジメントシステムに関する指針は、労働安全衛生法の規定に基づき機械、設備、化学物質等による危険又は健康障害を防止するため事業者が講ずべき具体的な措置を定めるものではない。

2  労働安全衛生マネジメントシステムは、生産管理等事業実施に係る管理と一体となって運用されるものである。

3  労働安全衛生マネジメントシステムでは、事業者は、事業場における安全衛生水準の向上を図るための安全衛生に関する基本的考え方を示すものとして、安全衛生方針を表明し、労働者及び関係請負人その他の関係者に周知させる。

4  労働安全衛生マネジメントシステムでは、事業者は、安全衛生方針に基づき設定した安全衛生目標を達成するため、事業場における危険性又は有害性等の調査の結果等に基づき、一定の期間を限り、安全衛生計画を作成する。

5  事業者は、労働安全衛生マネジメントシステムに従って行う措置が適切に実施されているかどうかについて調査及び評価を行うため、外部の機関による監査を受けなければならない。

| 解答 | 労働安全衛生マネジメントシステムに関する指針 |

**1** ◯ 記述どおり正しい。
➡労働安全衛生マネジメントシステムに関する指針 (OSHMS指針) 第2条

**2** ◯ 記述どおり正しい。
➡労働安全衛生マネジメントシステムに関する指針 (OSHMS指針) 第3条第1項

**3** ◯ 記述どおり正しい。
➡労働安全衛生マネジメントシステムに関する指針 (OSHMS指針) 第5条

**4** ◯ 記述どおり正しい。
➡労働安全衛生マネジメントシステムに関する指針 (OSHMS指針) 第12条第1項

**5** ✕ 「外部の機関による監査を受けなければならない」という定めはないため、誤り。
➡労働安全衛生マネジメントシステムに関する指針 (OSHMS指針) 第17条第1項

**4**

労働衛生（有害業務に係るもの以外のもの）

# 5 労働衛生統計

**出題のポイント**

衛生管理者の職務の一つに、労働者の負傷、疾病、それによる死亡、欠勤及び異動に関する統計の作成があります。各種疾病統計の公式の理解が大切です。出題頻度は20%程度ですが、うち頻度の高いものとして、スクリーニング検査の**偽陽性率と偽陰性率**のほか、**病休強度率**、**疾病休業日数率**、**病休件数年千人率**があります。計算式のみならず、実際に計算させる出題もみられますので、確実な理解が求められます。

## 疾病休業統計

### ❶ 疾病休業日数率

疾病により休業した割合を知る目安になるもので、次の式であらわされる。

$$疾病休業日数率 = \frac{疾病休業延日数}{在籍労働者の延所定労働日数} \times 100$$

ただし、小数点以下第2位未満を四捨五入して、小数点以下2位まで表示する。（以下同様）

### ❷ 病休件数年千人率

休業を伴う疾病の発生の割合を知る目安になるもので、次の式であらわされる。

$$病休件数年千人率 = \frac{疾病休業件数}{在籍労働者数} \times 1,000$$

### ❸ 病休度数率

労働時間当たりの休業を伴う疾病の発生の割合を示す目安になるもので、次の式であらわされる。

$$病休度数率 = \frac{疾病休業件数}{在籍労働者の延実労働時間数} \times 1,000,000$$

❹ 病休強度率

労働時間当たりの疾病による休業の割合を知る目安になるもので、次の式であらわされる。

$$病休強度率 = \frac{疾病休業延日数}{在籍労働者の延実労働時間数} \times 1,000$$

## 有所見率と発生率

| 有所見率 | ある時点（例：健康診断実施日）における検査の有所見者の割合。 |
|---|---|
| 発生率 | 一定の期間（例：1年間）に有所見者が発生した割合。 |

## 偽陽性率と偽陰性率

$$偽陽性率（\%） = \frac{陽性・疾病無し}{（陽性・疾病無し）＋（陰性・疾病無し）} \times 100$$

$$偽陰性率（\%） = \frac{陰性・疾病有り}{（陽性・疾病有り）＋（陰性・疾病有り）} \times 100$$

**4**

労働衛生（有害業務に係るもの以外のもの）

**1**  労働衛生管理統計は、記録や指標を客観的、統一的、継続的に分析、評価することによって、当該事業場における衛生管理上の問題点を明確にする。

**2**  ある事象と健康事象との間に、統計上、一方が多いと他方も多いというような相関関係が認められても、それらの間に因果関係がないこともある。 令和5年10月

**3**  生体から得られたある指標が正規分布である場合、そのばらつきの程度は、平均値及び最頻値によって表される。 令和5年10月

**4**  集団を比較する場合、調査の対象とした項目のデータの平均値が等しくても分散が異なっていれば、異なった特徴をもつ集団であると評価される。 令和5年10月

**5**  健康診断において、対象人数、受診者数などのデータを計数データといい、身長、体重などのデータを計量データという。 令和5年10月

**6**  静態データとは、ある時点の集団に関するデータであり、動態データとは、ある期間の集団に関するデータである。

**7**  健康管理統計において、ある時点での集団に関するデータを静態データといい、「有所見率」は静態データの一つである。 令和5年10月

**8**  健康管理統計において、ある時点での検査における有所見者の割合を有所見率といい、これは発生率と同じ意味で用いられる。

**9**  健康診断における各検査において、スクリーニングレベルを高く設定すると偽陽性率は低くなるが、偽陰性率は高くなる。

## 解答　労働衛生統計

**1** ○ 記述どおり正しい。

**2** ○ 記述どおり正しい。

**3** ✕ 生体から得られたある指標が正規分布である場合、そのばらつきの程度は、**分散**（値のばらつき度合い）や**標準偏差**（分散の平方根）によって表されるため、誤り。

**4** ○ 記述どおり正しい。

**5** ○ 記述どおり正しい。

**6** ○ 記述どおり正しい。

**7** ○ 記述どおり正しい。なお、有所見率は、ある時点での検査における有所見者の割合をいう。

**8** ✕ 健康管理統計において、ある時点（例えば、健康診断実施日）での検査における有所見者の割合を有所見率といい、**一定期間**（例えば、1年間）における有所見者の発生割合を発生率というため、誤り。

**9** ○ 記述どおり正しい。なお、**スクリーニングレベル**とは、有所見者（異常が疑われる者）を判定する値をいう。また、**偽陽性率**は、正常者を有所見者と判定する率をいい、**偽陰性率**は、有所見者を正常と判定する率をいう。

**10** ★★★ 労働衛生管理では、種々の検査において、正常者を有所見者と判定する率が低くなるようにスクリーニングレベルが高く設定されるため、有所見の判定の適中率が低い統計データとなる。

**11** ★★★ 下表のスクリーニング検査の偽陽性率及び偽陰性率の近似値の組合せは、{18.5, 20.0} である。

| 精密検査結果による 疾病の有無 | スクリーニング検査結果 | |
|---|---|---|
| | 陽性 | 陰性 |
| 疾病有り | 20 | 5 |
| 疾病無し | 180 | 795 |

令和6年4月

**12** ★★★ 疾病休業日数率は、

$$\frac{疾病休業延日数}{在籍労働者の延所定労働日数} \times 100$$

の算式で示される。

**13** ★★★ 疾病休業延日数には、年次有給休暇のうちに疾病によることが明らかなものも含める。

**14** ★★★ 在籍労働者数が60人の事業場において、在籍労働者の年間の延べ所定労働日数が14,400日、延べ実労働時間数が101,300時間であり、同期間の疾病休業件数が23件、疾病休業延べ日数が240日である。このときの疾病休業日数率は、約1.67である。

**15** ★★★ 病休件数年千人率は、在籍労働者1,000人当たりの1年間の疾病休業件数で示される。

**16** ★★★ 在籍労働者数が60人の事業場において、在籍労働者の年間の延べ所定労働日数が14,400日、延べ実労働時間数が101,300時間であり、同期間の疾病休業件数が23件、疾病休業延べ日数が240日である。このときの病休件数年千人率は、約383である。

**17** ★★★ 疾病り患の頻度をあらわす病休度数率は、次の式により求められる。

$$\frac{疾病休業件数}{在籍労働者の延実労働時間数} \times 1,000,000$$

**10 ✕** 労働衛生管理では、種々の検査において、正常者を有所見者と判定する率（偽陽性率）が高くなるようにスクリーニングレベルが低く設定されるため、有所見の判定の適中率が低い統計データとなるため、誤り。

**11 ◯** 記述どおり正しい。

$$偽陽性率（\%）＝\frac{陽性・疾病無し}{（陽性・疾病無し）＋（陰性・疾病無し）}×100$$
$$＝180÷（180＋795）×100＝18.5\%$$

$$偽陰性率（\%）＝\frac{陰性・疾病有り}{（陽性・疾病有り）＋（陰性・疾病有り）}×100$$
$$＝5÷（20＋5）×100＝20.0\%$$

**12 ◯** 記述どおり正しい。

**13 ◯** 記述どおり正しい。

**14 ◯** 記述どおり正しい。計算式は次のとおり。

$$疾病休業日数率＝\frac{疾病休業延日数}{在籍労働者の延所定労働日数}×100 \quad より、$$
$$\frac{240}{14,400}×100≒1.67$$

**15 ◯** 記述どおり正しい。

**16 ◯** 記述どおり正しい。病休件数年千人率は、在籍労働者1,000人あたりの1年間の疾病休業件数であり、算式は次のとおり。

$$病休件数年千人率＝\frac{疾病休業件数}{在籍労働者数}×1,000 \quad より、$$
$$\frac{23}{60}×1,000≒383.0$$

**17 ◯** 記述どおり正しい。

**4**

労働衛生（有害業務に係るもの以外のもの）

18 ★★★ 病休強度率は、

$$\frac{疾病休業延日数}{在籍労働者の延実労働時間数} \times 1,000$$

の算式で示される。

 19 ★★★ 病休強度率は、疾病休業件数÷在籍労働者の延実労働時間数× 1,000,000の式によって求められる。

 20 ★★★ 病休強度率は、在籍労働者の延実労働時間1000時間当たりの疾病休業延日数で示される。

21 ★★★ 月末の在籍労働者数が350人の事業場で、その月の延所定労働日数が7,000日、同じく延実労働時間数が49,500時間、同期間中の疾病休業件数が20件、疾病休業延日数が120日である場合、病休強度率は約2.42である。

22 ★★★ 延実労働時間数には、残業時間数、休日労働時間数も含めて算入する。

労働衛生（有害業務に係るもの以外のもの）

4

**18 ◯** 記述どおり正しい。

**19 ✕** 病休強度率は、

$$\frac{疾病休業延日数}{在籍労働者の延実労働時間数} \times 1,000$$

であるため、誤り。

**20 ◯** 記述どおり正しい。

**21 ◯** 記述どおり正しい。病休強度率は、在籍労働者の延実労働時間1000時間当たりの疾病休業延日数で、算式は次のとおり。

$$病休強度率 = \frac{疾病休業延日数}{在籍労働者の延実労働時間数} \times 1,000 \ より、$$

$$\frac{120}{49,500} \times 1,000 ≒ 2.42$$

**22 ◯** 記述どおり正しい。

# 6 食中毒、感染症

食中毒は、**細菌性食中毒、自然毒食中毒、ウイルス性食中毒**などに分類されます。「細菌性食中毒」には、細菌そのものによる**感染型食中毒**と、細菌が産生した毒素による**毒素型食中毒**があります。「自然毒食中毒」は、フグ毒のテトロドトキシンが代表的です。「ウイルス性食中毒」の大部分はノロウイルスです。

また、昨今の状況から、**感染症**からの出題にも注意してください。

この分野からは、必ず1問出題されるとみてください。

## 食中毒

### ❶ 細菌性食中毒

細菌性食中毒は、①感染型、②毒素型、③腐敗の3つに分けられる。感染型食中毒は、食物に付着した細菌そのものの感染による中毒。毒素型食中毒は、食物に付着した細菌が増殖する際に産生した毒素によって起こる食中毒。ウェルシュ菌、セレウス菌は感染型と毒素型の中間に位置する中間型食中毒。

| | | 毒素 | 感染源 | 症状 |
|---|---|---|---|---|
| ①感染型 | 腸炎ビブリオ（病原性好塩菌） | ― | **海産の魚介類**（新鮮な魚介類も含む） | 急性胃腸炎型の症状。致死率は低い |
| | サルモネラ菌 | ― | **ネズミなどの糞尿に汚染された食肉や鶏卵** | **急性胃腸炎型の症状**。致死率は低い |
| | カンピロバクター | ― | 鶏肉やその内臓肉 | 急性胃腸炎型の症状。血便や発熱を伴う比率が高い |

| | | | | |
|---|---|---|---|---|
| ②毒素型 | ブドウ球菌 | エンテロトキシン（耐熱性） | 調理する人の"手"を介して汚染 | 嘔吐、下痢、腹痛 |
| | ボツリヌス菌 | ボツリヌス毒素（毒性の強い神経毒）（耐熱性） | 缶詰、真空パック食品など酸素のない食品中で増殖 | 筋肉の麻痺症状、神経症状。致死率は高い |
| | 大腸菌（O-157やO-111） | ベロ毒素（赤痢菌の毒素と類似） | 牛などの糞便に汚染された食肉 | 腹痛や出血を伴う水様性の下痢 |
| | カビ | アフラトキシン | | 発がん物質 |

## ❷ 自然毒食中毒

フグ（毒素は**テトロドトキシン**）やじゃがいもの新芽、キノコの一部など。

## ❸ ウイルス性食中毒（ノロウイルス）

手指や食品などを介して、経口で感染し、ヒトの体内（腸管）で増殖して、嘔吐、下痢、腹痛などの急性胃腸炎を起こすもので、冬季を中心に、年間を通じて発症する。ノロウイルスの失活化には、エタノールや逆性石鹸はあまり効果がない。ノロウイルスの失活化には、中心部が**85℃～90℃**で**90秒以上**の加熱が望まれる。ノロウイルスの潜伏期間は**1～2日（24～48時間）**。食中毒の症状は、**吐き気、嘔吐、下痢、腹痛、軽度の発熱**。

**4**

労働衛生（有害業務に係るもの以外のもの）

**1**  細菌性食中毒は、①感染型、②毒素型、③腐敗の3つに分けることができる。

**2**  感染型食中毒は、食物に付着した細菌そのものの感染による中毒で、代表的なものとして腸炎ビブリオやサルモネラ菌によるものがある。　令和5年10月

**3**  感染型食中毒は、食物に付着している細菌そのものの感染によって起こる食中毒で、代表的なものとしてボツリヌス菌や黄色ブドウ球菌によるものがある。

**4**  毒素型食中毒は、食物に付着した細菌が増殖する際に産生した毒素によって起こる食中毒で、黄色ブドウ球菌によるものなどがある。

**5**  毒素型食中毒は、食物に付着した細菌により産生された毒素によって起こる食中毒で、代表的なものとしてサルモネラ菌によるものがある。

**6**  腸炎ビブリオは、病原性好塩菌ともいわれる。

**7**  腸炎ビブリオ菌は、熱に強い。

**8**  新鮮な魚介類からは、腸炎ビブリオによる中毒は発生しない。

**9**  腸炎ビブリオによる食中毒は、ネズミなどの糞便により汚染された食肉、鶏卵等が原因となることが多い。

**10**  サルモネラ菌による食中毒は、食品に付着した菌が食品中で増殖した際に生じる毒素により発症する。

**11**  サルモネラ菌は、病原性好塩菌ともいわれ、海産の魚介類汚染が原因となる。

労働衛生（有害業務に係るもの以外のもの）

**4**

1 ◯ 記述どおり正しい。

2 ◯ 記述どおり正しい。

3 ✕ 感染型食中毒は、食物に付着している細菌そのものの感染によって起こる食中毒で、代表的な菌は、腸炎ビブリオやサルモネラ菌であるため、誤り。

4 ◯ 記述どおり正しい。毒素型食中毒の代表的な菌は、ブドウ球菌やボツリヌス菌である。

5 ✕ 毒素型食中毒は、食物に付着した細菌により産生された毒素によって起こる食中毒で、代表的な菌は、ブドウ球菌やボツリヌス菌であるため、誤り。

6 ◯ 記述どおり正しい。

7 ✕ 腸炎ビブリオ菌は、熱に弱いため、誤り。61℃で10分間以上の加熱殺菌処理が推奨されている。

8 ✕ 腸炎ビブリオによる中毒は、新鮮な魚介類からも発生するため、誤り。

9 ✕ 腸炎ビブリオは、病原性好塩菌ともいわれ、3％くらいの食塩濃度でよく繁殖し、海産の魚介類汚染が原因となるため、誤り。なお、ネズミなどの糞便により汚染された食肉、鶏卵等が原因となることが多いのは、サルモネラ菌である。

10 ✕ サルモネラ菌による食中毒は、食物に付着している細菌そのものの感染によって発症する感染型食中毒であるため、誤り。

11 ✕ サルモネラ菌は、糞尿に汚染された食肉や鶏卵が原因となるため、誤り。なお、病原性好塩菌ともいわれ、海産の魚介類汚染が原因となるものは、腸炎ビブリオである。

**12** ★★★ サルモネラ菌による食中毒は、主に神経症状を呈し、致死率が高い。

**13** ★★★ ブドウ球菌による食中毒は感染型である。

**14** ★★★ ブドウ球菌は、病原性好塩菌ともいわれる。

**15** ★★★ 黄色ブドウ球菌による毒素は、熱に強い。

**16** ★★★ エンテロトキシンは、感染型食中毒の病原菌である。

**17** ★★★ エンテロトキシンは、フグ毒の主成分で、手足のしびれや呼吸麻痺を起こす。 令和5年10月

**18** ★★★ ウェルシュ菌、セレウス菌、カンピロバクターは、いずれも細菌性食中毒の原因菌である。

**19** ★★★ カンピロバクターは、病原性好塩菌ともいわれる。

**20** ★★★ カンピロバクターは、カビの産生する毒素で、腹痛や下痢を起こす。 令和5年10月

**21** ★★★ ボツリヌス菌は、感染型食中毒の病原菌である。

**22** ★★★ ボツリヌス菌による毒素は、神経毒である。

**23** ★★★ ボツリヌス菌は、缶詰、真空パック食品など酸素のない食品中で増殖して毒性の強い神経毒を産生し、筋肉の麻痺症状を起こす。

**24** ★★★ ボツリヌス菌は、缶詰や真空パックなど酸素のない密封食品中でも増殖するが、熱には弱く、80℃程度で殺菌することができる。 令和5年10月

**12** ✗ サルモネラ菌による食中毒は、急性胃腸炎型の症状を呈し、致死率は低いため、誤り。

**13** ✗ ブドウ球菌による食中毒は**毒素**型であるため、誤り。

**14** ✗ 病原性好塩菌ともいわれるのは、**腸炎ビブリオ**であるため、誤り。

**15** ○ 記述どおり正しい。

**16** ✗ エンテロトキシンは、**毒素型**食中毒の病原菌であるため、誤り。

**17** ✗ エンテロトキシンは、**ブドウ球菌**が産生する毒素で、嘔吐、下痢、腹痛を起こすので、誤り。フグ毒の主成分で、手足のしびれや呼吸麻痺を起こすのは、**テトロドトキシン**である。

**18** ○ 記述どおり正しい。なお、ウェルシュ菌、セレウス菌は感染型と毒素型の中間に位置する中間型食中毒、カンピロバクターは感染型食中毒である。

**19** ✗ 病原性好塩菌といわれるのは、**腸炎ビブリオ**であるため、誤り。

**20** ✗ カンピロバクターは、鶏肉やその内臓肉に不着した細菌で、細菌そのものの感染による中毒（**感染型食中毒**）により、血便や発熱を伴う急性胃腸炎型の症状を起こすため、誤り。

**21** ✗ ボツリヌス菌は、**毒素型**食中毒の原因菌であるため、誤り。

**22** ○ 記述どおり正しい。ボツリヌス菌による毒素は、致死率の高い神経毒である。

**23** ○ 記述どおり正しい。

**24** ✗ ボツリヌス菌は非常に熱に強く、100℃程度では、長時間加熱しても殺菌は困難であるため、誤り。中心部の温度を**120℃**で**4**分間加熱する方法で殺菌する。

**4**

労働衛生（有害業務に係るもの以外のもの）

**25** ★★★ O-157やO-111は、ベロ毒素を産生する大腸菌で、これらによる食中毒は、腹痛や出血を伴う水様性の下痢などの症状を呈する。

**26** ★★★ O-157は、腸管出血性大腸菌の一種で、加熱不足の食肉などから摂取され、潜伏期間は3〜5日である。

**27** ★★★ テトロドトキシンは、感染型食中毒の病原菌である。

**28** ★★★ 食中毒の原因となる自然毒の一つであるフグ毒をエンテロトキシンという。 令和5年10月

**29** ★★★ テトロドトキシンは、カビの産生する毒素の一つで腹痛や下痢を起こす。

**30** ★★★ アフラトキシンは、感染型食中毒の病原菌である。

**31** ★★★ ノロウイルスは、手指や食品などを介して、経口で感染し、ヒトの腸管で増殖して、嘔吐、下痢、腹痛などの急性胃腸炎を起こすもので、夏季に集団食中毒として発生することが多い。

**32** ★★★ ノロウイルスによる食中毒は、冬季に集団食中毒として発生することが多く、潜伏期間は、1〜2日間である。 令和6年4月

**33** ★★★ ノロウイルスは、食品に付着したウイルスが食品中で増殖し、ウイルスが産生した毒素により発症する。 令和6年4月

**34** ★★★ ノロウイルスの殺菌には、エタノールはあまり効果がなく、煮沸消毒又は塩素系の消毒剤が効果的である。 令和6年4月

**35** ★★★ ノロウイルスによる食中毒は、筋肉の麻痺などの神経症状が特徴である。 令和6年4月

**36** ★★★ 赤身魚、チーズなどに含まれるヒスチジンが細菌により分解されて生成するヒスタミンは、加熱により分解される。 令和5年10月

**25 ◯** 記述どおり正しい。

**26 ◯** 記述どおり正しい。

**27 ✕** テトロドトキシンは、フグによる自然毒であるため、誤り。

**28 ✕** 食中毒の原因となる自然毒の一つであるフグの毒をテトロドトキシンというため、誤り。エンテロトキシンは、ブドウ球菌が産生する毒素である。

**29 ✕** テトロドトキシンは、フグによる自然毒であるため、誤り。

**30 ✕** アフラトキシンは、発がん物質であり、カビの産成毒素であるため、誤り。

**31 ✕** ノロウイルスによる食中毒は、冬季を中心に、年間を通じて発症するため、誤り。

**32 ◯** 記述どおり正しい。冬季を中心に年間を通じて発症し、潜伏期間は、1～2日（24～48時間）である。

**33 ✕** ノロウイルスによる食中毒は、ウイルスが付着した食品を食べることなどにより、ウイルスが体内で増殖して発症するため、誤り。

**34 ◯** 記述どおり正しい。ノロウイルスの失活化には、85℃以上で1分以上の熱処理が効果的である。

**35 ✕** ノロウイルスによる食中毒の症状は、吐き気、嘔吐、下痢、腹痛、軽度の発熱であるため、誤り。

**36 ✕** 赤身魚などに多く含まれるヒスチジンが細菌により分解されて生成されるヒスタミンは、加熱により分解されにくいため、誤り。なお、ヒスタミン食中毒は、鮮度の低下した魚介類などを喫食した直後に発生するアレルギー様食中毒で、症状は発疹、吐き気、腹痛、下痢などである。

**4 労働衛生（有害業務に係るもの以外のもの）**

1  人間の抵抗力が低下した場合は、通常、多くの人には影響を及ぼさない病原体が病気を発症させることがあり、これを日和見感染という。

2  感染が成立しているが、症状が現れない状態が継続することを不顕性感染という。

3  感染が成立し、症状が現れるまでの人をキャリアといい、感染したことに気付かずに病原体をばらまく感染源になることがある。

4  微生物を含む飛沫の水分が蒸発して、5μm以下の小粒子として長時間空気中に浮遊し、空調などを通じて感染することを空気感染という。

5  感染源の人が咳せきやくしゃみをして、唾液などに混じった病原体が飛散することにより感染することを空気感染といい、インフルエンザや普通感冒の代表的な感染経路である。

6  風しんは、発熱、発疹、リンパ節腫脹を特徴とするウイルス性発疹症で、免疫のない女性が妊娠初期に風しんにかかると、胎児に感染し出生児が先天性風しん症候群（CRS）となる危険性がある。

7  インフルエンザウイルスにはA型、B型及びC型の三つの型があるが、流行の原因となるのは、主として、A型及びB型である。

4

労働衛生（有害業務に係るもの以外のもの）

## 解答　感染症

**1** ○　記述どおり正しい。

**2** ○　記述どおり正しい。

**3** ○　記述どおり正しい。

**4** ○　記述どおり正しい。なお、主な感染経路には、空気感染、飛沫感染、接触感染、経口感染などがある。

**5** ✕　問題文は飛沫感染の説明であるため、誤り。空気感染は、飛沫を覆っている水分が蒸発し、飛沫核となって、長期間空気中を漂う中で感染することをいい、インフルエンザの代表的な感染経路である。また、普通感冒の主な感染経路は、接触感染である。

**6** ○　記述どおり正しい。

**7** ○　記述どおり正しい。

第4章

# 7 救急処置

**出題のポイント**

　救急処置からは、原則として2問出題されます。救急処置とは、救急隊や医師に引継ぐまでの間に行う応急処置をいい、呼吸や心臓が止まっている人に対する**一次救命処置**と、その他、種々の緊急処置に分けられます。

　この分野は、**脳血管障害**、**虚血性心疾患**からの出題が続いています。また、令和6年4月は、10年ぶりに**骨折**からの出題が見られました。**一次救命措置**、**出血と止血**、**熱傷**も、以前は頻出でしたので、押さえておくようにしましょう。

## 心肺蘇生法

**❶** 事故者の額と下あごに手を当て、頭を後屈させて気道を確保する。

**❷** 気道を確保した状態で、人工呼吸を2回行う。

**❸** 心臓マッサージ（胸骨圧迫）を30回行う。心臓マッサージの強さは胸骨の沈む深さ4〜5cm、スピードは1分間に約100回。

**❹** ❷、❸のサイクルを繰り返す。

＊新型コロナウイルス感染症の流行を踏まえた市民による救急蘇生法について（指針）

　**❶** 成人の心停止に対しては、人工呼吸を行わずに胸骨圧迫とAEDによる電気ショックを実施する。

　**❷** 子どもの心停止に対しては、講習を受けて人工呼吸の技術を身につけていて、人工呼吸を行う意思がある場合には、人工呼吸も実施する。

## 熱傷の程度

| 重傷度 | 症状 |
|---|---|
| Ⅰ度 | 皮膚が赤くなり、ヒリヒリ痛む。皮膚表面の熱傷。 |
| Ⅱ度 | 水疱（水膨れ）ができ、強い痛み・灼熱感を伴う。 |
| Ⅲ度 | 皮膚が深度まで熱傷になった状態で、皮膚は白っぽくなり、ただれる。組織は壊死する。 |

## 脳血管障害

| 出血性病変 | くも膜下出血 | 脳表面のくも膜下腔に出血する。急激で激しい頭痛。 |
|---|---|---|
| | 脳出血 | 脳実質内に出血する。 |
| 虚血性病変<br>（脳梗塞） | 脳血栓症 | 脳血管自体の動脈硬化性病変による。 |
| | 脳塞栓症 | 心臓や動脈壁の血栓などが剥がれて脳血管を閉塞する。 |

## 骨折の種類

| 単純骨折（閉鎖骨折） | 皮膚の下で骨が折れ、損傷は皮膚には及ばないもの。 |
|---|---|
| 複雑骨折（開放骨折） | **骨の折端が皮膚の外に出ているもの**、皮膚損傷が認められたもの。感染が起こりやすく治りにくい。 |
| 不完全骨折骨 | ひびが入った状態。 |
| 完全骨折 | 骨が完全に離断し、連続性を失った状態。完全骨折では、骨折端どうしが擦れ合う軋轢音や変形などが認められる。 |

## 止血法

| 直接圧迫法 | 出血部を直接圧迫する方法で、四肢の大きな動脈からの出血を除いて、ほとんどの場合、小さな動脈出血でも対処できる。最も簡単で効果的。 |
|---|---|
| 間接圧迫法 | 動脈出血の止血法で、出血部より心臓部に近い動脈を骨に向かって圧迫する方法。緊急の場合に直ちに行うと効果的だが、一時的な方法であって長時間は行えない。 |
| 止血帯法 | 四肢の動脈止血法で、太い動脈が切れたときなど、直接圧迫法によっても出血が止まらないときに最後の手段として行う。止血帯をかけた先は、切断を覚悟しなければならない。止血帯には、三角巾、包帯、手ぬぐい、ネクタイなどを用いる。次の点に注意が必要。<br>①医師に引き継げず30分以上続けるときは、20〜30分ごとに出血点から血液がにじむ程度に1〜2分ゆるめる。<br>②前腕部の出血では上腕部に、下腿部の出血では大腿部にかける。<br>③荷札（傷票）を付けて、止血帯をした時間を記入する。 |

4

労働衛生（有害業務に係るもの以外のもの）

# 1 一次救命処置

1  傷病者の反応がない場合は、大声で叫んで周囲に注意喚起し、協力者を確保する。

2  周囲に協力者がいる場合は、119番通報やAED（自動体外式除細動器）の手配を依頼する。

3  傷病者に反応があって普段どおりの息をしており、心肺蘇生を行わないで経過を観察する場合は回復体位をとらせる。

4  反応はないが普段どおりの呼吸をしている傷病者で、嘔吐や吐血などがみられる場合は、回復体位をとらせる。

5  気道を確保するためには、仰向けにした傷病者のそばにしゃがみ、後頭部を軽く上げ、あごを下方に押さえる。

6  気道が確保されていない状態で人工呼吸を行うと、吹き込んだ息が胃に流入し、胃が膨張して内容物が口の方に逆流し気道閉塞を招くことがある。

7  呼吸を確認して普段どおりの息（正常な呼吸）がない場合や約1分間観察しても判断できない場合は、心肺停止とみなし、心肺蘇生を開始する。

8  心肺蘇生は、胸骨圧迫のみではなく、必ず胸骨圧迫と人工呼吸を組み合わせて行う。

労働衛生（有害業務に係るもの以外のもの）

4

## 解答　一次救命処置

**1** ○ 記述どおり正しい。傷病者の肩を軽くたたきながら「大丈夫ですか？」と呼びかけて、反応がない場合は、その場で大声で叫んで周囲の注意を喚起し、応援を呼ぶ。一次救命処置は、できる限り単独で行うことは避ける。

**2** ○ 記述どおり正しい。傷病者に反応がないときは、大声で周囲の注意を喚起し、誰か来たら119番通報やAEDの手配を依頼し、自らは**一次救命処置**を開始する。

**3** ○ 記述どおり正しい。

**4** ○ 記述どおり正しい。

**5** ✕ 気道を確保するためには、仰向けに寝かせた傷病者の顔を横から見る位置に座り、片手で傷病者の**額**をおさえて**頭**を後に反らせ、もう片方の指先を傷病者の**あごの先端**に当てて**あご先**を持ち上げるので、誤り。

**6** ○ 記述どおり正しい。

**7** ✕ 呼吸を確認して普段どおりの息（正常な呼吸）がない場合や約**10秒**間観察しても判断できない場合は、心肺停止とみなし、心肺蘇生を開始するため、誤り。

**8** ✕ 心肺蘇生の訓練を受けていて**人工呼吸を実施できる場合**は、胸骨圧迫と人工呼吸を組み合わせて行うため、誤り。心肺蘇生の訓練経験がない場合、人工呼吸を行うのがためらわれる場合は、人工呼吸を行わず、胸骨圧迫のみを実施する。なお、指針により、成人の心停止に対しては、人工呼吸を行わずに胸骨圧迫と AED による電気ショックを実施することになった。
　■新型コロナウイルス感染症の流行を踏まえた市民による救急蘇生法について（指針）

9 ★★★ 人工呼吸と胸骨圧迫を実施する場合には、人工呼吸2回に胸骨圧迫30回を繰り返す。

10 ★★★ 口対口人工呼吸は、傷病者の気道を確保してから鼻をつまみ、1回の吹き込みに約3秒かけて傷病者の胸の盛り上がりが見える程度まで吹き込む。

11 ★★★ 胸骨圧迫を行う場合には、傷病者を柔らかいふとんの上に寝かせて行う。

12 ★★★ 胸骨圧迫は、胸が少なくとも5cm沈む強さで胸骨下半分を圧迫し、1分間に100～120回のテンポで行う。

13 ★★★ 胸骨圧迫は、胸が少なくとも5cm沈む強さで胸骨の下半分を圧迫し、1分間に約60回のテンポで行う。

14 ★★★ AED（自動体外式除細動器）を用いた場合には、電気ショックを行った後や電気ショックは不要と判断されたときに、音声メッセージに従い、胸骨圧迫を開始し心肺蘇生を続ける。

15 ★★★ AED（自動体外式除細動器）による心電図の自動解析の結果、「ショックは不要です。」などのメッセージが流れた場合には、胸骨圧迫を行ってはならない。

## 2 脳血管障害、虚血性心疾患

1 ★★★ 脳血管障害は、脳の血管の病変が原因で生じ、出血性病変、虚血性病変などに分類される。 令和6年4月

2 ★★★ 出血性の脳血管障害は、脳表面のくも膜下腔に出血するくも膜下出血、脳実質内に出血する脳出血などに分類される。 令和6年4月

3 ★★★ くも膜下出血の症状は、「頭が割れるような」、「ハンマーでたたかれたような」などと表現される急激で激しい頭痛が特徴である。

**9** ⭕ 記述どおり正しい。なお、指針により、成人に対しては、人工呼吸は実施せずに胸骨圧迫だけを行うように変更された。子どもに対しては、講習を受けて人工呼吸の技術を身につけていて、人工呼吸を行う意思がある場合には、胸骨圧迫に人工呼吸を組み合わせる。
➡ 新型コロナウイルス感染症の流行を踏まえた市民による救急蘇生法について（指針）

**10** ❌ 1回の息の吹き込みに約1秒かけて傷病者の胸の盛り上がりが見える程度まで吹き込むため、誤り。

**11** ❌ 胸骨圧迫を行う場合には、傷病者を硬い板等の上に寝かせて行うため、誤り。

**12** ⭕ 記述どおり正しい。

**13** ❌ 胸骨圧迫は、胸が5cm程度沈む強さで胸骨の下半分を圧迫し、1分間に約100〜120回のテンポで行うため、誤り。

**14** ⭕ 記述どおり正しい。

**15** ❌ 「ショックは不要です」などのメッセージが流れた場合は、ショックの適応でないだけで、回復したわけではない。倒れている人に反応が無ければ、音声メッセージに従って胸骨圧迫を開始し、心肺蘇生を続けるため、誤り。

**解答 脳血管障害、虚血性心疾患**

**1** ⭕ 記述どおり正しい。

**2** ⭕ 記述どおり正しい。

**3** ⭕ 記述どおり正しい。

**4** 労働衛生（有害業務に係るもの以外のもの）

4 **新傾向** くも膜下出血は、通常、脳動脈瘤が破れて数日後に発症し、激しい頭痛を伴う。 令和6年4月 令和5年10月

5 ★★★ 虚血性の脳血管障害である脳梗塞は、脳血管自体の動脈硬化性病変による脳塞栓症と、心臓や動脈壁の血栓などが剥がれて脳血管を閉塞する脳血栓症に分類される。 令和5年10月

6 ★★★ 脳梗塞や脳出血では、頭痛、吐き気、手足のしびれ、麻痺、言語障害、視覚障害などの症状が認められる。

7 ★★★ 高血圧性脳症は、急激な血圧上昇が誘因となって、脳が腫脹する病気で、頭痛、悪心、嘔吐、意識障害、視力障害、けいれんなどの症状がみられる。

8 ★★★ 虚血性心疾患は、門脈による心筋への血液の供給が不足したり途絶えることにより起こる心筋障害である。 令和5年10月

9 ★★★ 虚血性心疾患は、心筋の一部分に可逆的な虚血が起こる狭心症と、不可逆的な心筋壊死が起こる心筋梗塞とに大別される。 令和6年4月

10 ★★★ 心筋梗塞では、突然激しい胸痛が起こり、「締め付けられるように痛い」、「胸が苦しい」などの症状が長時間続き、1時間以上になることもある。 令和6年4月 令和5年10月

11 ★★★ 狭心症は、心臓の血管の一部の血流が一時的に悪くなる病気である。

12 ★★★ 狭心症の痛みの場所は、心筋梗塞とほぼ同じであるが、その発作が続く時間は、通常数分程度で、長くても15分以内におさまることが多い。

13 ★★★ 虚血性心疾患発症の危険因子には、高血圧、喫煙、脂質異常症などがある。

14 ★★★ 運動負荷心電図検査は、心筋の異常や不整脈の発見には役立つが、虚血性心疾患の発見には役立たない。 令和5年10月

**4** ✕ くも膜下出血は、通常、脳動脈瘤（りゅう）が破れた**直後**、激しい頭痛で発症するため、誤り

**5** ✕ 虚血性の脳血管障害である脳梗塞は、脳血管自体の動脈硬化性病変による**脳血栓症**と、心臓や動脈壁の血栓などが剥がれて脳血管を閉塞する**脳塞栓症**に分類されるため、誤り。問題文は、脳血栓症と脳塞栓症の記述が逆である。

**6** ◯ 記述どおり正しい。

**7** ◯ 記述どおり正しい。

**8** ✕ 虚血性心疾患は、**冠状動脈**（心臓に血液を供給する血管）が狭くなったり、塞がることが原因で起こるため、誤り。門脈は**肝臓**に血液を供給する血管である。

**9** ◯ 記述どおり正しい。

**10** ◯ 記述どおり正しい。

**11** ◯ 記述どおり正しい。

**12** ◯ 記述どおり正しい。

**13** ◯ 記述どおり正しい。

**14** ✕ 運動負荷心電図検査は、運動中や仕事中に症状が出る**虚血性心疾患**（狭心症）や**不整脈**などを調べる際に用いられるため、誤り。

**4**

労働衛生（有害業務に係るもの以外のもの）

1  出血が体内か体外かで内出血と外出血とに分けられるが、応急対策で止血できるのは外出血である。

2  内出血は、胸腔、腹腔などの体腔内や皮下などの軟部組織への出血で、血液が体外に流出しないものである。

3  胸部、腹部の打撲の場合は、内出血に留意しなければならない。

4  体内の全血液量は、体重の1/13程度で、その1/3を短時間に失うと生命が危険な状態となる。

5  止血処置を行うときは、感染防止のため、ゴム手袋やビニール手袋を着用したり、プラスチック袋やビニール袋を活用したりして、受傷者の血液に直接触れないようにする。

6  傷口が泥で汚れているときは、手際良く水道水で洗い流す。

7  止血法には、直接圧迫法、間接圧迫法などがあるが、一般市民が行う応急手当としては間接圧迫法が推奨されている。

8  直接圧迫法は、出血部を直接圧迫する方法であって、最も簡単であり、極めて効果的である。

9  四肢の出血では、大きな動脈からの出血のほかは、ほとんどの場合、直接圧迫法で止血できる。

10  間接圧迫法は、出血部位より心臓に近い部位の動脈を圧迫する方法で、それぞれの部位の止血点を指で骨に向けて強く圧迫するのがコツである。

11  静脈性出血は、傷口からゆっくり持続的に湧き出るような出血で、通常、直接圧迫法で止血する。

4

労働衛生（有害業務に係るもの以外のもの）

## 解答　出血と止血

**1** ○　記述どおり正しい。

**2** ○　記述どおり正しい。

**3** ○　記述どおり正しい。

**4** ○　記述どおり正しい。体内の全血液量は、体重の**1/13**程度（≒約**8%**）で、その約3分の1を急激に失うと、出血によるショックを経て生命に危険が及ぶ。

**5** ○　記述どおり正しい。

**6** ○　記述どおり正しい。

**7** ✕　一般市民が行う応急手当としては、**直接圧迫法**が基本であるため、誤り。間接圧迫法は、出血部より心臓に近い動脈を手や指で圧迫して止血する方法で、ガーゼ等を準備するまでの間など、直接圧迫止血を行えないときに応急に行うものである。

**8** ○　記述どおり正しい。

**9** ○　記述どおり正しい。

**10** ○　記述どおり正しい。

**11** ○　記述どおり正しい。

**4**

労働衛生（有害業務に係るもの以外のもの）

**12** ★★★ 静脈性出血は、擦り傷のときにみられ、傷口から少しずつにじみ出るような出血である。

**13** ★★★ 毛細血管性出血は、浅い切り傷のときにみられ、傷口からゆっくり持続的に湧き出るような出血である。

**14** ★★★ 動脈性出血は、鮮紅色を呈する拍動性の出血で、出血量が多いため、早急に、細いゴム紐などを利用した止血帯を用いて止血する。

**15** ★★★ 止血帯法の止血帯としては、三角巾、手ぬぐい、ネクタイなどを利用する。

**16** ★★★ 止血帯を施した後、受傷者を医師に引き継ぐまでに1時間以上かかる場合には、止血帯を施してから1時間ごとに1〜2分間、出血部から血液がにじんでくる程度まで結び目をゆるめる。

## 4 熱中症

**1** ★★★ 熱けいれんが発症したときは、涼しい所で安静にさせ、食塩と水をとらせるとよい。

**2** ★★★ 熱虚脱では、めまい、血圧低下、失神などがみられる。

**3** ★★★ 熱虚脱が発生したときは、涼しい所に移し、頭部を高くした姿勢をとらせるとよい。

**4** ★★★ 熱射病（日射病）では、体温が上昇し、意識障害や呼吸困難などがみられる。

12 ✕ 静脈性出血は、浅い切り傷のときにみられ、傷口からゆっくりと湧き出るような出血である。問題文は、毛細血管性出血の内容である。

13 ✕ 毛細血管性出血は、擦り傷のときにみられ、傷口から少しずつにじみ出るような出血であるため、誤り。問題文は、静脈性出血の説明である。

14 ✕ 止血帯法は、四肢の出血で、直接圧迫法や間接圧迫法では止血が困難な場合に限って適応する。また、止血帯は、細い紐や針金などでは神経や筋肉を損傷するおそれがあるため、できるだけ幅の広いもの（3cm以上）を用いるため、誤り。

15 ◯ 記述どおり正しい。止血帯は、できるだけ幅の広いもの（3cm以上）を用いる。

16 ✕ 止血帯を施した後、受傷者を医師に引き継ぐまでに30分以上かかる場合には、止血帯を施してから30分ごとに1〜2分間、出血部から血液がにじんでくる程度まで結び目をゆるめ、血流の再開を図るため、誤り。

## 解答 熱中症

1 ◯ 記述どおり正しい。

2 ◯ 記述どおり正しい。

3 ✕ 熱虚脱が発生したときは、涼しい所に移し、頭部を低くした姿勢をとらせなければならないため、誤り。なお、ショック症状がみられるときは、医師の手当を受けさせる必要がある。

4 ◯ 記述どおり正しい。熱射病では、早急に体温を下げる処置を行う。

**4**

労働衛生（有害業務に係るもの以外のもの）

## 5 骨折

**1** ★★★ 単純骨折とは、骨にひびが入った状態のことをいう。
令和6年4月

**2** ★★★ 骨にひびが入った状態は、単純骨折である。

**3** ★★★ 骨が1か所で折れている状態を単純骨折といい、骨が2か所以上で折れたり、砕けている部分のある状態を複雑骨折という。
令和6年4月

**4** ★★★ 骨にひびの入った状態を不完全骨折といい、骨が完全に折れている状態を完全骨折という。
令和6年4月

**5** ★★★ 完全骨折では、骨折端どうしが擦れ合う軋轢音（あつれき）や変形などが認められる。
令和6年4月

**6** ★★★ 皮膚から突出している骨は、直ちに皮下に戻すようにする。

**7** ★★★ 骨折部に創傷や出血があるときは、まず、その手当てをしてから副子で固定する。

**8** ★★★ 骨折部を副子で固定するときには、骨折した部分が変形していても、そのままの状態を保持して、直近の関節部を含めた広い範囲を固定する。

**9** ★★★ 骨折に対する処置として、副子を手や足に当てるときは、骨折部分の上下の関節まで固定できる長さで、かつ、幅の広いものを用いる。
令和6年4月

**10** ★★★ 副子を手や足に当てるときは、副子の先端が手先、足先から出ないようにする。

**11** ★★★ 意識や呼吸のない場合、頸椎（けいつい）骨折が疑われるときは、下顎挙上法（がく）による気道確保は、頸椎を伸ばす動作が加わるので行ってはならない。

**12** ★★★ 脊髄損傷が疑われる場合は、傷病者を硬い板の上に乗せて搬送してはならない。
令和6年4月

## 解答　骨折

**1** ✕ 単純骨折 (閉鎖骨折) とは、皮膚の下で骨が折れているが、**皮膚にまで**損傷が及んでいない状態のことをいうため、誤り。

**2** ◯ 記述どおり正しい。骨にひびが入った状態 (不完全骨折) は、単純骨折の一つである。

**3** ✕ 複雑骨折 (**開放骨折**) は、骨の折端が**皮膚の外に出ている**ものをいうため、誤り。複雑骨折は、感染が起こりやすく治りにくい。

**4** ◯ 記述どおり正しい。骨が完全に離断していない場合を**不完全骨折**といい、骨が完全に離断し、連続性を失った状態を**完全骨折**という。

**5** ◯ 記述どおり正しい。

**6** ✕ 骨折が疑われる部位は、**決して動かさず**、副子で固定しなければならないため、誤り。皮膚から突き出した骨は戻さない。

**7** ◯ 記述どおり正しい。

**8** ◯ 記述どおり正しい。

**9** ◯ 記述どおり正しい。

**10** ✕ 副子を手や足に当てるときは、副子の先端が手先、足先から**少し出る**程度にしなければならないため、誤り。

**11** ✕ 下顎挙上法による気道確保は、頸椎を伸ばす動作が加わらないので、比較的安全に気道確保が行えるため、誤り。

**12** ✕ 脊髄損傷が疑われる場合は、できるだけ**動かさない**ようにしなければならない。もし搬送しなければならないときは、**硬い板**等に乗せて行うため、誤り。

4

労働衛生 (有害業務に係るもの以外のもの)

**1**  熱傷は、Ⅰ～Ⅲ度に分類され、Ⅰ度は水疱ができる程度のもので、強い痛みと灼熱感を伴う。

**2**  水疱ができたときは、周囲に広がらないように破って清潔なガーゼや布で軽く覆う。

**3**  熱傷部には、できるだけ早く軟膏や油類を塗り、空気を遮断する。

**4**  熱傷面は、受傷後速やかに氷水などで冷却するが、特に熱傷の範囲が広い場合には、30分以上かけて、十分に体温が低下するまで冷却する。

**5**  45℃程度の熱源への長時間接触による低温熱傷は、一見、軽症にみえても熱傷深度は深く難治性の場合が多い。

**6**  衣類を脱がすときは、熱傷面に付着している衣類は残して、その周囲の部分だけを切りとる。

**7**  一般に、熱傷の面積が体表面積の20％以上になると非常に危険な状態であるといわれる。

**8**  熱傷部位が広くショックに陥ったときは、寝かせて、身体を冷やし、頭部を高くする体位をとらせる。

**9**  化学薬品がかかった場合は、直ちに中和剤により中和した後、水で洗浄する。

**10**  高温のアスファルトやタールが皮膚に付着した場合は、水をかけて冷やしたりせず、早急に皮膚から取り除く。

## 解答 熱傷

**1** ✗ Ⅰ度は皮膚が**赤く**なり、**ヒリヒリ痛む**状態をいうため、誤り。水疱ができる程度の熱傷は、Ⅱ度に分類される。

**2** ✗ 水疱ができたときは、**破らない**ようにし、清潔な冷やしたガーゼや布で軽く覆なければならないため、誤り。

**3** ✗ 熱傷部には、すぐに患部に水をかけて冷やし、ひりひりした痛みや熱感がなくなるまで十分長い間水をかける。軟膏や油類を塗ってはならないため、誤り。

**4** ✗ 熱傷面は、すぐに水をかけて十分冷やすことが応急手当のポイントであるが、熱傷の範囲が広い場合、全体を冷却し続けることは**低体温**となるおそれがあるので注意が必要であるため、誤り。

**5** ◯ 記述どおり正しい。

**6** ◯ 記述どおり正しい。着衣の上から熱傷した場合は、無理に着衣を脱がさず、そのまま水をかけて冷やす。

**7** ◯ 記述どおり正しい。

**8** ✗ 熱傷部位が広くショックに陥ったときは、心臓への血液を増やすために、寝かせて、足を**高く**する体位をとらせるため、誤り。

**9** ✗ 化学薬品がかかった場合には、皮膚についた薬品をふき取ってから、水を使って薬品を流し、皮膚を冷やす。中和剤は使用してはならないので、誤り。

**10** ✗ 高温のアスファルトやタールが皮膚に付着した場合は、皮膚からはがさず、皮膚にかかった部分を水で冷やして、火傷の進行を抑えるため、誤り。

**4**

労働衛生（有害業務に係るもの以外のもの）

# MEMO

# 第5章 労働生理

## 科目と配点

| 出 題 順 | 1 | 2 | 3 | 4 | 5 | 合計 |
|---|---|---|---|---|---|---|
| 試験科目 | 有害業務に係るもの | | 有害業務に係るもの以外のもの | | 労働生理 | |
| | 関係法令 | 労働衛生 | 関係法令 | 労働衛生 | | |
| 設 問 数 | 10 | 10 | 7 | 7 | 10 | 44 |
| 配 点 | 80 | 80 | 70 | 70 | 100 | 400 |

## 第5章

# 1 呼吸と血液循環

**出題のポイント**

　この分野は、各項目とも必出とみてください。「呼吸」は、**呼吸運動**、**内呼吸と外呼吸**、**呼吸中枢**が、「血液」は、**血漿**と**有形成分**（赤血球、白血球、血小板）が頻出項目です。また、**血液循環路**（肺循環（小循環）と体循環（大循環））については、パターン暗記ではなく、経路をしっかり理解するようにしてください。

　新傾向問題として、直近では**免疫**に関わる出題が続きました。テキストなどでしっかりおさえておくようにしましょう。

## 血液の成分

| | | | | |
|---|---|---|---|---|
| 血液 | 血漿<br>（液体成分）<br>約55% | 水分　約91% | | |
| | | 蛋白質<br>約7% | アルブミン | 血液の浸透圧の維持や各種物質との結合・運搬の働きをする。 |
| | | | グロブリン | 免疫に関係する抗体としての働きをもつものがある。 |
| | | その他　約2% | | |
| | 血球<br>（有形成分）<br>約45% | 赤血球 | | 酸素を組織に供給する。 |
| | | 白血球 | 好中球 | 偽足を出してアメーバ様運動を行い、体内に侵入してきた細菌などを貪食する。 |
| | | | リンパ球 | 細菌や異物を認識し攻撃する**Tリンパ球**と抗体を産生する**Bリンパ球**などがあり、免疫反応に関与している。 |
| | | 血小板 | | 血管の外に出るとすぐにこわれて、血液凝固作用を促進する働きがある。 |

## 内呼吸と外呼吸

❶ **内呼吸** …… 体内で行われる、血液と細胞（組織）のガス交換
❷ **外呼吸** …… 肺で行われる、外気（肺胞気）と血液のガス交換

## 血液の循環

肺循環（小循環）

肺

肺動脈
（静脈血）

右心房　　左心房

右心室　　左心室

心臓

大動脈（動脈血）
＊酸素を多く含む

肝臓

＊尿素を多く含む

門脈

消化管

＊ブドウ糖を多く含む

大静脈（静脈血）
＊二酸化炭素を多く含む

体循環（大循環）

腎臓

体の各組織

**5**

労働生理

### ❶ 体循環
心臓を中心に行う血液の循環のこと。血液は「心臓の左心室」➡「大動脈」➡
「各組織の毛細血管」➡「大静脈」➡「右心房」の流れで循環する。

### ❷ 肺循環
心臓と肺で行う血液の循環のこと。血液は「右心室」から肺動脈を通って「肺」
に入り、肺静脈を通って「左心房」へ流れる。

**1** ★★★ 呼吸は、体内に酸素を取り入れ、二酸化炭素（炭酸ガス）を放出する作用である。

**2** ★★★ 通常の呼吸の場合の呼気には、酸素が約16％、二酸化炭素が約4％、それぞれ含まれる。　令和6年4月

**3** ★★★ 呼吸には、肺で行われる外呼吸と、組織細胞とそれをとりまく毛細血管中の血液との間で行われる内呼吸がある。

**4** ★★★ 肺胞内の空気と肺胞を取り巻く毛細血管中の血液との間で行われる酸素と二酸化炭素のガス交換を内呼吸という。　令和6年4月　令和5年10月

**5** ★★★ 全身の毛細血管中の血液が各組織細胞に酸素を渡して二酸化炭素を受け取るガス交換を内呼吸又は組織呼吸という。

**6** ★★★ 呼吸運動は、肺自体が能動的に収縮、弛緩をくり返すことにより行われる。

**7** ★★★ 呼吸運動は、気管と胸膜の協調運動によって、胸郭内容積を周期的に増減させて行われる。

**8** ★★★ 呼吸運動は、横隔膜や肋間筋などの呼吸筋が収縮と弛緩をすることで胸腔内の圧力を変化させ、肺を受動的に伸縮させることにより行われる。

**9** ★★★ 呼吸は、胸膜が運動することで胸腔内の圧力を変化させ、肺を受動的に伸縮させることにより行われる。　令和6年4月　令和5年10月

**10** ★★★ 胸郭内容積が増すと、その内圧が高くなるため、肺はその弾性により収縮する。

**11** ★★★ 横隔膜が下がり、胸郭内容積が増し、内圧が低くなるにつれ、鼻腔や気管などの気道を経て肺内へ流れ込む空気が吸気である。　令和5年10月

**12** ★★★ 呼吸により血液中に取り込まれた酸素は、血漿中に溶解して全身の組織に運ばれる。

5

労働生理

## 解答　呼吸

**1 ○** 記述どおり正しい。

**2 ○** 記述どおり正しい。なお、呼気の約80%は窒素である。

**3 ○** 記述どおり正しい。

**4 ✕** 問題文のガス交換は外呼吸（肺呼吸）というため、誤り。内呼吸（組織呼吸）は、細胞組織において行われるガス交換である。

**5 ○** 記述どおり正しい。

**6 ✕** 肺自体には運動能力がなく、呼吸運動は胸部を構成している呼吸筋（肋間筋）と横隔膜の協調運動によって受動的に起こるため、誤り。

**7 ✕** 呼吸運動は、主として呼吸筋（肋間筋、横隔膜など）の協調運動によって、胸部内容積を周期的に増減し、それに伴って肺を伸縮させることによって行われるため、誤り。

**8 ○** 記述どおり正しい。

**9 ✕** 呼吸は、横隔膜や肋間筋などの呼吸筋が収縮と弛緩をすることで胸腔内の圧力を変化させ、肺を受動的に伸縮させることにより行われるため、誤り。

**10 ✕** 胸腔の容積が増すと、その内圧が低くなるため、空気が鼻腔や気道を経て肺内に流れ込む（吸気）ため、誤り。

**11 ○** 記述どおり正しい。

**12 ✕** 呼吸により血液中に取り込まれた酸素は、赤血球中のヘモグロビンと結合して全身の組織に運ばれるため、誤り。

5

労働生理

**13** ★★★ 呼吸に関与する筋肉は、間脳の視床下部にある呼吸中枢によって支配されている。

**14** ★★★ 呼吸のリズムをコントロールしているのは、間脳の視床下部である。 令和5年10月

**15** ★★★ 呼吸中枢は、血液中の酸素によって刺激され、このため呼吸運動が激しくなる。

**16** ★★★ 血液中に二酸化炭素が増加してくると、呼吸中枢が抑制されて呼吸は浅くなり、回数が減少する。

**17** ★★★ 呼吸中枢がその興奮性を維持するためには、常に一定量以上の一酸化炭素が血液中に含まれていることが必要である。

**18** ★★★ 身体活動時には、血液中の二酸化炭素分圧の上昇などにより呼吸中枢が刺激され、1回換気量及び呼吸数が増加する。 令和6年4月 令和5年10月

**19** ★★★ 肉体労働をすると呼吸が激しくなるのは、筋肉内に吸収された吸気中の窒素の作用により、呼吸中枢が刺激されるためである。

**20** ★★★ チェーンストークス呼吸とは、肺機能の低下により呼吸数が増加した状態をいい、喫煙が原因となることが多い。 令和6年4月

**21** ★★★ 成人の呼吸数は、通常、1分間に16〜20回であるが、食事、入浴や発熱によって減少する。

**22** ★★★ 呼吸数は、通常、1分間に16〜20回で、成人の安静時の1回呼吸量は、約500mLである。

## 2 血液と免疫

**1** ★★★ 人体の血液量は、体重の1／13〜1／10を占めている。

**2** ★★★ 血液は、血漿と有形成分から成り、有形成分は赤血球、白血球及び血小板から成る。

**3** ★★★ 血液は、血漿と有形成分からなっており、血漿は淡黄色のコロイド性水溶液でその約90％が水である。

**13** ✕ 呼吸に関与する筋肉は、脳幹（延髄）にある**呼吸中枢**によって支配されているため、誤り。

**14** ✕ 呼吸のリズムをコントロールしているのは、**脳幹（延髄）**にある呼吸中枢であるため、誤り。

**15** ✕ 呼吸中枢は、血液中の**二酸化炭素**によって刺激され、そのため呼吸運動が激しくなるため、誤り。

**16** ✕ 血液中に二酸化炭素が増加してくると、呼吸中枢が刺激されて呼吸が**深くなり（1回換気量が増加し）**、回数が**増加**するため、誤り。

**17** ✕ 呼吸中枢がその興奮性を維持するためには、常に一定量以上の**二酸化炭素（炭酸ガス）**が血液中に含まれていることが必要であるため、誤り。

**18** ◯ 記述どおり正しい。

**19** ✕ 肉体労働をすると呼吸が激しくなるのは、筋肉で放出された**二酸化炭素**の作用により、呼吸中枢が刺激されるためであるため、誤り。

**20** ✕ チェーンストークス呼吸とは、**呼吸中枢**の機能低下により「15～20秒の無呼吸 → 深く早い呼吸 → 浅くゆっくりした呼吸」を繰り返す状態をいい、重症化した**心不全**や**脳卒中**などが原因となるため、誤り。

**21** ✕ 成人の呼吸数は、通常、1分間に**16～20回**であるが、食事、入浴や発熱によって**増加**するので、誤り。

**22** ◯ 記述どおり正しい。

**5**

労働生理

## 解答　血液と免疫

**1** ◯ 記述どおり正しい。

**2** ◯ 記述どおり正しい。

**3** ◯ 記述どおり正しい。

**4** ★★★ 血液は、血漿と有形成分から成り、血液の容積の55%程度を占める血漿中には、アルブミン、グロブリンなどの蛋白質が含まれている。 令和5年10月

**5** ★★★ 血漿中の蛋白質のうち、グロブリンには、免疫に関係する抗体としての働きをもつものがある。

**6** ★★★ 血漿中の蛋白質のうち、グロブリンは血液浸透圧の維持に関与し、アルブミンは免疫物質の抗体を含む。 令和5年10月

**7** ★★★ 血液の有形成分には、赤血球、白血球及び血小板があり、赤血球は酸素を組織に供給し、白血球は体内への細菌や異物の侵入を防御し、血小板は止血の機能を有する。

**8** ★★★ 赤血球は、核のない円板状の細胞で、血液1mm³中に450万～500万個程度含まれ、寿命は約120日である。

**9** ★★★ 骨髄中で産生される赤血球の寿命は、約120日で、白血球の寿命に比べて長い。

**10** ★★★ 赤血球は、骨髄で産生され、寿命は約120日であり、血球の中で最も多い。

**11** ★★★ 赤血球は、その中に含まれているヘモグロビンにより酸素を肺から各組織へ運搬する。

**12** ★★★ 赤血球数は、正常値に男女による差がない。

**13** ★★★ ヘモグロビン量は、正常値に男女による差がない。

**14** ★★★ 白血球数は、正常値に男女による差がない。

**15** ★★★ 血液の容積に対する赤血球の相対的容積（%）をヘマトクリットという。

**4 ◯** 記述どおり正しい。

**5 ◯** 記述どおり正しい。

**6 ✕** アルブミンは血液浸透圧の維持に関与し、グロブリンは免疫物質の抗体を含むため、誤り。問題文は、グロブリンとアルブミンの説明が逆である。

**7 ◯** 記述どおり正しい。

**8 ◯** 記述どおり正しい。

**9 ◯** 記述どおり正しい。なお、白血球の寿命は約3〜4日である。

**10 ◯** 記述どおり正しい。赤血球は、骨髄で産生され、寿命は約120日である。また、全血液の体積の約40〜45%を占めており、血球の中で最も多い。

**11 ◯** 記述どおり正しい。

**12 ✕** 男女による差がある。赤血球は、その中に含まれているヘモグロビンにより酸素を運搬する働きをもつ細胞（血球）成分であり、その数は、血液1μL（1mm³）中に、男性で約500万個、女性で約450万個と、男女による差がある。

**13 ✕** 男女による差がある。ヘモグロビン量は、血液1dl中に、男性で13.5〜17.6g、女性で11.3〜15.2gと、男女による差がある。

**14 ◯** 記述どおり正しい。白血球の数は、血液1μL（1mm³）中に、男女とも4000〜9000個である。

**15 ◯** 記述どおり正しい。ヘマトクリット値は、血液容積に対する赤血球の相対的容積（血球容積）をいう。

**16** ★★★ 血液中に占める赤血球の容積の割合をヘマトクリットといい、貧血になるとその値は高くなる。

**17** ★★★ 血液中に占める白血球の容積の割合をヘマトクリットといい、感染や炎症があると増加する。

**18** ★★★ ヘマトクリット値は、正常値に男女による差がない。

**19** ★★★ 好中球は、白血球の約60％を占め、偽足を出してアメーバ様運動を行い、体内に侵入してきた細菌などを貪食する。

令和6年4月 令和5年10月

**20** ★★★ リンパ球は、白血球の約30％を占め、Tリンパ球やBリンパ球などの種類があり、免疫反応に関与している。

**21** ★★★ 白血球の一成分であるリンパ球には、Bリンパ球、Tリンパ球などがあり、免疫反応に関与している。

**22** ★★★ 白血球の一種であるリンパ球には、細菌や異物を認識し攻撃するBリンパ球と抗体を産生するTリンパ球などがあり、免疫反応に関与している。

令和6年4月 令和5年10月

**23** ★★★ 抗原とは、免疫に関係する細胞によって異物として認識される物質のことである。

令和6年4月

**24** ★★★ 抗原となる物質には、蛋白質、糖質などがある。

令和6年4月

**25** ★★★ 抗体とは、体内に入ってきた抗原に対して体液性免疫において作られる免疫グロブリンと呼ばれる蛋白質のことで、抗原に特異的に結合し、抗原の働きを抑える働きがある。

令和6年4月

**26** ★★★ 免疫には、リンパ球が産生する抗体によって病原体を攻撃する細胞性免疫と、リンパ球などが直接に病原体などを取り込んで排除する体液性免疫の二つがある。

**27** ★★★ 体内に侵入した病原体などの異物を、リンパ球が、抗原と認識し、その抗原に対してだけ反応する抗体を血漿中に放出する。この抗体が抗原に特異的に結合し抗原の働きを抑制して体を防御するしくみを体液性免疫と呼ぶ。これに対して、リンパ球が直接、病原体などの異物を攻撃する免疫反応もあり、これを細胞性免疫と呼ぶ。

5

労働生理

**16** ✕ ヘマトクリット値は、血液容積に対する赤血球の相対的容積（血球容積）をいい、貧血になるとその値は**低く**なるため、誤り。

**17** ✕ ヘマトクリット値は、血液容積に対する**赤血球**の相対的容積（血球容積）をいい、**貧血**検査などに利用されるため、誤り。

**18** ✕ ヘマトクリット値は、男性で約**45**%、女性で約**40**%と性差があるため、誤り。

**19** ◯ 記述どおり正しい。

**20** ◯ 記述どおり正しい。

**21** ◯ 記述どおり正しい。

**22** ✕ 白血球の一種であるリンパ球には、細菌や異物を認識し攻撃する**Tリンパ球**と抗体を産生する**Bリンパ球**などがあり、免疫反応に関与しているため、誤り。問題文は、Tリンパ球とBリンパ球の説明が逆である。

**23** ◯ 記述どおり正しい。

**24** ◯ 記述どおり正しい。

**25** ◯ 記述どおり正しい。なお、体内に入ってきた特定の異物（抗原）を排除するしくみ（獲得免疫）には、体液中の抗体が働く**体液性免疫**と、細胞（白血球）が直接働く**細胞性免疫**がある。

**26** ✕ 免疫には、リンパ球が産生する抗体によって病原体を攻撃する**体液性免疫**と、リンパ球などが直接に病原体などを取り込んで排除する**細胞性免疫**の二つがあるため、誤り。問題文は説明が逆である。

**27** ◯ 記述どおり正しい。

5
労働生理

**28** ★★★ 免疫の機能が失われたり低下したりすることを免疫不全といい、免疫不全になると、感染症にかかりやすくなったり、がんに罹患（り）しやすくなったりする。

**29** ★★★ 抗原に対する免疫が、逆に、人体の組織や細胞に傷害を与えてしまうことをアレルギーといい、主なアレルギー性疾患としては、気管支ぜんそく、アトピー性皮膚炎などがある。

**30** ★★★ 血小板は、血管の外に出るとすぐにこわれて、血液凝固作用を促進する働きがある。

**31** ★★★ 血小板は、直径2～3μmの不定形細胞で、止血作用をもち、血管が損傷し血液が血管外に出ると、血液凝固を促進させる物質を放出する。

**32** ★★★ 血小板は、核を持たない不定形の細胞で、体内に侵入してきた細菌やウイルスを貪食する働きがある。

**33** ★★★ 血小板数は、正常値に男女による差がない。

**34** ★★★ 血液の凝固は、血漿中のアルブミンとグロブリンが反応してフィブリノーゲン（線維素原）に変化する現象である。

**35** ★★★ 血液の凝固は、血漿中のフィブリノーゲン（線維素原）がフィブリン（線維素）に変化し、赤血球などが絡みついて固まる現象である。 令和5年10月

**36** ★★★ 血漿中の水溶性蛋白質であるフィブリンがフィブリノーゲンに変化する現象が、血液の凝集反応である。

**37** ★★★ ある人の血漿中のフィブリン（線維素）と別の人の血清中のフィブリノーゲン（線維素原）との間で生じる反応を血液の凝集という。

**38** ★★★ ABO式血液型は、赤血球の血液型分類の一つで、A型の血清は抗B抗体をもつ。

**28 ○** 記述どおり正しい。

**29 ○** 記述どおり正しい。

**30 ○** 記述どおり正しい。

**31 ○** 記述どおり正しい。

**32 ✕** 血小板は、核を持たない不定形の細胞で、**血液凝固作用に関与している**。問題文の働きをもつのは、**白血球**であるため、誤り。

**33 ○** 記述どおり正しい。血小板は、血液凝固作用に関与する細胞（血球）成分であり、その数は、血液 $1\,\mu$L（1mm$^3$）中に、およそ15万〜40万個で、男女による差はない。

**34 ✕** 血液の凝固は、血漿中の**フィブリノーゲン**（線維素原）が不溶性の**フィブリン**（線維素）に変化する現象であるため、誤り。

**35 ○** 記述どおり正しい。

**36 ✕** 血液の凝集とは、赤血球にある**凝集原**と血清中にある**凝集素**が**抗原抗体反応**を起こし、赤血球が寄り集まることをいうため、誤り。

**37 ✕** 誤り。理由は同上。

**38 ○** 記述どおり正しい。

**5**

労働生理

**1** ★★★ ヒトの血液循環の経路を模式的に表した図において、血管アは静脈であるが、動脈血が流れる。

**2** ★★★ ヒトの血液循環の経路を模式的に表した図において、血管ア〜カを流れる血液のうち、二酸化炭素を最も多く含む血液は、血管イを流れる血液である。

**3** ★★★ ヒトの血液循環の経路を模式的に表した図において、血管ウを流れる血液は、血管イを流れる血液に比べて酸素を多く含む。

**4** ★★★ ヒトの血液循環の経路を模式的に表した図において、血管カを流れる血液は、血管エを流れる血液に比べて尿素を多く含む。

**5** ★★★ ヒトの血液循環の経路を模式的に表した図において、血管ア〜カを流れる血液のうち、食後、ブドウ糖を最も多く含む血液は、血管オを流れる血液である。

**6** ★★★ 心臓から拍出された血液を送る血管を動脈といい、心臓に戻る血液を送る血管を静脈という。

## 解答 心臓と血液循環

**1** ✕ 血管アは肺動脈で、肺動脈には静脈血が流れているので、誤り。

**2** ✕ 血管イは大動脈で、心臓から新鮮な酸素を含んだ動脈血を運び出す血管なので、誤り。

**3** ✕ 血管ウは大静脈で、イの大動脈よりも二酸化炭素が含まれているので、誤り。

**4** ✕ 血管エは肝臓から送り出された血液であり、肝臓では不要なアミノ酸を分解して尿素にする役割を担っている。また尿素は腎臓から排泄される。したがって、腎臓から送り出された血管カの血液よりも、血管エの血液の方が尿素を多く含むことになるので、誤り。

**5** ○ 記述どおり正しい。血管オは消化器から肝臓に流れ込む静脈で、門脈という。門脈血には、ブドウ糖が含まれており、それを肝臓でグリコーゲンに変える。

**6** ○ 記述どおり正しい。

**7** ★★★　右心室に流れている血液は静脈血であり、左心室に流れている血液は動脈血である。

**8** ★★★　大動脈及び肺動脈を流れる血液は、酸素に富む動脈血である。

**9** ★★★　大動脈を流れる血液は動脈血であるが、肺動脈を流れる血液は静脈血である。　令和6年4月　令和5年10月

**10** ★★★　体循環とは、左心室から大動脈に入り、毛細血管を経て静脈血となって右心房に戻ってくる血液の循環をいう。

**11** ★★★　肺を除く各組織の毛細血管を通過する血液の流れは、体循環の一部である。

**12** ★★★　体循環の動脈系により、酸素、栄養物、ホルモン、ビタミンなどが生体の諸器官・臓器に供給される。

**13** ★★★　肺循環は、右心室から肺静脈を経て肺の毛細血管に入り、肺動脈を通って左心房に戻る血液の循環である。

**14** ★★★　肺循環により左心房に戻ってきた血液は、左心室を経て大動脈に入る。　令和6年4月　令和5年10月

**15** ★★★　心臓の中にある洞結節（洞房結節）で発生した刺激が、刺激伝導系を介して心筋に伝わることにより、心臓は規則正しく収縮と拡張を繰り返す。

**16** ★★★　心臓は、自律神経の中枢で発生した刺激が、刺激伝導系を介して心筋に伝わることにより、規則正しく収縮と拡張をくり返す。　令和6年4月　令和5年10月

**17** ★★★　心臓の拍動は、自律神経の支配を受けている。

**18** ★★★　心筋は、意志と無関係に動く不随意筋であるが、平滑筋に分類される。

**19** ★★★　心筋は、意志と無関係に動く不随意筋である平滑筋から成り、自動的に収縮と拡張を繰り返す。

**7 ○** 記述どおり正しい。

**8 ×** 大動脈及び肺静脈を流れる血液は、酸素に富む動脈血であるため、誤り。肺動脈を流れる血液は、酸素の少ない静脈血である。

**9 ○** 記述どおり正しい。肺動脈を流れる血液は静脈血であり、肺静脈を流れる血液は動脈血である。

**10 ○** 記述どおり正しい。

**11 ○** 記述どおり正しい。

**12 ○** 記述どおり正しい。

**13 ×** 肺循環は、右心室から肺動脈を経て肺の毛細血管に入り、肺静脈を通って左心房に戻る血液の循環であるため、誤り。問題文は、肺動脈と肺静脈が逆である。

**14 ○** 記述どおり正しい。

**15 ○** 記述どおり正しい。

**16 ×** 心臓は、心臓の右心房の中にある洞結節と呼ばれるペースメーカーで発生した刺激が、刺激伝導系を介して心筋に伝わることにより、規則正しく収縮と拡張をくり返すため、誤り。

**17 ○** 記述どおり正しい。自律神経には交感神経と副交感神経があり、心臓の拍動を増加させるのが交感神経、拍動を抑えるのが副交感神経である。

**18 ×** 心筋は不随意筋であるが、骨格筋と同様に横紋筋に分類されるため、誤り。

**19 ×** 心筋は、意志と無関係に動く不随意筋であるが、骨格筋と同様に横紋筋から成り、自動的に収縮と拡張を繰り返すため、誤り。

**5**

労働生理

**20**  心臓自体は、大動脈の起始部より出る冠状動脈によって酸素や栄養素の供給を受けている。 令和5年10月

**21**  心臓の血液拍出量は、普通1回に平均60ミリリットル程度である。

**22**  心臓の拍動による動脈圧の変動を末梢の動脈で触知したものを脈拍といい、一般に、手首の橈骨動脈で触知する。 令和6年4月 令和5年10月

**23**  血圧は、血液が血管の側面を押し広げる力であり、高血圧の状態が続くと、血管壁の厚さは減少していく。

**24**  動脈硬化とは、コレステロールの蓄積などにより、動脈壁が肥厚・硬化して弾力性を失った状態であり、進行すると血管の狭窄や閉塞を招き、臓器への酸素や栄養分の供給が妨げられる。 令和6年4月

**5**

労働生理

**20 ○** 記述どおり正しい。

**21 ○** 記述どおり正しい。

**22 ○** 記述どおり正しい。

**23 ✕** 高血圧の状態が続くと、血管壁の厚さは増加していくため、誤り。血管壁が厚くなり、血管の柔軟性が失われた状態が動脈硬化である。

**24 ○** 記述どおり正しい。動脈硬化は、心筋梗塞や脳梗塞の原因となる。なお、痛風発作の原因となる尿酸も、動脈硬化の危険因子となる。

**5**

労働生理

# 2 肝臓と腎臓、栄養素の消化と吸収

出題のポイント

　この分野からは、毎回出題されます。とくに、**腎臓**は頻出です。**尿の生成**については、細かく問われますので、確実に理解してください。**肝臓**は、その働きを整理しておきましょう。**栄養素の消化と吸収**も、近年、出題が続いており、とくに蛋白質に関する問いが多くみられます。

　いずれも、新しい問題はあまりみられませんので、過去問のマスターが基本となりますが、近年は組み合わせ問題も増えているので、しっかりとした理解が必要となります。

## 肝臓の主な機能

### ●解毒

　アルコールや薬、老廃物など血中の有害物質を分解したり、無害の物質に変えて、尿や胆汁の中に排泄する。

### ●代謝

・血液凝固物質や血液凝固阻止物質を生成する
・コレステロールを合成する
・余分なアミノ酸を分解して尿素にする
・アミノ酸からアルブミンなどの血漿蛋白質を合成する
・絶食時等に脳に必要な血糖を維持するため、アミノ酸からブドウ糖を合成する（糖新生）
・ブドウ糖をグリコーゲンに変えて蓄え、血液中のブドウ糖が不足すると、グリコーゲンをブドウ糖に分解して血液中に送り出す

### ●胆汁の生成・分泌

　肝臓は、アルカリ性の消化液である胆汁を生成して（1日約1,000ml）分泌する。胆汁は、消化酵素は含まないが、脂肪酸を分解（乳化）し、脂肪の消化吸収を助ける。

## 尿の生成

糸球体

ボーマン嚢

尿細管

濾し出されない

蛋白質

血球

濾し出される

毛細血管

アミノ酸

ブドウ糖

100%

水

電解質

状態に応じて

再吸収

原尿

5

労働生理

## 栄養素の消化と吸収

| 糖質 (デンプン) | 唾液に含まれる消化酵素 (アミラーゼ) により、ブドウ糖に分解されて、腸壁から吸収される。 |
|---|---|
| 無機塩、ビタミン類 | 分解されずにそのまま吸収される。 |
| 蛋白質 | 胃液に含まれる消化酵素 (ペプシン) や膵液に含まれる消化酵素 (トリプシン) により、アミノ酸に分解されて、腸壁から吸収される。 |
| 脂質 | 十二指腸で胆汁と混合して乳化された後、膵リパーゼにより脂肪酸とグリセリンに分解され、腸壁から吸収される。 |

## 消化酵素

| 消化酵素 | 分泌臓器 | 働き |
|---|---|---|
| ペプシン | 胃 | 蛋白質をポリペプチドに分解 |
| アミラーゼ | 膵臓、唾液腺 | 炭水化物 (糖質) を分解 |
| (膵) リパーゼ | 膵臓 | 中性脂肪をグリセリンと脂肪酸に分解 |
| トリプシン | 膵臓 | 蛋白質を分解 |

# 1 　肝臓

**1** ★★★
肝臓中を流れる全血液量の5分の4は動脈血であり、5分の1が門脈血である。

**2** ★★★
肝臓は、血液中の有害物質を分解したり、無害の物質に変える。

**3** ★★★
肝臓は、血液凝固物質や血液凝固阻止物質を生成する。

**4** ★★★
肝臓は赤血球を合成及び分解する。

**5** ★★★
肝臓は、ヘモグロビンを合成する。　　　　令和5年10月

**6** ★★★
肝臓は、余分のアミノ酸を分解して尿素にする。　令和5年10月

**7** ★★★
肝臓では、アミノ酸から多くの血漿蛋白質（しょうたん）が合成される。

**8** ★★★
肝臓は、アミノ酸からブドウ糖を合成する。

**9** ★★★
肝臓はアルブミンを生成する。

**10** ★★★
肝臓は門脈血に含まれるブドウ糖をグリコーゲンに変えて蓄え、血液中のブドウ糖が不足すると、グリコーゲンをブドウ糖に分解して血液中に送り出す。　　　　令和5年10月

**11** ★★★
肝臓は、脂肪酸を分解したり、コレステロールを合成する。

**12** ★★★
肝臓は、コレステロールとリン脂質を合成し、また、余剰の蛋白質（たん）と糖質を中性脂肪に変換する。
令和6年4月　　令和5年10月

## 解答 | 肝臓

**1** ✕ 肝臓中を流れる全血液量の**5**分の**1**が動脈血であり、**5**分の**4**が門脈血であるため、誤り。

**2** ◯ 記述どおり正しい。肝臓には解毒作用がある。

**3** ◯ 記述どおり正しい。

**4** ✕ 肝臓は、血液凝固物質や血液凝固阻止物質は生成するが、赤血球は生成しないため、誤り。なお、赤血球は、骨髄で生成され、脾臓で分解される。

**5** ✕ ヘモグロビンは骨髄で合成されるため、誤り。

**6** ◯ 記述どおり正しい。

**7** ◯ 記述どおり正しい。

**8** ◯ 記述どおり正しい。絶食時には、脳に必要な血糖を維持するために、肝臓でアミノ酸からブドウ糖が合成される。これを糖新生という。

**9** ◯ 記述どおり正しい。肝臓はアルブミンなどの血漿蛋白を合成する。

**10** ◯ 記述どおり正しい。

**11** ◯ 記述どおり正しい。

**12** ◯ 記述どおり正しい。

**5**

労働生理

13 ★★★ コレステロールやリン脂質は、細胞膜の成分となる。

令和6年4月

14 ★★★ 肝臓は脂肪を分解する酵素であるペプシンを分泌する。

15 ★★★ 肝臓の機能として、乳酸の合成がある。

16 ★★★ 肝臓の機能のひとつは、胆汁を生成、分泌し、脂肪の消化吸収を助けることである。

令和5年10月

17 ★★★ 胆汁は、アルカリ性で、消化酵素は含まないが、食物中の脂肪を乳化させ、脂肪分解の働きを助ける。

令和6年4月

18 ★★★ 肝臓の機能として、ビリルビンの分解がある。

19 ★★★ 肝疾患では、一般に血清中のGOT、GPTは顕著な減少を示す。

20 ★★★ γ‐GTPはアルコール性肝障害の指標とされる。

## 2 腎臓と尿

1 ★★★ 腎臓は、背骨の両側に左右一対あり、それぞれの腎臓から複数の尿管が出て、膀胱につながっている。

2 ★★★ ネフロン（腎単位）は、尿を生成する単位構造で、1個の腎小体とそれに続く1本の尿細管から成り、1個の腎臓中に約100万個ある。

3 ★★★ 腎小体は、毛細血管の集合体である糸球体とそれを包み込んでいるボウマン嚢から成る。

13 ◯ 記述どおり正しい。コレステロールやリン脂質は、細胞膜の主要な成分であり、脳や神経組織などに多く含まれている。

14 ✕ ペプシンは、蛋白質を消化する酵素で、胃液にあるため、誤り。

15 ✕ 乳酸は筋肉の疲労物質とされるため、誤り。筋肉中のグリコーゲンは、筋肉の収縮時に酸素の供給が不十分であると、水と二酸化炭素にまで分解されず乳酸になる。

16 ◯ 記述どおり正しい。

17 ◯ 記述どおり正しい。

18 ✕ ビリルビンは寿命を迎えた赤血球が分解されて生じる物質で、肝臓で処理 (グルクロン酸抱合) されて、胆汁中に排泄される。分解されるわけではないため、誤り。

19 ✕ 肝疾患では、一般に血清中のGOT、GPTが顕著な増加を示すため、誤り。

20 ◯ 記述どおり正しい。γ - GTPは、正常な肝細胞に含まれている酵素で、肝細胞が障害を受けると血液中に流れ出し、特にアルコールの摂取で高値を示す特徴がある。

5 労働生理

## 解答 腎臓と尿

1 ✕ 腎臓は、背骨の両側に左右一対あり、それぞれの腎臓から1本の尿管が出て、膀胱につながっているため、誤り。なお、腎臓は、腎実質 (皮質と髄質) と腎盂からできている。腎実質でつくられた尿は腎盂に集まり、尿管を通って膀胱へ送られる。

2 ◯ 記述どおり正しい。

3 ◯ 記述どおり正しい。

**4** ☆☆☆ 腎臓の皮質にある腎小体では、糸球体から蛋白質以外の血漿成分がボウマン嚢に濾し出され、原尿が生成される。

**5** ★★★ 腎臓の皮質にある腎小体では、糸球体から血液中の血球、糖及び蛋白質以外の成分がボウマン嚢に濾し出され、原尿が生成される。　令和6年4月

**6** ★★★ 血中の蛋白質は、糸球体からボウマン嚢に濾し出される。

**7** ★★★ 腎機能が正常な場合、糖はボウマン嚢に濾し出されないので、尿中には排出されない。

**8** ★★★ 血中のグルコースは、糸球体からボウマン嚢に濾し出される。

**9** ★★★ 血中の老廃物は、尿細管からボウマン嚢に濾し出される。

**10** ★★★ 尿細管では、原尿に含まれる大部分の水分、電解質、糖などの栄養物質が血液中に再吸収され、残りが尿として生成される。　令和6年4月

**11** ★★★ 腎機能が正常な場合、大部分の蛋白質はボウマン嚢中に濾し出されるが、尿細管でほぼ100%再吸収されるので尿中にはほとんど排出されない。

**12** ★★★ 原尿中に濾し出された電解質の多くは、ボウマン嚢から血中に再吸収される。

**13** ★★★ 原尿中に濾し出された水分の大部分は、そのまま尿として排出される。

**14** ★★★ 原尿のうち尿細管で再吸収されなかった成分が尿となり、腎盂を経て膀胱に送られ排泄される。

**15** ★★★ 尿の生成・排出により、体内の水分の量やナトリウムなどの電解質の濃度を調節するとともに、生命活動によって生じた不要な物質を排泄する。

**4** ⭕ 記述どおり正しい。腎小体は、毛細血管の集合体である糸球体と、それを包み込んでいるボウマン嚢から成る。血球や血漿中の蛋白質といった大きな分子は、糸球体から原尿中に濾し出されない。

**5** ✖ 糸球体から血液中の血球および蛋白質を除く成分がボウマン嚢中に濾し出され、原尿が生成されるため、誤り。糖は濾し出される。

**6** ✖ 血球や蛋白質といった大きな分子は、糸球体からボウマン嚢中に濾し出されないため、誤り。

**7** ✖ 糖はボウマン嚢中に濾し出されるため、誤り。なお、糖は身体に必要な成分であり、一旦ボウマン嚢中に濾過されるが、尿細管で再吸収されるため、尿中には排出されない。

**8** ⭕ 記述どおり正しい。なお、グルコースは糖の一種で、代表的な単糖の一つである。

**9** ✖ 血中の老廃物は、糸球体からボウマン嚢へ濾し出されて原尿となるため、誤り。なお、尿細管では、原尿中から必要な物質が再吸収される。

**10** ⭕ 記述どおり正しい。

**11** ✖ 血球や蛋白質は糸球体からボウマン嚢中には濾し出されないため、尿中には排出されない。また、尿細管で再吸収されるのは、糖、アミノ酸、ビタミンCなどであるため、誤り。

**12** ✖ 原尿中に濾し出された電解質（ナトリウム、カリウム等）は、尿細管から再吸収されるため、誤り。

**13** ✖ 原尿中に濾し出された水分の大部分は、尿細管から血中に再吸収されるため、誤り。なお、原尿は1日200リットルくらい作られるが、そのうち尿となるのは約1.5リットルである。

**14** ⭕ 記述どおり正しい。

**15** ⭕ 記述どおり正しい。

**5**

労働生理

**16** ☆☆☆ ★★★ 尿は淡黄色の液体で、固有の臭気を有し、通常、弱酸性である。

令和6年4月

**17** ☆☆☆ ★★★ 尿は、その90%は水、残りの10%は固形物で構成され、通常、アルカリ性を呈する。

**18** ☆☆☆ ★★★ 尿の95%は水分で、残りの5%が固形物であるが、その成分は全身の健康状態をよく反映するので、尿検査は健康診断などで広く行われている。

**19** ☆☆☆ ★★★ 尿の約95%は水分で、約5%が固形物であるが、その成分が全身の健康状態をよく反映するので、尿を採取して尿素窒素の検査が広く行われている。

**20** ☆☆☆ ★★★ 尿素窒素 (BUN) は、腎臓から排泄される老廃物の一種で、腎臓の働きが低下すると尿中に排泄されず、血液中の値が高くなる。

**21** ☆☆☆ ★★★ 血液中の尿素窒素 (BUN) の値が低くなる場合は、腎臓の機能の低下が考えられる。

**22** ☆☆☆ ★★★ 尿蛋白が陽性のときは、腎臓、膀胱又は尿道の病気などが疑われる。

**23** ☆☆☆ ★★★ 慢性腎炎やネフローゼは、その病態が重いほど尿中蛋白量が増加する。

**24** ☆☆☆ ★★★ 血糖値が正常であっても、体質的に腎臓から糖がもれて尿糖が陽性となる場合を腎性糖尿という。

**25** ☆☆☆ ★★★ 腎臓や膀胱の腫瘍で、尿潜血が陽性となることがある。

## 3 栄養素の消化と吸収

**1** ☆☆☆ ★★★ 栄養素は体内に吸収され、さまざまな過程を経て排泄されるが、この過程を代謝という。

**2** ☆☆☆ ★★★ 三大栄養素のうち糖質はブドウ糖などに、蛋白質はアミノ酸に、脂肪は脂肪酸とグリセリンに、酵素により分解されて吸収される。

**16** ○ 記述どおり正しい。

**17** ✕ 尿は、その**95%**は水、残りの**5%**が固形物で構成され、通常、**弱酸性**であるため、誤り。

**18** ○ 記述どおり正しい。

**19** ✕ 尿素窒素（BUN）は血液の検査項目であるため、誤り。

**20** ○ 記述どおり正しい。

**21** ✕ 老廃物である尿素窒素（BUN）は、腎臓で濾過されて尿中へ排出されるが、腎臓の機能が低下すると、濾過しきれない分が血液中に残ってしまい、血液中の尿素窒素（BUN）の値は高くなるため、誤り。

**22** ○ 記述どおり正しい。

**23** ○ 記述どおり正しい。

**24** ○ 記述どおり正しい。

**25** ○ 記述どおり正しい。

**5**

労働生理

---

| 解答 | 栄養素の消化と吸収 |

**1** ○ 記述どおり正しい。

**2** ○ 記述どおり正しい。

3 ★★★ 食物中のデンプンは、酵素により分解されてブドウ糖に変わり、腸壁から吸収される。

4 ★★★ 食物中の蛋白質は、酵素により分解されてアミノ酸に変わり、腸壁から吸収される。

5 ★★★ 食物中の脂肪は、十二指腸で胆汁と混合して乳化された後、酵素により脂肪酸とグリセリンに分解され、腸壁から吸収される。

6 ★★★ 無機塩、ビタミン類は、酵素により分解されて、吸収可能な形に変わり、腸壁から吸収される。

7 ★★★ 胃は、塩酸やペプシノーゲンを分泌して消化を助けるが、水分の吸収はほとんど行わない。

8 ★★★ 小腸は、胃に続く全長6～7mの管状の器官で、十二指腸、空腸及び回腸に分けられる。

9 ★★★ 小腸の内壁は絨毛で覆われ、栄養素の吸収の能率を上げるために役立っている。

10 ★★★ 吸収された栄養分は、血液やリンパによって組織に運搬されてエネルギー源などとして利用される。

11 ★★★ ブドウ糖及びアミノ酸は、絨毛から吸収されて毛細血管に入る。

12 ★★★ 脂肪酸とグリセリンは、絨毛から吸収された後、大部分は脂肪となってリンパ管に入る。

13 ★★★ 血液循環に入ったアミノ酸は、体内の各組織において蛋白質に再合成される。

14 ★★★ アミラーゼは炭水化物（糖質：でんぷんやグリコーゲン）を分解する酵素であり、リパーゼは脂質を分解する酵素であり、トリプシンは蛋白質を分解する酵素である。

15 ★★★ マルターゼは炭水化物（糖質）を分解する酵素であり、リパーゼは脂質を分解する酵素であり、トリプシンは蛋白質を分解する酵素である。　令和5年10月

**3** ○ 記述どおり正しい。

**4** ○ 記述どおり正しい。

**5** ○ 記述どおり正しい。

**6** ✕ 無機塩、ビタミン類は、分解されずにそのまま吸収されるため、誤り。

**7** ○ 記述どおり正しい。なお、水分の吸収は、腸管で行われる。

**8** ○ 記述どおり正しい。

**9** ○ 記述どおり正しい。小腸の表面は、ビロード状の絨毛という小突起で覆われており、栄養素の吸収の効率を上げるために役立っている。

**10** ○ 記述どおり正しい。

**11** ○ 記述どおり正しい。

**12** ○ 記述どおり正しい。

**13** ○ 記述どおり正しい。

**14** ○ 記述どおり正しい。

**15** ○ 記述どおり正しい。炭水化物（糖質）を分解する酵素には、唾液に含まれる**アミラーゼ**、小腸で分泌される**マルターゼ**などがある。

**5**

労働生理

**16** ★★★ 蛋白質は、膵臓から分泌される消化酵素である膵リパーゼなどによりアミノ酸に分解され、小腸から吸収される。

**17** ★★★ ペプシノーゲンは、胃酸によってペプシンという消化酵素になり、蛋白質を分解する。

**18** ★★★ 蛋白質の消化に関与している消化酵素は、ペプシンとトリプシンである。

**19** ★★★ 膵臓は、消化酵素を含む膵液を十二指腸に分泌するとともに、血糖値を調節するホルモンを血液中に分泌する。

**20** ★★★ 脂肪は、膵臓から分泌される消化酵素である膵アミラーゼにより脂肪酸とグリセリンに分解され、小腸の絨毛から吸収される。

`令和6年4月`

**21** ★★★ 蛋白質は、約20種類のアミノ酸が結合してできており、内臓、筋肉、皮膚など人体の臓器等を構成する主成分である。

**22** ★★★ 飢餓時には、肝臓などでアミノ酸などからブドウ糖を生成する糖新生が行われる。

**23** ★★★ 脂質は、糖質や蛋白質に比べて多くのATPを産生するエネルギー源となるが、摂取量が多すぎると肥満の原因となる。

`令和6年4月`

**16 ✗** 蛋白質は、胃で**ペプシン**によってポリペプチドに分解され、さらに小腸で**トリプシン**などによってアミノ酸に分解されて吸収されるため、誤り。膵リパーゼは、中性脂肪を**グリセリン**と**脂肪酸**に分解する酵素であり、アミノ酸は分解しない。

**17 ○** 記述どおり正しい。

**18 ○** 記述どおり正しい。なお、ペプシンは胃液に、トリプシンは膵液に含まれる消化酵素である。

**19 ○** 記述どおり正しい。膵臓は、糖質を分解する**アミラーゼ**、蛋白質を分解する**トリプシン**、脂肪を分解する**リパーゼ**などの消化酵素を含む膵液を分泌する。また、**インスリン**、**グルカゴン**などの血糖値を調節するホルモンを分泌する。

**20 ✗** 脂肪は、膵臓から分泌される消化酵素である**膵リパーゼ**により、脂肪酸とグリセリンに分解されるため、誤り。なお、**アミラーゼ**は、膵臓と唾液腺から分泌される消化酵素で、炭水化物をブドウ糖に分解する。

**21 ○** 記述どおり正しい。

**22 ○** 記述どおり正しい。

**23 ○** 記述どおり正しい。

**5**
労働生理

# 3 神経系と感覚器

**出題のポイント**

　この分野からは、毎回出題されるとみてください。神経系は、中枢神経系と末梢神経系に大別され、中枢神経系には脳と脊髄が、末梢神経系には体性神経と自律神経があります。出題は、**神経細胞（ニューロン）**の構造のほか、中枢神経系は**大脳**に関するもの、末梢神経系は**自律神経**に関するものが群を抜いています。

　感覚器も必出です。**視覚**を中心に、聴覚、嗅覚、皮膚感覚もしっかり押さえておきましょう。

　いずれも、新しい問題はあまりみられませんので、過去問のマスターが基本となります。

## 神経系の分類

## 脳の構造

## 感覚器等のポイント

| 近視眼 | 眼球の長軸が長すぎるために起こる。 |
|---|---|
| 遠視眼 | 眼球の長軸が短かすぎるために起こる。 |
| 聴器 | 耳は、聴覚と前庭感覚 (平衡感覚) をつかさどる器官で、外耳、中耳、内耳の3つから成る。<br><br>外耳 { 耳介 / 外耳道　　中耳 { 鼓膜 / 鼓室 (耳小骨)　　内耳 { 前庭 / 半規管 / 蝸牛 |
| 前庭 | 内耳にあり、半規管とともに平衡感覚をつかさどる。 |
| 嗅覚 | 嗅覚は、同一種類の臭気に対して疲労しやすく、一種の慣れの現象がみられる。 |
| 皮膚感覚 | 皮膚感覚の基本的なものには、触覚、痛覚、温度感覚がある。 |
| 温度感覚 | 温度感覚には、温覚と冷覚とがあるが、冷覚の方が温覚よりも敏感で、温感は徐々に起こるが、冷感は急速に現れる。 |

**5**
**労働生理**

## 耳の構造

# 1 神経

**1** ☐☐☐ ★★★
神経系において情報を伝えたり処理する基本単位である神経細胞はニューロンとも呼ばれ、細胞体から通常1本の軸索と複数の樹状突起が突き出した形をしている。

**2** ☐☐☐ ★★★
神経細胞（ニューロン）は、神経系を構成する基本的な単位で、通常、1個の細胞体、1本の軸索、複数の樹状突起から成る。

**3** ☐☐☐ ★★★
神経細胞の細胞体、軸索、樹状突起を合わせたものは、神経系を構成する基本的な単位で、神経節とよばれる。

**4** ☐☐☐ ★★★
神経系を構成する基本的な単位である神経細胞は、通常、1個の細胞体、1本の軸索及び複数の樹状突起から成り、シナプスともいわれる。

**5** ☐☐☐ ★★★
神経細胞内を情報が伝わっていくことを伝導といい、情報は、樹状突起で受け取られ軸索を伝わって運ばれる。

**6** ☐☐☐ ★★★
有髄神経線維は、無髄神経線維より神経伝導速度が速い。

**7** ☐☐☐ ★★★
神経細胞の細胞体が集合しているところを、中枢神経系では神経節といい、末梢神経系では神経核という。 令和6年4月

**8** ☐☐☐ ★★★
神経系は、中枢神経系と末梢神経系に大別され、中枢神経系には脳と脊髄が、末梢神経系には体性神経と自律神経がある。

**9** ☐☐☐ ★★★
神経系は、機能的には、体性神経と自律神経に分類され、自律神経は更に交感神経と副交感神経に分類される。

**10** ☐☐☐ ★★★
体性神経は、運動及び感覚に関与し、自律神経は、呼吸、循環などに関与する。

**11** ☐☐☐ ★★★
体性神経系には感覚器官からの情報を中枢に伝える感覚神経と、中枢からの命令を運動器官に伝える運動神経がある。 令和6年4月

## 解答　神経

**1** ◯　記述どおり正しい。

**2** ◯　記述どおり正しい。

**3** ✕　神経節ではなく、**ニューロン（神経単位）**と呼ばれるため、誤り。なお、神経節は、末梢神経の途中で局部的に神経細胞が集合して太くなり結節状をしている部分をいう。

**4** ✕　シナプスではなく、**ニューロン（神経単位）**と呼ばれるため、誤り。なお、シナプスは、神経細胞間などに形成される、シグナル伝達などに関わる接合部位とその構造をいう。

**5** ◯　記述どおり正しい。

**6** ◯　記述どおり正しい。髄鞘をもつ有髄神経は、中枢神経に多く見られ、髄鞘をもたない無髄神経は末梢神経に多く見られる。

**7** ✕　神経細胞の細胞体が集合しているところを、中枢神経系では**神経核**といい、末梢神経系では**神経節**というため、誤り。問題文は、説明が逆である。

**8** ◯　記述どおり正しい。

**9** ◯　記述どおり正しい。

**10** ◯　記述どおり正しい。

**11** ◯　記述どおり正しい。

5

労働生理

**12 ★★★** 自律神経系は、内臓、血管、腺などの不随意筋に分布している。

**13 ★★★** 自律神経系は、随意筋に分布して、呼吸、循環など生命維持に必要ないろいろな作用を無意識的、反射的に調節する。

**14 ★★★** 自律神経系は、交感神経系と副交感神経系とに分類され、各種臓器において双方の神経線維が分布し、相反する作用を有している。 `令和6年4月`

**15 ★★★** 交感神経と副交感神経は、同一器官に分布していても、その作用はほぼ正反対である。

**16 ★★★** 副交感神経系は、身体の機能を回復に向けて働く神経系で、休息や睡眠状態で活動が高まり、心拍数を減少し、消化管の運動を亢進する。 `令和6年4月`

**17 ★★★** 心臓に対しては、交感神経の亢進は心拍数を増加させ、副交感神経の亢進は心拍数を減少させる。

**18 ★★★** 消化管に対しては、交感神経の亢進は運動を促進させ、副交感神経の亢進は運動を抑制させる。

**19 ★★★** 一般に昼間は交感神経が緊張し、夜間には副交感神経が緊張する。

**20 ★★★** 自律神経の中枢は、小脳にあり、交感神経と副交感神経の働きを調整する。

**21 ★★★** 自律神経系の中枢は、脳幹及び脊髄にある。

## 2 脳

**1 ★★★** 脳は、大脳、脳幹及び小脳から成る。

**12 ◯** 記述どおり正しい。

**13 ✕** 自律神経は、**不随意筋**に分布し、生命維持に必要な作用を無意識的、反射的に調節するため、誤り。

**14 ◯** 記述どおり正しい。

**15 ◯** 記述どおり正しい。

**16 ◯** 記述どおり正しい。なお、**交感神経系**は、活動するときに働く神経系で、日中に活動が高まり、心拍数を**増加**させ、消化管の運動を**低下**する。

**17 ◯** 記述どおり正しい。

**18 ✕** 消化管に対しては、交感神経の亢進は運動を**抑制**させ、副交感神経の亢進は運動を**促進**させるため、誤り。問題文は、交感神経と副交感神経の働きが逆である。

**19 ◯** 記述どおり正しい。

**20 ✕** 自律神経の中枢は、**脳幹**（間脳、中脳、橋、延髄）の**間脳**（視床、視床下部）の**視床下部**にあり、交感神経と副交感神経の働きを調整するため、誤り。なお、自律神経反射は延髄レベルで行われる。

**21 ◯** 記述どおり正しい。

## 解答 脳

**1 ◯** 記述どおり正しい。なお、脳幹は**延髄**、**中脳**、**間脳**から成る。

**2** 図は脳などの正中縦断面であるが、図中のBは小脳で、体の平衡を保つ中枢がある。

 **3** 神経細胞が多数集合した部分は、肉眼的に灰色に見えるので灰白質といわれ、神経線維が多い部分は、白色に見えるので白質といわれる。

 **4** 大脳の内側の髄質は神経細胞の細胞体が集合した灰白質であり、外側の皮質は神経線維の多い白質である。

 **5** 大脳の内側の髄質は神経細胞の細胞体が集合した灰白質で、感覚、運動、思考などの作用を支配する中枢として機能する。

 **6** 大脳は、白質である外側の皮質と灰白質である内側の髄質から成る。

 **7** 大脳の外側の皮質は、神経細胞の細胞体が集合した灰白質で、感覚、運動、思考などの作用を支配する中枢として機能する。

**令和6年4月**

 **8** 大脳皮質の前頭葉には、運動機能中枢、運動性言語中枢及び精神機能中枢がある。

 **9** 大脳皮質の後頭葉には、視覚中枢がある。

 **10** 大脳皮質の運動性言語中枢が障害を受けると、声は出せても言葉として話すことができない。

 **11** 大脳皮質の聴覚性言語中枢に障害を受けると、相手の言葉を音として聴くことはできても、その意味を理解することができない。

**5**

労働生理

**2** ✗ Bは脳梁であるため、誤り。脳梁は、頭の中心にあって、**左右の脳（右脳と左脳）をつなぐ働き**をする。なお、**小脳**は、図のCとDの間にある斜線の部位で、体の平衡を保つ中枢がある。

Aは、**大脳皮質の前頭葉**で、運動機能中枢、運動性言語中枢及び精神機能中枢がある。Cは、**大脳皮質の後頭葉**で、視覚中枢がある。Dは、**延髄**で、呼吸運動、循環器官・消化器官の働きなど、生命維持に重要な機能の中枢がある。Eは、**間脳の視床下部**で、自律神経系の中枢がある。

**3** ○ 記述どおり正しい。

**4** ✗ 大脳の内側の髄質は神経線維の多い**白質**であり、外側の皮質は神経細胞の細胞体が集合した**灰白質**であるため、誤り。

**5** ✗ 大脳の内側の**髄質**は神経線維（**白質**）で、刺激の伝導経路であるため、誤り。大脳の外側の**皮質**は**灰白質**で、感覚、運動、思考等の作用を支配する。

**6** ✗ 大脳は、灰白質である外側の**皮質**と白質である内側の**髄質**から成るため、誤り。

**7** ○ 記述どおり正しい。

**8** ○ 記述どおり正しい。

**9** ○ 記述どおり正しい。

**10** ○ 記述どおり正しい。

**11** ○ 記述どおり正しい。

**5**

労働生理

**12** ★★★ 小脳には、心臓中枢及び体温調節中枢がある。

**13** ★★★ 小脳が侵されると運動中枢が働かなくなり、運動失調が起こる。

**14** ★★★ 間脳の視床下部には、自律神経系の中枢がある。

**15** ★★★ 延髄には、呼吸運動、循環器官・消化器官の働きなど、生命維持に重要な機能の中枢がある。

**16** ★★★ 脊髄では、運動神経が前根を通じて送り出され、知覚神経は後根を通じて入ってくる。

**17** ★★★ 脊髄は、運動系と知覚系の神経の伝導路であり、その中心部は白質、外側は灰白質である。

## 3 感覚器

**1** ★★★ 物理化学的な刺激の量と人間が意識する感覚の強度とは、直線的な比例関係にある。

**2** ★★★ 眼をカメラにたとえると、虹彩(こう)はしぼりの働きをする。

**3** ★★★ ヒトの眼は、周りの明るさによって水晶体の厚さが変化して眼に入る光量が調節され、暗い場合には水晶体が厚くなる。

**4** ★★★ 眼は、周りの明るさによって瞳孔の大きさが変化して眼に入る光量が調節され、暗い場合には瞳孔が広がる。

**5** ★★★ 網膜には、明るい所で働き色を感じる錐状体(すい)と、暗い所で働き弱い光を感じる杆状体(かん)の二種類の視細胞がある。

**6** ★★★ 眼球の網膜の錐状体(すい)は明暗を感じ、杆状体(かん)は色を感じる。

**12** ✕ 小脳には、主として**運動中枢**及び**平衡中枢**があるため、誤り。

**13** ◯ 記述どおり正しい。

**14** ◯ 記述どおり正しい。

**15** ◯ 記述どおり正しい。

**16** ◯ 記述どおり正しい。脊髄では、運動神経は**前角**から**前根**を通じて送り出され、知覚神経は**後根**を通じて**後角**に入る。

**17** ✕ 脊髄は、中心部は**灰白質**、外側は**白質**であるため、誤り。

## 解答 感覚器

**1** ✕ 感覚の大きさは刺激の強度の対数に比例し、刺激の量と感覚の強度とは**曲線的**な比例関係にあるため、誤り。

**2** ◯ 記述どおり正しい。虹彩で、光量に応じて瞳孔の径を変える。

**3** ✕ 周りの明るさによって変化するのは、瞳孔の大きさである。**水晶体**の厚さは、遠近で変化し、近くを見ると**厚く**なり、遠くを見ると薄くなるため、誤り。

**4** ◯ 記述どおり正しい。眼の明るさに対応する仕組みには**瞳孔反射**と**光順応**があり、問題文は瞳孔反射の説明。光順応は、網膜の視細胞（錐状体と杆状体）の切替えにより、明るさに対応する仕組みである。

**5** ◯ 記述どおり正しい。

**6** ✕ 眼球の網膜には2つの視細胞があり、**錐状体**は色を感じ、**杆状体**は明暗を感じるため、誤り。

**7** ★★★ 網膜は、暗所には短時間で順応するが、明るい光に順応するには30分から1時間を要する。

**8** ★★★ 明るいところから急に暗いところに入ると、初めは見えにくいが徐々に見えやすくなることを暗順応という。

**9** ★★★ 眼は、硝子体の厚さを変えることにより焦点距離を調節して網膜の上に像を結ぶようにしている。

**10** ★★★ 眼軸が短過ぎるために、平行光線が網膜の後方で像を結ぶ状態は近視である。 `令和6年4月`

**11** ★★★ 眼軸が長過ぎるために、平行光線が網膜の前方で像を結ぶ状態は、遠視眼である。

**12** ★★★ 遠距離視力検査は、一般に、5mの距離で実施する。

**13** ★★★ 角膜が歪んでいたり、表面に凹凸があるために、眼軸などに異常がなくても、物体の像が網膜上に正しく結ばないものを乱視という。

**14** ★★★ 中心窩(か)は、視力の鋭敏な部位である。

**15** ★★★ 耳は、聴覚と平衡感覚をつかさどる器官で、外耳、中耳及び内耳の三つの部位に分けられる。

**16** ★★★ 耳介で集められた音は、鼓膜を振動させ、その振動は耳小骨によって増幅され、内耳に伝えられる。 `令和5年4月`

**17** ★★★ 鼓膜は、中耳と内耳の中間にある。

**18** ★★★ 内耳は、側頭骨内にあって、聴覚及び平衡感覚を司る器官である。

**19** ★★★ 内耳は、前庭、半規管及び蝸牛(か)の三つの部位からなり、前庭と半規管が平衡感覚、蝸牛が聴覚を分担している。 `令和5年4月`

**5**

労働生理

**7 ✕** 網膜は、暗所に順応するのは時間がかかるが、明るい光には短時間で順応するため、誤り。

**8 ◯** 記述どおり正しい。

**9 ✕** 眼は、**水晶体**の厚さを変えることにより、焦点距離を調節しているため、誤り。なお、硝子体（ガラス体）は、水晶体の後方にあって、内腔を埋める透明なゼリー状の組織である。

**10 ✕** 眼軸が短過ぎるために、平行光線が網膜の後方で像を結ぶ状態は**遠視**であるため、誤り。

**11 ✕** 眼軸が**長**過ぎるために、平行光線が網膜の**前方**で像を結ぶ状態は、近視眼というため、誤り。

**12 ◯** 記述どおり正しい。遠距離視力検査は、一般的に健康診断で行う視力検査で、5mの距離で実施する。

**13 ◯** 記述どおり正しい。

**14 ◯** 記述どおり正しい。

**15 ◯** 記述どおり正しい。

**16 ◯** 記述どおり正しい。

**17 ✕** 鼓膜は、外耳と中耳の中間にあるため、誤り。

**18 ◯** 記述どおり正しい。

**19 ◯** 記述どおり正しい。

**20** ☐☐☐ ★★★ 内耳の半規管は、体の傾きの方向や大きさを感じ、前庭は体の回転の方向や速度を感じる平衡感覚器である。

令和6年4月　令和5年4月

**21** ☐☐☐ 新傾向 騒音性難聴は、音を神経に伝達する内耳の聴覚器官の有毛細胞の変性によって起こる。

令和5年4月

**22** ☐☐☐ ★★★ 鼓室は、耳管によって咽頭に通じており、その内圧は外気圧と等しく保たれている。

令和5年4月

**23** ☐☐☐ ★★★ 嗅覚と味覚は化学感覚ともいわれ、物質の化学的性質を認知する感覚である。

令和6年4月

**24** ☐☐☐ ★★★ 嗅覚は、始めは微量でも臭気を感ずるが、容易に疲労してその臭気に慣れ、感覚を失うようになる。

**25** ☐☐☐ ★★★ 嗅覚は、わずかな匂いでも感じるほど鋭敏で、同一の臭気に対して疲労しにくい。

**26** ☐☐☐ ★★★ 皮膚感覚には、触圧覚、痛覚、温度感覚（温覚・冷覚）などがあり、これらのうち冷覚を感じる冷覚点の密度は他の感覚点に比べて大きい。

**27** ☐☐☐ ★★★ 皮膚感覚には、触圧覚、痛覚、温度感覚（温覚・冷覚）などがあり、これらのうち冷覚を感じる冷覚点の密度は他の感覚点に比べて高い。

**28** ☐☐☐ ★★★ 温度感覚は、皮膚のほか口腔などの粘膜にも存在し、一般に冷覚の方が温覚よりも鋭敏で、温感は徐々に起こるが、冷感は急速に現れる。

令和6年4月

**29** ☐☐☐ ★★★ 深部感覚は、内臓の動きや炎症などを感じて、内臓痛を認識する感覚である。

令和6年4月

**5**

労働生理

**20 ✕** 内耳の前庭は体の傾きの方向や大きさを感じ、半規管は体の回転の方向や速度を感じる平衡感覚器であるため、誤り。

**21 ○** 記述どおり正しい。騒音性難聴は、強い音の長期間のばく露により、音の受容器である内耳にある蝸牛の有毛細胞が損傷することにより起こる。

**22 ○** 記述どおり正しい。

**23 ○** 記述どおり正しい。

**24 ○** 記述どおり正しい。

**25 ✕** 嗅覚は、わずかな匂いでも感じるほど鋭敏であるが、同一の臭気に対しては疲労しやすいため、誤り。

**26 ✕** 皮膚感覚のうち、痛覚を生じる痛覚点は皮膚に広く分布し、他の感覚点に比べて密度が大であるため、誤り。

**27 ✕** 触圧覚、痛覚、温度感覚（温覚・冷覚）などの皮膚感覚のうち、痛覚点の密度が他の感覚点に比べて高いため、誤り。

**28 ○** 記述どおり正しい。

**29 ✕** 内臓の動きや炎症などを感じて、内臓痛を認識する感覚は、内臓感覚であるため、誤り。深部感覚は、筋肉や腱等身体深部にある受容器から得られる、身体各部の位置や運動等の感覚である。

**5**

労働生理

# 筋肉と疲労

　筋肉は、ほぼ毎年出題されています。**筋の種類、等張性収縮**と**等尺性収縮、疲労**などについて、しっかり押さえておきましょう。

　**疲労**と**ストレス**は、これまでの出題頻度も高く、また近年の社会的なテーマであることから、今後引き続き出題が予想されます。**睡眠**も30％程度の頻度で、まとまった出題がみられますので、押さえておく必要があります。

## 筋肉の構造

## 筋肉の仕事

❶ 筋肉が引き上げることのできる物の重さは、筋肉の太さ（筋線維の数と太さ）に比例する。

❷ 筋肉が引き上げる高さは、筋肉の長さ（筋線維の長さ）に比例する。

❸ 筋肉は、収縮しようとする瞬間に一番大きい力を出す。

❹ 筋肉は、負荷する重さが適当なときに一番仕事量が大きい。

❺ 筋肉の縮む速さが適当なときに仕事の効率が一番大きい。

## 筋肉の収縮

**❶ 等尺性収縮**

手で荷物を持ったり、直立姿勢を保持したり、または鉄棒にぶら下がったりするように筋肉の長さの変わらない収縮をいう。

**❷ 等張性収縮**

張力は同じでも長さの変わる収縮で、次の2種類に分けられる。

短縮性収縮…筋肉を短縮させる収縮（荷物を持ち上げる）

伸張性収縮…筋肉を引き伸ばしながら力を出す（屈伸運動など）

## 疲労の定義

❶作業能率の低下、❷生体機能の変化、❸自覚的な疲労感の3つを伴うもの

## 疲労の種類

| | |
|---|---|
| 精神疲労と身体疲労 | 精神疲労は中枢神経系の疲労であって、主に眼など感覚器への刺激や精神の集中などによる精神的緊張によって起きる。精神的疲労は、肉体的な疲れを上回る不快感を伴うことが多い。 |
| 局所疲労と全身疲労 | 局所疲労は身体の一部の筋肉だけを使うことによって生じる疲労であり、全身疲労は全身の大きい筋群に起きる。 |
| 動的疲労と静的疲労 | 機械化に伴って静的疲労が増えているが、静的作業を動的作業に転換することが回復のポイントである。 |
| 急性疲労と慢性疲労 | 急性疲労は肉体の休養によって回復は容易だが、慢性疲労は日常生活のリズムの中で回復しにくく、対策も容易ではない。 |

## 疲労の測定法

| | | |
|---|---|---|
| 自覚症状調査 | | 身体的・精神的・神経感覚的の三つの面から疲労の自覚症状の調査が通常用いられる。 |
| 生理機能検査 | 精神・神経機能 | 膝蓋腱反応いき値検査、フリッカーテスト（大脳興奮水準または直接的視器の疲労）、2点弁別いき値、集中維持機能検査（標的の中心からのズレを測定）。 |
| | 尿 | 尿中ホルモンなどの内分泌機能。 |
| | その他 | 身体の形態的・機能的変化の測定（顔貌・姿勢、筋力の変化など）。 |
| 作業能率 | | 生産性の変化・災害頻度、罹病率・欠勤率等の統計的観察。 |

5

労働生理

# 1 筋肉

**1** ★★★ 筋肉は、横紋筋と平滑筋に分けられるが、心筋は横紋筋である。

**2** ★★★ 骨格筋は横紋筋である。

**3** ★★★ 骨格筋は随意筋、内臓筋は不随意筋である。

**4** ★★★ 平滑筋は、主に内臓に存在するため内臓筋とも呼ばれ、意志によって動かすことのできない不随意筋に属する。

**5** ★★★ 横紋筋は、骨に付着して身体の運動の原動力となる筋肉で意志によって動かすことができるが、平滑筋は、心筋などの内臓に存在する筋肉で意志によって動かすことができない。 令和5年10月

**6** ★★★ 心筋は不随意筋である平滑筋から成り、自動的に収縮をくり返す。

**7** ★★★ 筋肉の長さは変わらないが外力に抵抗して筋力の発生がある状態を等尺性収縮という。

**8** ★★★ 手で荷物を同じ位置で持ち続けたり、鉄棒にぶら下がっているときには、筋肉の長さは変わらずに筋力を発生させる等尺性収縮が生じている。

**9** ★★★ 人が直立しているときの姿勢保持の筋肉は、等尺性収縮を常に起こしている。

**10** ★★★ 長時間の姿勢保持を伴う情報機器作業などでは、持続的な筋収縮を必要とする等張性収縮が主体となるため、血行不良や筋疲労が生じやすい。

**11** ★★★ 人が直立しているとき、姿勢保持の筋肉には、常に伸張性収縮（等張性収縮）が生じている。

## 解答 筋肉

**1** ○ 記述どおり正しい。

**2** ○ 記述どおり正しい。

**3** ○ 記述どおり正しい。

**4** ○ 記述どおり正しい。

**5** ✕ 心筋は、横紋筋であるが、意志によって動かすことができない不随意筋であるため、誤り。

**6** ✕ 心筋は不随意筋である横紋筋から成り、自動的に収縮をくり返すため、誤り。

**7** ○ 記述どおり正しい。

**8** ○ 記述どおり正しい。

**9** ○ 記述どおり正しい。

**10** ✕ 持続的な筋収縮は等尺性収縮というため、誤り。等張性収縮は、荷物の持ち上げや屈伸運動など、筋肉が長さを変えて筋力を発生させる筋収縮をいう。

**11** ✕ 人が直立しているとき、姿勢保持の筋肉には、等尺性収縮が生じているため、誤り。なお、伸張性収縮は、等張性収縮の一つ。等張性収縮には、筋肉が短くなる短縮性収縮と伸びる伸張性収縮がある。

**12** ★★★ □□□ 荷物を持ち上げたり、屈伸運動を行うときは、筋肉が長さを変えずに外力に抵抗して筋力を発生させる等尺性収縮が生じている。
令和5年10月

**13** ★★★ □□□ 筋肉が引き上げることのできる物の重さは、筋肉の太さ（筋線維数）に比例する。

**14** ★★★ □□□ 運動することによって筋肉が太くなることを筋肉の活動性肥大という。

**15** ★★★ □□□ 強い力を必要とする運動を続けていると、筋肉を構成する個々の筋線維の太さは変わらないが、その数が増えることによって筋肉が太くなり筋力が増強する。
令和5年10月

**16** ★★★ □□□ 筋肉自体が収縮して出す最大筋力は、筋肉の断面積 $1cm^2$ 当たりの平均値をとると、性差がほとんどない。

**17** ★★★ □□□ 筋力を測定するには、一般に握力や背筋力を測る。

**18** ★★★ □□□ 筋肉が物を引き上げる高さは、筋肉の長さ（筋線経の長さ）に比例する。

**19** ★★★ □□□ 筋肉は、収縮しようとする瞬間に一番大きい作業能力を表わす。

**20** ★★★ □□□ 筋肉の縮む速さが適当なときに、仕事の効率が最も大きい。

**21** ★★★ □□□ 筋肉の縮む速さが速ければ速いほど、仕事の効率は大きい。

**22** ★★★ □□□ 筋収縮には、グリコーゲンやりん酸化合物等のエネルギー源が必要で、特に、直接のエネルギーはATP（アデノシン三りん酸）の加水分解によってまかなわれる。

**23** ★★★ □□□ 筋肉中のグリコーゲンは、酸素が十分に供給されると完全に分解され、最後に乳酸になる。

**24** ★★★ □□□ 筋肉中のグリコーゲンは、筋肉の収縮時に酸素の供給が不十分であると、水と二酸化炭素（炭酸ガス）にまで分解されず乳酸になる。

**12 ✕** 荷物を持ち上げたり、屈伸運動を行うときは、筋肉が長さを変えて筋力を発生させる等張性収縮が生じているため、誤り。

**13 ◯** 記述どおり正しい。

**14 ◯** 記述どおり正しい。

**15 ✕** 筋線維の数は増えないが、太さが変わることによって筋肉が太くなり筋肉が増強するため、誤り。問題文は説明が逆である。

**16 ◯** 記述どおり正しい。

**17 ◯** 記述どおり正しい。

**18 ◯** 記述どおり正しい。

**19 ◯** 記述どおり正しい。

**20 ◯** 記述どおり正しい。

**21 ✕** 筋肉の縮む速さが適当なときに、仕事の効率は最も大きいとされているため、誤り。

**22 ◯** 記述どおり正しい。

**23 ✕** 筋肉中のグリコーゲンは、酸素が十分に供給されると完全に分解され、最後に水と二酸化炭素になるため、誤り。

**24 ◯** 記述どおり正しい。

**5** 労働生理

25  筋肉は神経からの刺激によって収縮するが、神経より疲労しにくい。 令和5年10月

26 ★★★ 刺激に対して意識とは無関係に起こる定型的な反応を反射といい、最も単純な反射には膝蓋腱反射などの伸張反射がある。

27 新傾向 刺激に対して意識とは無関係に起こる定型的な反応を反射といい、四肢の皮膚に熱いものが触れたときなどに、その肢を体幹に近づけるような反射は屈曲反射と呼ばれる。 令和5年10月

## 2 疲労

1 ★★★ 疲労には心身の過度の働きを制限し、活動を止めて休息態勢に就かせようとする意味がある。

2 ★★★ 疲労によって生理機能が低下した状態では、作業能率が低下する。

3 ★★★ 産業疲労は、生体に対する労働負荷が大きすぎることにより引き起こされ、その回復や蓄積には、仕事だけでなく日常生活もかかわっている。

4 ★★★ 産業疲労は、疲労徴候の現れ方により、急性疲労、慢性疲労、日周性疲労などに分類することができる。

5 ★★★ 近年の職場では、長時間の同一姿勢保持に伴う静的疲労、身体の一部だけの局所疲労、精神的な活動による精神的疲労などが課題となっている。

6 ★★★ 近年の職場では、全身疲労のみならず、体の一部の筋肉を使う情報機器作業などによる局所疲労が問題となっている。

7 ★★★ 視作業の継続により、前額部の圧迫感、頭痛、複視、吐き気、嘔吐などの眼精疲労を生じ、作業の継続が困難になることがある。

8 ★★★ 作業の各局面で生じる疲労を後へ持ち越さないようにすることは、産業疲労の対策として大切なことである。

9 ★★★ 疲労の評価にあたっては、いくつかの検査を組み合わせて、総合的に判断することが望ましい。

25 ✕ 筋肉も神経も酸素の供給が乏しいと疲労するが、筋肉は神経より疲労
しやすいため、誤り。

26 ◯ 記述どおり正しい。

27 ◯ 記述どおり正しい。

## 解答 | 疲労

1 ◯ 記述どおり正しい。

2 ◯ 記述どおり正しい。

3 ◯ 記述どおり正しい。

4 ◯ 記述どおり正しい。

5 ◯ 記述どおり正しい。

6 ◯ 記述どおり正しい。

7 ◯ 記述どおり正しい。

8 ◯ 記述どおり正しい。

9 ◯ 記述どおり正しい。

**5**

労働生理

**10** ★★★ 疲労を自覚的に測定するには、厚生労働省が公開している「労働者の疲労蓄積度自己診断チェックリスト」などの調査表が用いられる。

**11** ★★★ 疲労の他覚的症状をとらえるための検査としては、フリッカー検査、集中維持機能検査などがある。

**12** ★★★ 疲労の他覚的症状をとらえるための検査として、フリッカー検査、2点弁別閾検査などがある。

**13** ★★★ 疲労の他覚的症状をとらえるための検査としては、ブローカ法やハイムリック法による検査がある。

**14** ★★★ 疲労を生理学的に測定するには、自律神経の機能を調べる心拍変動（HRV）解析などや感覚神経の機能を調べる2点弁別閾検査などが用いられる。

**15** ★★★ 身体活動強度（METs、メッツ）は、身体活動の強さを表す指標で、歩行している状態が1メッツである。

**16** ★★★ 身体活動強度（メッツ）は、身体活動の強さが軽作業時の何倍に相当するかを表す単位である。

**17** ★★★ 静的疲労、精神疲労とも、全身を休めることが効果的な疲労回復対策である。

**18** ★★★ 疲労を予防するには、作業の分析と作業方法の検討が重要であるが、個人の能力面への配慮と心理的側面への対策なども必要である。

## 3 ストレス

**1** ★★★ ストレス反応は、個人差が大きい。

**2** ★★★ 昇進や昇格、転勤、及び配置替えがストレスの原因となることがある。 令和6年4月 令和5年10月

**3** ★★★ 職場環境の騒音、気温、湿度、悪臭などがストレスの原因になることがある。 令和6年4月 令和5年10月

**10 ○** 記述どおり正しい。

**11 ○** 記述どおり正しい。

**12 ○** 記述どおり正しい。

**13 ✕** 疲労の他覚的症状をとらえるための検査は、**フリッカー検査**、**2点弁別閾検査**、**集中維持機能検査**などであるため、誤り。

**14 ○** 記述どおり正しい。

**15 ✕** 身体活動強度（METs、メッツ）は、身体活動の強さを表す指標で、**安静時**が1メッツであるため、誤り。歩行時は3メッツに相当する。

**16 ✕** 身体活動強度（メッツ）は、身体活動の強さが**安静時**の何倍に相当するかを表す単位であるため、誤り。なお、座って安静にしている状態は1メッツ、普通歩行は3メッツ、ジョギングは7メッツに相当する。

**17 ✕** 静的疲労は、静的作業を**動的**作業に転換することが回復対策であるため、誤り。

**18 ○** 記述どおり正しい。

**5**

労働生理

## 解答 ストレス

**1 ○** 記述どおり正しい。

**2 ○** 記述どおり正しい。

**3 ○** 記述どおり正しい。

**4** ★★★ ストレスは、外部からの刺激（ストレッサー）に対し、心身ともに順応しようとする反応である。

**5** ★★★ 個人の能力や感性に適合しないストレッサーは、心理的には不安、焦燥感、抑うつ感などを、身体的には疲労を生じることがある。

**6** ★★★ 外部からの刺激であるストレッサーは、その形態や程度にかかわらず、自律神経系と内分泌系を介して、心身の活動を抑圧する。
令和6年4月　令和5年10月

**7** ★★★ ストレスにより、自律神経系と内分泌系のバランスが崩れ、精神神経科的疾患又は内科的疾患が生じる場合がある。

**8** ★★★ ストレスにより、発汗、手足の震えなど自律神経系の障害が生じることがある。

**9** ★★★ ストレスにより、高血圧症、狭心症、十二指腸潰瘍などの疾患が発生することがある。
令和6年4月　令和5年10月

**10** ★★★ ストレスに伴う心身の反応には、ノルアドレナリン、アドレナリンなどのカテコールアミンや副腎皮質ホルモンが深く関与している。
令和6年4月　令和5年10月

**11** ★★★ 典型的なストレス反応として、副腎皮質ホルモンの分泌の著しい減少がある。

## 4 睡眠

**1** ★★★ 睡眠は、疲労の回復に有効であるが、寝つけない場合、体を横たえて安静を保つのみでも、疲労はある程度回復する。

**2** ★★★ 睡眠と覚醒のリズムのように、約1日の周期で繰り返される生物学的リズムをサーカディアンリズムといい、このリズムの乱れは、疲労や睡眠障害の原因となる。

**3** ★★★ 松果体から分泌されるメラトニンは、夜間に分泌が上昇するホルモンで、睡眠と覚醒のリズムの調節に関与している。

**4** ★★★ 体内時計の周期は、一般に、約25時間であり、外界の24時間周期に同調して、約1時間のずれが修正される。

4 ◯ 記述どおり正しい。

5 ◯ 記述どおり正しい。

6 ✕ ストレッサーは、その強弱にかかわらず、自律神経系と内分泌系を介して、心身の活動を亢進するため、誤り。

7 ◯ 記述どおり正しい。

8 ◯ 記述どおり正しい。

9 ◯ 記述どおり正しい。

10 ◯ 記述どおり正しい。

11 ✕ 典型的なストレス反応として、副腎皮質ホルモンの分泌の著しい増加があるため、誤り。

## 解答 睡眠

1 ◯ 記述どおり正しい。

2 ◯ 記述どおり正しい。

3 ◯ 記述どおり正しい。

4 ◯ 記述どおり正しい。

5 労働生理

5 ★★★ 睡眠と覚醒のリズムは、体内時計により約１日の周期に調節されており、体内時計の周期を外界の24時間周期に適切に同調させることができないために生じる睡眠の障害を概日リズム睡眠障害という。

6 ★★★ 睡眠が不足すると、感覚機能や集中力は低下し、作業能率が落ち、周囲の刺激に対する反応も鈍り、災害の発生しやすい状況となる。

7 ★★★ 睡眠中には、体温の低下、心拍数の減少、呼吸数の減少がみられる。

8 ★★★ 副交感神経系は、身体の機能を回復に向けて働く神経系で、休息や睡眠状態で活動が高まり、心拍数を減少し、消化管の運動を亢進する。

9 ★★★ 睡眠は、睡眠中の目の動きなどによって、レム睡眠とノンレム睡眠に分類される。

10 ★★★ レム睡眠は、安らかな眠りで、この間に脳は休んだ状態になっている。

11 ★★★ 入眠の直後にはノンレム睡眠が生じ、これが不十分な時には、日中に眠気を催しやすい。

12 ★★★ 睡眠と食事は深く関係しているため、就寝直前の過食は肥満のほか不眠を招くことになる。

13 ★★★ 夜間に働いた後の昼間に睡眠する場合は、一般に、就寝から入眠までの時間が長くなり、睡眠時間が短縮し、睡眠の質も低下する。

5 ◯ 記述どおり正しい。

6 ◯ 記述どおり正しい。

7 ◯ 記述どおり正しい。

8 ◯ 記述どおり正しい。

9 ◯ 記述どおり正しい。レム睡眠は、眼球が動いている、眠りの浅い状態。ノンレム睡眠は、眼球が動かない、深い眠りの状態である。

10 ✕ ノンレム睡眠は、安らかな眠りで、この間に脳は休んだ状態になっているため、誤り。レム睡眠は、浅い眠りで、脳の一部が活動している状態になっている。

11 ◯ 記述どおり正しい。

12 ◯ 記述どおり正しい。

13 ◯ 記述どおり正しい。

**5**

労働生理

# 5 調節と代謝

**出題のポイント**

　　外部環境が変化しても身体内部の状態を一定に保つ生体の仕組みを恒常性 (ホメオスタシス) といい、神経系と内分泌系により調整されています。

　　この分野からの出題は、各種**ホルモンの分泌と働き**、**体温調節**と**恒常性**、**基礎代謝**と**エネルギー代謝率**の定義にほぼ絞られています。ホルモンは、ここ数年、出題が続いていますので、整理しておきましょう。

## ホルモン

| ホルモン | 分泌器官 | 働き |
|---|---|---|
| アドレナリン | 副腎髄質 | 血管収縮、血圧上昇、心拍数増加作用。肝臓のグリコーゲンの分解を促進して、血糖を上昇させる。筋活動を円滑に遂行するように身体の態勢を整える。 |
| インスリン | 膵臓 | 血糖量を減少させる。 |
| グルカゴン | 膵臓 | 血糖量を増加させる。 |
| コルチゾール | 副腎皮質 | 血糖量を増加させる。 |
| アルドステロン | 副腎皮質 | 体液中の塩類バランスを調節する。 |
| パラソルモン | 副甲状腺 | 体液中のカルシウムバランスを調節する。 |
| メラトニン | 脳の松果体 | 生体リズム (概日リズム／サーカディアンリズム) を調節する。睡眠にも関係。 |
| ガストリン | 胃粘膜 | 胃酸の分泌を促進する。 |

## アドレナリンとインスリン

### ❶ アドレナリン

筋肉労働時にみられる内分泌系の著名な変化は、副腎髄質からのアドレナリンの分泌である。これによって血管は収縮し、血圧は上昇する。また、アドレナリンは心臓の自動中枢に作用して、心拍出量を増加させる。その他、肝臓のグリコーゲン分解を促進し、血糖を上昇させる。このように、アドレナリンは筋活動が円滑に遂行されるように身体の態勢を整える。

### ❷ インスリン

血液中の血糖値を正常値に抑制する働きをするのは、膵臓から出るインスリンである。

分泌されたインスリンは、直接血流中に入り、血糖を酸化するが、インスリンの分泌が止まると血糖の酸化ができなくなり、体内の糖分が尿中に排せつされるようになる。これがいわゆる糖尿病である。

**5**

労働生理

## エネルギー代謝率 (RMR)

ある作業に要したエネルギーが、基礎代謝量の何倍に当たるかを示す数値。以下の式で求められる。

$$\text{エネルギー代謝率 (RMR)} = \frac{(\text{作業時消費エネルギー量}) - (\text{安静時消費エネルギー量}^*)}{\text{基礎代謝量}}$$

＊安静時消費エネルギー量 ＝ 基礎代謝量の1.2倍

## 1　ホルモン

1　 アドレナリンは、副甲状腺から分泌され、体液中のカルシウムバランスを調節するはたらきをする。

2　 筋労作時には、副甲状腺からのアドレナリンの分泌が増加する。

3　 アドレナリンは、筋活動を円滑に遂行するように身体の態勢を整える。

4　 アドレナリンは、心臓の自動中枢に作用して、心拍出量を増加させる。

5　 アドレナリンは、心拍出量を減少させる。

6　 アドレナリンは、肝臓のグリコーゲン分解作用を抑制する。

7　 副腎髄質から分泌されるアドレナリンは、血糖値を低下させる。

8　 インスリンは、膵臓から分泌され、血糖量を減少させるはたらきをする。　令和6年4月

9　 グルカゴンは、膵臓から分泌され、血糖量を増加させるはたらきをする。

10　 コルチゾールは、副腎皮質から分泌され、血糖量を増加させるはたらきをする。　令和5年10月

11　コルチゾールは、血糖値の調節などの働きをするホルモンで、通常、その分泌量は明け方から増加し始め、起床前後で最大となる。

12　 アルドステロンは、副腎皮質から分泌され、体液中の塩類バランスを調節するはたらきをする。　令和6年4月　令和5年10月

13　 副腎皮質刺激ホルモンは、下垂体から分泌され、副腎皮質の活性化するはたらきをする。　令和6年4月　令和5年10月

労働生理

5

## 解答 ホルモン

**1** ✕ アドレナリンは副腎髄質から分泌され、血管収縮、血圧上昇、心拍数増加作用のほか、肝臓のグリコーゲンの分解を促進して、血糖を上昇させるはたらきをするため、誤り。

**2** ✕ 筋労作時には、副腎髄質からのアドレナリンの分泌が増加するため、誤り。

**3** ◯ 記述どおり正しい。

**4** ◯ 記述どおり正しい。

**5** ✕ アドレナリンは、心拍出量を増加させるため、誤り。

**6** ✕ アドレナリンは、肝臓のグリコーゲン分解を促進するため、誤り。

**7** ✕ アドレナリンは、血液中の糖の濃度を上昇させるため、誤り。

**8** ◯ 記述どおり正しい。

**9** ◯ 記述どおり正しい。

**10** ◯ 記述どおり正しい。

**11** ◯ 記述どおり正しい。コルチゾールは、覚醒直前に多く分泌され、夜には低くなり、一日の活動リズムを整えるといわれている。また、ストレスを受けた時に分泌が増えることから、ストレスを測定する指標となる。

**12** ◯ 記述どおり正しい。

**13** ◯ 記述どおり正しい。

5 労働生理

14 **新傾向** プロラクチンは、下垂体から分泌され、黄体形成を促進するはたらきをする。 令和6年4月

15 ★★★ パラソルモンは、副甲状腺から分泌され、体液中のカルシウムバランスを調節するはたらきをする。 令和6年4月 令和5年10月

16 ★★★ メラトニンは、副甲状腺から分泌され、体液中のカルシウムバランスを調節するはたらきをする。

17 ★★★ メラトニンは、夜間に分泌が上昇するホルモンで、睡眠と覚醒のリズムの調節に関与している。

18 ★★★ ガストリンは、胃粘膜から分泌され、胃酸の分泌を抑制する。 令和5年10月

19 ★★★ セクレチンは、十二指腸から分泌され、消化液の分泌を促進するはたらきをする。

## 2 体温調節

1 ★★★ 体温調節のように、外部環境が変化しても身体内部の状態を一定に保つ生体の仕組みを同調性といい、筋肉と神経系により調整されている。 令和6年4月

2 ★★★ 体温調節にみられるように、外部環境などが変化しても身体内部の状態を一定に保つ仕組みを恒常性（ホメオスタシス）という。

3 ★★★ 体温調節中枢は、間脳の視床下部にあり、産熱と放熱とのバランスを維持し、体温を一定に保つよう機能している。 令和6年4月

4 ★★★ 体温調節中枢は、小脳にあり、産熱と放熱とのバランスを維持し体温を一定に保つよう機能している。

5 ★★★ 寒冷にさらされ体温が正常以下になると、皮膚の血管が拡張して血流量を増し、皮膚温を上昇させる。 令和6年4月

6 ★★★ 高温にさらされ、体温が正常以上に上昇すると、内臓の血流量が増加し体内の代謝活動が亢進することにより、人体からの放熱が促進される。

**14 ◯** 記述どおり正しい。

**15 ◯** 記述どおり正しい。

**16 ✕** メラトニンは、脳の**松果体**から分泌され、**生体リズム**（概日リズム／サーカディアンリズム）を調節するはたらきをし、睡眠にも関係するため、誤り。

**17 ◯** 記述どおり正しい。

**18 ✕** 胃粘膜から分泌されるガストリンは、胃酸の分泌を促進するため、誤り。

**19 ◯** 記述どおり正しい。十二指腸粘膜から分泌されるセクレチンは、膵液の分泌を促進し、胃酸の分泌を抑制する。

**5**

労働生理

## 解答 体温調節

**1 ✕** 外部環境が変化しても身体内部の状態を一定に保つ生体の仕組みは**恒常性**（ホメオスタシス）といい、**自律神経系**と**内分泌系**により調整されているため、誤り。

**2 ◯** 記述どおり正しい。

**3 ◯** 記述どおり正しい。

**4 ✕** 体温調節中枢は、間脳の**視床下部**にあり、体温を一定に保つように機能しているので、誤り。

**5 ✕** 寒冷にさらされ体温が正常以下になると、皮膚の血管は**収縮**して血液量を**減少**し、体外に放散させる熱の量を減らすため、誤り。

**6 ✕** 暑熱な環境においては、**皮膚**の血管が拡張して血流量を増やし、発汗量も増やすことで、人体からの熱の放散が促進されるため、誤り。内臓の血流量を増加させて、体内の代謝活動を亢進させるのは、体温が低下するおそれがあるときである。

**7** ★★★ 産熱は、主に栄養素の酸化燃焼又は分解などの化学反応によって行われ、放熱は、ふく射（放射）、伝導、蒸発などの物理的な過程で行われる。

**8** ★★★ 熱の放散は、ふく射（放射）、伝導、蒸発などの物理的な過程で行われ、蒸発には、発汗と不感蒸泄によるものがある。

**9** ★★★ 計算上、100gの水分が体重70kgの人の体表面から蒸発すると、気化熱が奪われ、体温を約1℃下げることができる。

`令和6年4月`

**10** ★★★ 不感蒸泄とは、水分が発汗により失われることをいう。

`令和6年4月`

**11** ★★★ 発汗していない状態でも皮膚及び呼吸器から若干の水分の蒸発が見られるが、これに伴う放熱は全放熱量の10%以下である。

**12** ★★★ 発汗していない状態でも皮膚及び呼吸器から1日約850gの水が蒸発しており、これを不感蒸泄という。

**13** ★★★ 発汗には、体熱を放散する役割を果たす温熱性発汗と、精神的緊張や感動による精神的発汗とがあり、労働時には一般にこの両方が現れる。

**14** ★★★ 温熱性発汗は、全身でみられるが、特に足の裏で多い。

## 3 代謝

**1** ★★★ 代謝において、体内に摂取された栄養素が、種々の化学反応によって、ATPに蓄えられたエネルギーを用いて、細胞を構成する蛋白質などの生体に必要な物質に合成されることを同化という。

`令和5年10月`

**2** ★★★ 代謝において、細胞に取り入れられた体脂肪やグリコーゲンなどが分解されてエネルギーを発生し、ATPが生産されることを異化という。

`令和5年10月`

**7** ◯ 記述どおり正しい。

**8** ◯ 記述どおり正しい。

**9** ◯ 記述どおり正しい。計算すると、体重70kgの人の熱容量 (58.1kcal) は、水100ml (100g) の気化熱 (58kcal) とほぼ等しくなる。

**10** ✕ 発汗していない状態でも皮膚及び呼気から1日約850gの水が蒸発があり、これを**不感蒸泄**というため、誤り。

**11** ✕ 発汗していない状態でも皮膚及び呼気から1日約850gの水分が蒸発しており、これに伴う放熱 (不感蒸泄) は全放熱量の**25%**であるため、誤り。

**12** ◯ 記述どおり正しい。

**13** ◯ 記述どおり正しい。**温熱性発汗**は、体温が上昇したときに、体温を適正温度に保つためにかく汗をいう。

**14** ✕ 温熱性発汗の発汗部位は特に決まっておらず、全身の毛孔から汗が出るため、誤り。

**5**
**労働生理**

## 解答 代謝

**1** ◯ 記述どおり正しい。

**2** ◯ 記述どおり正しい。

**3** ★★★ 基礎代謝とは、心拍、呼吸、体温保持など生命維持に不可欠な最小限の活動に必要な代謝をいう。

**4** ★★★ 基礎代謝は、心臓の拍動、呼吸運動、体温保持などに必要な代謝で、基礎代謝量は、覚醒、横臥、安静時の測定値で表される。

**5** ★★★ 基礎代謝量は、普通、睡眠中の代謝量（測定値）で表される。
令和5年10月

**6** ★★★ 基礎代謝量は、人種、体格、年齢、性などで異なる。

**7** ★★★ 基礎代謝量は、同性、同年齢であれば、体表面積にほぼ正比例する。

**8** ★★★ エネルギー代謝率は、一定時間中に体内で消費された酸素と排出された二酸化炭素の容積比で表される。
令和5年10月

**9** ★★★ エネルギー代謝率とは、作業に要したエネルギー量が基礎代謝量の何倍に当たるかを示す数値である。

**10** ★★★ エネルギー代謝率の値は、体格、性別などの個人差による影響は少なく、同じ作業であれば、ほぼ同じ値となる。

**11** ★★★ 作業を行わず、ただじっと座っているだけの場合のエネルギー代謝率は、1.2である。

**12** ★★★ エネルギー代謝率で表した作業強度は、性・年齢・体格によって大きな開きがある。

**13** ★★★ エネルギー代謝率は、動的筋作業の強度を表すことができるが、静的筋作業には適用できない。
令和5年10月

**14** ★★★ 精神的作業のエネルギー代謝率は、作業内容によってかなり異なる。

**15** ★★★ エネルギー代謝率は、生理的負担だけでなく、精神的作業や静的筋作業の強度を表す指標としても用いられる。

**3** ◯ 記述どおり正しい。

**4** ◯ 記述どおり正しい。

**5** ✕ 基礎代謝量は、普通、早朝の安静、覚せい時に横たわっている状態の測定値で表されるため、誤り。

**6** ◯ 記述どおり正しい。基礎代謝量は、安静、横臥、覚醒状態で測定し、1日当たり男子1,400〜1,600kcal、女子1,200〜1,400kcalである。

**7** ◯ 記述どおり正しい。

**8** ✕ エネルギー代謝率は、作業に要したエネルギー量を、作業時間当たりの基礎代謝量で割った値（作業に要したエネルギー量が基礎代謝量の何倍にあたるかを示す値）であるため、誤り。問題文は、呼吸商の説明である。

**9** ◯ 記述どおり正しい。エネルギー代謝率は、作業に要したエネルギー量を、作業時間当たりの基礎代謝量で割った値をいう。

**10** ◯ 記述どおり正しい。

**11** ✕ 作業を行わず、ただじっと座っているだけの場合のエネルギー代謝率はゼロであるため、誤り。

**12** ✕ エネルギー代謝率で表した作業強度は、性・年齢・体格による開きはほとんどないため、誤り。

**13** ◯ 記述どおり正しい。

**14** ✕ 精神的作業や静的作業は、エネルギーをあまり消費しないため、エネルギー代謝率は適用することはできないため、誤り。

**15** ✕ 精神的作業や静的作業は、エネルギーをあまり消費しないため、エネルギー代謝率を適用することはできないため、誤り。

**5**

労働生理

# MEMO

# 令和6年4月公表問題と
# 解答・解説

受験番号 [　　　　　]　　　　第一種衛生管理者試験

**問1**　常時600人の労働者を使用する製造業の事業場における衛生管理体制に関する（1）〜（5）の記述のうち、法令上、誤っているものはどれか。

　　　ただし、600人中には、製造工程において次の業務に常時従事する者がそれぞれに示す人数含まれているが、試験研究の業務はなく、他の有害業務はないものとし、衛生管理者及び産業医の選任の特例はないものとする。

　　　深夜業を含む業務 ……………………………………… 300人

　　　多量の低温物体を取り扱う業務 ……………………… 100人

　　　特定化学物質のうち第三類物質を製造する業務 ……… 20人

（1）総括安全衛生管理者を選任しなければならない。

（2）衛生管理者のうち1人を、衛生工学衛生管理者免許を受けた者のうちから選任しなければならない。

（3）衛生管理者のうち少なくとも1人を、専任の衛生管理者としなければならない。

（4）産業医としての法定の要件を満たしている医師で、この事業場に専属でないものを産業医として選任することができる。

（5）特定化学物質作業主任者を選任しなければならない。

**問2**　厚生労働大臣が定める規格を具備しなければ、譲渡し、貸与し、又は設置してはならない機械等に該当しないものは、次のうちどれか。

（1）排気量40cm$^3$以上の内燃機関を内蔵するチェーンソー

（2）放射線測定器

（3）アンモニア用防毒マスク

（4）ろ過材及び面体を有する防じんマスク

（5）再圧室

問3　次の装置のうち、法令上、定期自主検査の実施義務が規定されているもの
はどれか。
(1) 木材加工用丸のこ盤を使用する屋内の作業場所に設けた局所排気装置
(2) 塩酸を使用する屋内の作業場所に設けた局所排気装置
(3) エタノールを使用する作業場所に設けた局所排気装置
(4) トルエンを重量の10%含有する塗料を用いて塗装する屋内の作業場所に
設けた局所排気装置
(5) アンモニアを使用する屋内の作業場所に設けたプッシュプル型換気装置

問4　次の作業を行うとき、法令上、作業主任者の選任が義務付けられているも
のはどれか。
(1) 水深10m以上の場所における潜水の作業
(2) チェーンソーを用いて行う立木の伐木の作業
(3) 製造工程において硝酸を用いて行う洗浄の作業
(4) セメント製造工程においてセメントを袋詰めする作業
(5) 強烈な騒音を発する場所における作業

問5　法令に基づき定期に行う作業環境測定とその測定頻度との組合せとして、
誤っているものは次のうちどれか。
(1) 通気設備が設けられている坑内の作業場における通気量の測定
……………………………………………………………… 半月以内ごとに1回
(2) 非密封の放射性物質を取り扱う作業室における空気中の放射性物質の濃
度の測定 …………………………………………… 1か月以内ごとに1回
(3) 溶融ガラスからガラス製品を成型する業務を行う屋内作業場における気
温、湿度及びふく射熱の測定 ………………………… 1か月以内ごとに1回
(4) チッパーによりチップする業務を行う屋内作業場における等価騒音レベ
ルの測定 ………………………………………………… 6か月以内ごとに1回
(5) 鉛蓄電池の解体工程において鉛等を切断する業務を行う屋内作業場にお
ける空気中の鉛の濃度の測定 ………………………… 1年以内ごとに1回

問6　有害物質等に係る作業とこれを規制している労働衛生関係規則との組合せとして、正しいものは次のうちどれか。

(1) ホルムアルデヒドを取り扱う作業 ………………… 有機溶剤中毒予防規則

(2) レーザー光線による金属の加工の作業 ……… 電離放射線障害防止規則

(3) ドライアイスを使用して冷凍を行う冷凍庫の内部における作業
　………………………………………………………… 酸素欠乏症等防止規則

(4) 窒素を入れたことのある化学設備のタンク内を点検する作業
　………………………………………………………… 高気圧作業安全衛生規則

(5) 自然換気が不十分な場所におけるはんだ付けの作業
　………………………………………………………… 粉じん障害防止規則

問7　有機溶剤作業主任者の職務として、法令上、定められていないものは次のうちどれか。

　ただし、有機溶剤中毒予防規則に定める適用除外及び設備の特例はないものとする。

(1) 作業に従事する労働者が有機溶剤により汚染され、又はこれを吸入しないように、作業の方法を決定し、労働者を指揮すること。

(2) 保護具の使用状況を監視すること。

(3) タンクの内部において有機溶剤業務に労働者が従事するときは、退避設備の整備等法定の措置が講じられていることを確認すること。

(4) 局所排気装置、プッシュプル型換気装置又は全体換気装置を1か月を超えない期間ごとに点検すること。

(5) 第一種有機溶剤等又は第二種有機溶剤等に係る有機溶剤業務を行う屋内作業場について、作業環境測定を実施すること。

問8　酸素欠乏症等防止規則に関する次の記述のうち、誤っているものはどれか。

(1) 酸素欠乏とは、空気中の酸素の濃度が18%未満である状態をいう。

(2) 第二種酸素欠乏危険作業を行う作業場については、その日の作業を開始する前に、当該作業場における空気中の酸素及び硫化水素の濃度を測定しなければならない。

（3）酸素欠乏危険作業に労働者を従事させるときは、労働者を当該作業を行う場所に入場させ、及び退場させる時に、人員を点検しなければならない。

（4）汚水を入れたことのあるポンプを修理する場合で、これを分解する作業に労働者を従事させるときは、硫化水素中毒の防止について必要な知識を有する者のうちから指揮者を選任し、作業を指揮させなければならない。

（5）パルプ液を入れたことのある槽の内部における作業については、酸素欠乏危険作業主任者技能講習を修了した者のうちから、酸素欠乏危険作業主任者を選任しなければならない。

**問9** 特定化学物質障害予防規則による特別管理物質を製造する事業者が事業を廃止しようとするとき、事業者が実施した措置に関する次のAからEの記録等について、特別管理物質等関係記録等報告書に添えて、所轄労働基準監督署長に提出することが、法令上、定められているものの組合せは（1）～（5）のうちどれか。

A 特別管理物質を製造する屋内作業場について行った作業環境測定の記録又はその写し

B 特別管理物質の製造プロセス等の運転条件及び製造量の記録又はその写し

C 特別管理物質を製造する作業場において、労働者が常時従事した作業の概要及び当該作業に従事した期間等の記録又はその写し

D 特別管理物質を製造する作業場所に設けられた局所排気装置の定期自主検査の記録又はその写し

E 特別管理物質を製造する業務に常時従事する労働者に対し行った特定化学物質健康診断の結果に基づく特定化学物質健康診断個人票又はその写し

(1) A, B, D
(2) A, B, E
(3) A, C, E
(4) B, C, D
(5) C, D, E

**問10** 次のAからDの業務について、労働基準法に基づく時間外労働に関する協定を締結し、これを所轄労働基準監督署長に届け出た場合においても、労働時間の延長が1日2時間を超えてはならないものの組合せは（1）〜（5）のうちどれか。

  A 病原体によって汚染された物を取り扱う業務

  B 鋼材やくず鉄を入れてある船倉の内部における業務

  C 多量の低温物体を取り扱う業務

  D 重量物の取扱い等重激なる業務

 (1) A, B

 (2) A, C

 (3) B, C

 (4) B, D

 (5) C, D

〔労働衛生（有害業務に係るもの）〕

**問11** 特殊健康診断に関する次の記述のうち、誤っているものはどれか。

 (1) 有害業務への配置替えの際に行う特殊健康診断には、業務適性の判断と、その後の業務による影響を調べるための基礎資料を得るという目的がある。

 (2) 特殊健康診断において適切な健診デザインを行うためには、作業内容と有害要因へのばく露状況を把握する必要がある。

 (3) 情報機器作業に係る健康診断では、眼科学的検査などとともに、上肢及び下肢の運動機能の検査を行う。

 (4) マンガンを取り扱う業務に常時従事する労働者に対して行う特殊健康診断の項目として、握力の測定がある。

 (5) 有機溶剤は、生物学的半減期が短いので、有機溶剤等健康診断における尿中の代謝物の量の検査のための採尿の時刻は、厳重に管理する必要がある。

問12　厚生労働省の「作業環境測定基準」及び「作業環境評価基準」に基づく作業環境測定及びその結果の評価に関する次の記述のうち、誤っているものはどれか。

(1) 管理濃度は、有害物質に関する作業環境の状態を単位作業場所の作業環境測定結果から評価するための指標として設定されたものである。

(2) A測定は、単位作業場所における有害物質の気中濃度の平均的な分布を知るために行う測定である。

(3) B測定は、単位作業場所中の有害物質の発散源に近接する場所で作業が行われる場合において、空気中の有害物質の最高濃度を知るために行う測定である。

(4) A測定の第二評価値が管理濃度を超えている単位作業場所の管理区分は、B測定の結果に関係なく第三管理区分になる。

(5) B測定の測定値が管理濃度を超えている単位作業場所の管理区分は、A測定の結果に関係なく第三管理区分になる。

問13　化学物質による健康障害に関する次の記述のうち、誤っているものはどれか。

(1) シアン化水素による中毒では、細胞内での酸素利用の障害による呼吸困難、けいれんなどがみられる。

(2) 硫化水素による中毒では、意識消失、呼吸麻痺などがみられる。

(3) 弗化水素による慢性中毒では、骨の硬化、斑状歯などがみられる。

(4) 二酸化硫黄による慢性中毒では、慢性気管支炎、歯牙酸蝕症などがみられる。

(5) 二酸化窒素による中毒では、末梢神経障害などがみられる。

**問14** 電離放射線による健康影響に関する次の記述のうち、誤っているものはどれか。

(1) 電離放射線の被ばくによる生体への影響には、身体的影響と遺伝的影響がある。

(2) 造血器、消化管粘膜など細胞分裂の頻度の高い細胞が多い組織・臓器は、一般に、電離放射線の影響を受けやすい。

(3) 電離放射線に被ばく後、30日以内に現れる造血器障害は、急性障害に分類される。

(4) 電離放射線の被ばくによる身体的影響のうち、白内障は晩発障害に分類される。

(5) 電離放射線の被ばくによる発がんと遺伝的影響は、確率的影響に分類され、症状の程度は線量に依存する。

**問15** 有機溶剤に関する次の記述のうち、正しいものはどれか。

(1) 有機溶剤の多くは、揮発性が高く、その蒸気は空気より軽い。

(2) 有機溶剤は、脂溶性が低いため、脂肪の多い脳などには入りにくい。

(3) メタノールによる障害として顕著なものには、網膜の微細動脈瘤を伴う脳血管障害がある。

(4) 二硫化炭素は、動脈硬化を進行させたり、精神障害を生じさせることがある。

(5) *N,N*-ジメチルホルムアミドによる障害として顕著なものには、視力低下を伴う視神経障害がある。

**問16** 化学物質とその常温・常圧（25℃、1気圧）での空気中における状態との組合せとして、誤っているものは次のうちどれか。

ただし、ガスとは、常温・常圧で気体のものをいい、蒸気とは、常温・常圧で液体又は固体の物質が蒸気圧に応じて揮発又は昇華して気体となっているものをいうものとする。

(1) アセトン　………………………………　ガス

(2) 塩素　……………………………………　ガス

(3) テトラクロロエチレン…………………　蒸気

(4) ナフタレン　……………………………　蒸気

(5) フェノール　……………………………　蒸気

**問17**　化学物質と、それにより発症するおそれのある主たるがんとの組合せとして、正しいものは次のうちどれか。

(1) 塩化ビニル　……………………………　肝血管肉腫

(2) ベンジジン　……………………………　皮膚がん

(3) ビス（クロロメチル）エーテル　………　膀胱がん

(4) クロム酸　………………………………　大腸がん

(5) 石綿　……………………………………　胃がん

**問18**　厚生労働省の「化学物質等による危険性又は有害性等の調査等に関する指針」に関する次の記述のうち、誤っているものはどれか。

(1) リスクアセスメントの基本的手順のうち最初に実施するのは、労働者の就業に係る化学物質等による危険性又は有害性を特定することである。

(2) ハザードは、労働災害発生の可能性と負傷又は疾病の重大性（重篤度）の組合せであると定義される。

(3) 化学物質等による疾病のリスク低減措置の検討では、化学物質等の有害性に応じた有効な保護具の使用よりも作業手順の改善、立入禁止等の管理的対策を優先する。

(4) 化学物質等による疾病のリスク低減措置の検討では、法令に定められた事項を除けば、危険性又は有害性のより低い物質への代替等を最優先する。

(5) 化学物質等による疾病のリスク低減措置の検討に当たっては、より優先順位の高い措置を実施することにした場合であって、当該措置により十分にリスクが低減される場合には、当該措置よりも優先順位の低い措置の検討は必要ない。

**問19** 局所排気装置に関する次の記述のうち、正しいものはどれか。

(1) キャノピ型フードは、発生源からの熱による上昇気流を利用して捕捉するもので、レシーバ式フードに分類される。

(2) スロット型フードは、作業面を除き周りが覆われているもので、囲い式フードに分類される。

(3) 囲い式フードの排気効果を型別に比較すると、ドラフトチェンバ型は、カバー型より排気効果が大きい。

(4) ダクトの形状には円形、角形などがあり、その断面積を大きくするほど、ダクトの圧力損失が増大する。

(5) 空気清浄装置を付設する局所排気装置を設置する場合、排風機は、一般に、フードに接続した吸引ダクトと空気清浄装置の間に設ける。

**問20** 呼吸用保護具に関する次の記述のうち、誤っているものはどれか。

(1) 隔離式防毒マスクは、直結式防毒マスクよりも有害ガスの濃度が高い大気中で使用することができる。

(2) ガス又は蒸気状の有害物質が粉じんと混在している作業環境中で防毒マスクを使用するときは、防じん機能を有する防毒マスクを選択する。

(3) 防毒マスクの吸収缶の色は、アンモニア用は緑色で、有機ガス用は黒色である。

(4) 使い捨て式防じんマスクは、粒径1μm程度のヒュームには使用できない。

(5) 防じんマスクは、面体と顔面との間にタオルなどを挟んで着用してはならない。

**〔関係法令（有害業務に係るもの以外のもの）〕**

**問21** 常時使用する労働者数が300人の事業場で、法令上、総括安全衛生管理者の選任が義務付けられていない業種は、次のうちどれか。

(1) 通信業

(2) 各種商品小売業

(3) 旅館業

(4) ゴルフ場業

(5) 警備業

問22　衛生管理者が管理すべき業務として、法令上、定められていないものは次のうちどれか。

　　　ただし、次のそれぞれの業務のうち衛生に係る技術的事項に限るものとする。

(1) 化学物質等による危険性又は有害性等の調査及びその結果に基づき講ずる措置に関すること。

(2) 健康診断の実施その他健康の保持増進のための措置に関すること。

(3) 労働者の衛生のための教育の実施に関すること。

(4) 労働者の健康を確保するため必要があると認めるとき、事業者に対し、労働者の健康管理等について必要な勧告をすること。

(5) 少なくとも毎週1回作業場等を巡視し、衛生状態に有害のおそれがあるときは、直ちに、労働者の健康障害を防止するため必要な措置を講じること。

問23　労働安全衛生法に基づく心理的な負担の程度を把握するための検査の結果に基づき実施する面接指導に関する次の記述のうち、正しいものはどれか。

(1) 常時50人以上の労働者を使用する事業者は、1年以内ごとに1回、定期に、心理的な負担の程度を把握するための検査結果等報告書を所轄労働基準監督署長に提出しなければならない。

(2) 事業者は、面接指導の対象となる労働者の要件に該当する労働者から申出があったときは、申出の日から3か月以内に、面接指導を行わなければならない。

(3) 事業者は、面接指導を行った場合は、当該面接指導の結果を当該事業場の当該部署に所属する労働者の集団その他の一定規模の集団ごとに集計し、その結果について分析しなければならない。

(4) 面接指導の結果は、健康診断個人票に記載しなければならない。

(5) 面接指導を行う医師として事業者が指名できる医師は、法定の研修を修了した医師に限られる。

**問24** 産業医の職務として、法令に定められていない事項は次のうちどれか。

ただし、次のそれぞれの事項のうち医学に関する専門的知識を必要とするものに限るものとする。

(1) 安全衛生に関する方針の表明に関すること。

(2) 作業の管理に関すること。

(3) 健康診断の実施に関すること。

(4) 衛生教育に関すること。

(5) 労働者の健康障害の原因の調査及び再発防止のための措置に関すること。

**問25** 労働安全衛生規則に基づく次の定期健康診断項目のうち、厚生労働大臣が定める基準に基づき、医師が必要でないと認めるときは、省略することができる項目に該当しないものはどれか。

(1) 既往歴及び業務歴の調査

(2) 心電図検査

(3) 肝機能検査

(4) 血中脂質検査

(5) 貧血検査

**問26** 労働基準法における労働時間等に関する次の記述のうち、正しいものはどれか。

(1) 1日8時間を超えて労働させることができるのは、時間外労働の協定を締結し、これを所轄労働基準監督署長に届け出た場合に限られている。

(2) 労働時間に関する規定の適用については、事業場を異にする場合は労働時間を通算しない。

(3) 労働時間が8時間を超える場合においては、少なくとも45分の休憩時間を労働時間の途中に与えなければならない。

(4) 機密の事務を取り扱う労働者については、所轄労働基準監督署長の許可を受けなくても労働時間に関する規定は適用されない。

(5) フレックスタイム制の清算期間は、6か月以内の期間に限られる。

**問27** 週所定労働時間が32時間、週所定労働日数が4日である労働者であって、雇入れの日から起算して3年6か月継続勤務したものに対して、その後1年間に新たに与えなければならない年次有給休暇日数として、法令上、正しいものは次のうちどれか。

ただし、その労働者はその直前の1年間に全労働日の8割以上出勤したものとする。

(1) 10日

(2) 11日

(3) 12日

(4) 13日

(5) 14日

〔労働衛生（有害業務に係るもの以外のもの）〕

**問28** 厚生労働省の「労働者の心の健康の保持増進のための指針」に基づくメンタルヘルスケアの実施に関する次の記述のうち、適切でないものはどれか。

(1) 「心の健康づくり計画」の策定に当たっては、衛生委員会又は安全衛生委員会において十分調査審議を行う。

(2) 「セルフケア」、「ラインによるケア」、「事業場内産業保健スタッフ等によるケア」及び「事業場外資源によるケア」の四つのケアを継続的かつ計画的に行う。

(3) メンタルヘルスケアを推進するに当たって、労働者の個人情報を主治医等の医療職や家族から取得する際には、あらかじめこれらの情報を取得する目的を労働者に明らかにして承諾を得るとともに、これらの情報は労働者本人から提出を受けることが望ましい。

(4) 労働者の心の健康は、職場配置、人事異動、職場の組織等の要因によって影響を受ける可能性があるため、人事労務管理部門と連携するようにする。

(5) プライバシー保護の観点から、衛生委員会や安全衛生委員会において、ストレスチェック制度に関する調査審議とメンタルヘルスケアに関する調査審議を関連付けて行うことは避ける。

**問29** 労働者の健康保持増進のために行う健康測定における運動機能検査の項目とその測定種目との組合せとして、誤っているものは次のうちどれか。

(1) 筋力　………………握力

(2) 柔軟性　……………座位体前屈

(3) 筋持久力　…………上体起こし

(4) 敏しょう性　………踏み台昇降

(5) 全身持久性　………最大酸素摂取量

**問30** 1,000人を対象としたある疾病のスクリーニング検査の結果と精密検査結果によるその疾病の有無は下表のとおりであった。このスクリーニング検査の偽陽性率及び偽陰性率の近似値の組合せとして、適切なものは（1）～（5）のうちどれか。

　　ただし、偽陽性率とは、疾病無しの者を陽性と判定する率をいい、偽陰性率とは、疾病有りの者を陰性と判定する率をいうものとする。

| 精密検査結果による疾病の有無 | スクリーニング検査結果（人） | |
|---|---|---|
| | 陽性 | 陰性 |
| 疾病有り | 20 | 5 |
| 疾病無し | 200 | 775 |

|  | 偽陽性率（％） | 偽陰性率（％） |
|---|---|---|
| (1) | 20.0 | 0.5 |
| (2) | 20.5 | 20.0 |
| (3) | 22.0 | 25.0 |
| (4) | 25.8 | 0.5 |
| (5) | 28.2 | 20.0 |

**問31** 脳血管障害及び虚血性心疾患に関する次の記述のうち、誤っているものはどれか。

(1) 脳血管障害は、脳の血管の病変が原因で生じ、出血性病変、虚血性病変などに分類される。

(2) 出血性の脳血管障害は、脳表面のくも膜下腔に出血するくも膜下出血、脳実質内に出血する脳出血などに分類される。

(3) くも膜下出血は、通常、脳動脈瘤が破れて数日後に発症し、激しい頭痛を伴う。

(4) 虚血性心疾患は、心筋の一部分に可逆的な虚血が起こる狭心症と、不可逆的な心筋壊死が起こる心筋梗塞とに大別される。

(5) 心筋梗塞では、突然激しい胸痛が起こり、「締め付けられるように痛い」、「胸が苦しい」などの症状が、1時間以上続くこともある。

**問32** 骨折に関する次の記述のうち、正しいものはどれか。

(1) 単純骨折とは、骨にひびが入った状態をいう。

(2) 複雑骨折とは、骨が多数の骨片に破砕された状態をいう。

(3) 不完全骨折では、骨折端どうしが擦れ合う軋轢音や変形などが認められる。

(4) 脊髄損傷が疑われる場合は、動かさないことを原則とするが、やむを得ず搬送する場合は、負傷者に振動を与えないようにするため、柔らかいマットに乗せる。

(5) 骨折に対する処置として、副子を手や足に当てるときは、骨折部分の上下の関節まで固定できる長さで、かつ、幅の広いものを用いる。

**問33** ノロウイルスによる食中毒に関する次の記述のうち、正しいものはどれか。

(1) 食品に付着したウイルスが食品中で増殖し、ウイルスが産生した毒素により発症する。

(2) ウイルスの感染性は、長時間煮沸しても失われない。

(3) 潜伏期間は、1〜2日である。

(4) 発生時期は、夏季が多い。

(5) 症状は、筋肉の麻痺などの神経症状が特徴である。

**問34** BMIに関する次の記述のうち、正しいものはどれか。

(1) BMIは肥満や低体重（痩せ）の判定に用いられる指数で、この数値が大きいほど肥満の傾向があり、小さいほど痩せの傾向がある。

(2) BMIを算出するには、腹囲の値が必要である。

(3) BMIを算出するには、体脂肪率の値が必要である。

(4) BMIは、内臓脂肪の重量と直線的な比例関係にある。

(5) BMIによる肥満度の判定基準には、男性の方が女性より大きな数値が用いられる。

〔労働生理〕

**問35** 呼吸に関する次の記述のうち、正しいものはどれか。

(1) 呼吸は、胸膜が運動することで胸腔内の圧力を変化させ、肺を受動的に伸縮させることにより行われる。

(2) 肺胞内の空気と肺胞を取り巻く毛細血管中の血液との間で行われるガス交換は、内呼吸である。

(3) 通常の呼吸の場合の呼気には、酸素が約16％、二酸化炭素が約4％含まれる。

(4) チェーンストークス呼吸とは、肺機能の低下により呼吸数が増加した状態をいい、喫煙が原因となることが多い。

(5) 身体活動時には、血液中の窒素分圧の上昇により呼吸中枢が刺激され、1回換気量及び呼吸数が増加する。

**問36** 神経系に関する次の記述のうち、誤っているものはどれか。

(1) 神経細胞の細胞体が集合しているところを、中枢神経系では神経節といい、末梢神経系では神経核という。

(2) 大脳の外側の皮質は、神経細胞の細胞体が集合した灰白質で、感覚、運動、思考などの作用を支配する中枢として機能する。

(3) 副交感神経系は、身体の機能を回復に向けて働く神経系で、休息や睡眠状態で活動が高まり、心拍数を減少し、消化管の運動を亢進する。

(4) 自律神経系は、交感神経系と副交感神経系とに分類され、各種臓器に対して両方の神経が支配している。

(5) 体性神経には感覚器官からの情報を中枢に伝える感覚神経と、中枢からの命令を運動器官に伝える運動神経がある。

**問37　心臓及び血液循環に関する次の記述のうち、誤っているものはどれか。**

(1) 心臓は、自律神経の中枢で発生した刺激が刺激伝導系を介して心筋に伝わることにより、規則正しく収縮と拡張を繰り返す。

(2) 肺循環により左心房に戻ってきた血液は、左心室を経て大動脈に入る。

(3) 大動脈を流れる血液は動脈血であるが、肺動脈を流れる血液は静脈血である。

(4) 心臓の拍動による動脈圧の変動を末梢の動脈で触知したものを脈拍といい、一般に、手首の橈骨動脈で触知する。

(5) 動脈硬化とは、コレステロールの蓄積などにより、動脈壁が肥厚・硬化して弾力性を失った状態であり、進行すると血管の狭窄や閉塞を招き、臓器への酸素や栄養分の供給が妨げられる。

**問38　脂肪の分解・吸収及び脂質の代謝に関する次の記述のうち、誤っているものはどれか。**

(1) 脂肪は、膵臓から分泌される消化酵素である膵アミラーゼにより脂肪酸とグリセリンに分解される。

(2) 胆汁は、アルカリ性で、消化酵素は含まないが、食物中の脂肪を乳化させ、脂肪分解の働きを助ける。

(3) 肝臓は、過剰な蛋白質及び糖質を中性脂肪に変換する。

(4) コレステロールやリン脂質は、神経組織の構成成分となる。

(5) 脂質は、糖質や蛋白質に比べて多くのATPを産生するエネルギー源となるが、摂取量が多すぎると肥満の原因となる。

**問39** 腎臓又は尿に関する次のAからDの記述について、誤っているものの組合せは（1）～（5）のうちどれか。

A 腎臓の皮質にある腎小体では、糸球体から血液中の糖以外の血漿成分がボウマン嚢に濾し出され、原尿が生成される。

B 腎臓の尿細管では、原尿に含まれる大部分の水分及び身体に必要な成分が血液中に再吸収され、残りが尿として生成される。

C 尿は淡黄色の液体で、固有の臭気を有し、通常、弱酸性である。

D 尿酸は、体内のプリン体と呼ばれる物質の代謝物で、健康診断において尿中の尿酸の量の検査が広く行われている。

(1) A，B

(2) A，C

(3) A，D

(4) B，C

(5) C，D

**問40** 感覚又は感覚器に関する次の記述のうち、誤っているものはどれか。

(1) 眼軸が短過ぎるために、平行光線が網膜の後方で像を結ぶものを遠視という。

(2) 嗅覚と味覚は化学感覚ともいわれ、物質の化学的性質を認知する感覚である。

(3) 温度感覚は、皮膚のほか口腔などの粘膜にも存在し、一般に冷覚の方が温覚よりも鋭敏である。

(4) 深部感覚は、筋肉や腱にある受容器から得られる身体各部の位置、運動などを認識する感覚である。

(5) 平衡感覚に関係する器官である前庭及び半規管は、中耳にあって、体の傾きや回転の方向を知覚する。

問41　ヒトのホルモン、その内分泌器官及びそのはたらきの組合せとして、誤っ
ているものは次のうちどれか。

|  | ホルモン | 内分泌器官 | はたらき |
|---|---|---|---|
| (1) | アルドステロン | 副腎髄質 | 血糖量の増加 |
| (2) | インスリン | 膵臓 | 血糖量の減少 |
| (3) | パラソルモン | 副甲状腺 | 血中のカルシウム量の調節 |
| (4) | プロラクチン | 下垂体 | 黄体形成の促進 |
| (5) | 副腎皮質刺激ホルモン | 下垂体 | 副腎皮質の活性化 |

問42　免疫に関する次の記述のうち、誤っているものはどれか。

(1) 抗原とは、免疫に関係する細胞によって異物として認識される物質のこと
である。

(2) 抗原となる物質には、蛋白質、糖質などがある。

(3) 抗体とは、体内に入ってきた抗原に対して体液性免疫において作られる免
疫グロブリンと呼ばれる蛋白質のことである。

(4) 好中球は白血球の一種であり、偽足を出してアメーバ様運動を行い、体内
に侵入してきた細菌などを貪食する。

(5) リンパ球には、血液中の抗体を作るTリンパ球と、細胞性免疫の作用を持
つBリンパ球がある。

問43　ストレスに関する次の記述のうち、誤っているものはどれか。

(1) 外部からの刺激であるストレッサーは、その形態や程度にかかわらず、自
律神経系と内分泌系を介して、心身の活動を抑圧する。

(2) ストレスに伴う心身の反応には、ノルアドレナリン、アドレナリンなどの
カテコールアミンや副腎皮質ホルモンが深く関与している。

(3) 昇進、転勤、配置替えなどがストレスの原因となることがある。

(4) 職場環境における騒音、気温、湿度、悪臭などがストレスの原因となるこ
とがある。

(5) ストレスにより、高血圧症、狭心症、十二指腸潰瘍などの疾患が生じるこ
とがある。

**問44** 体温調節に関する次の記述のうち、正しいものはどれか。

(1) 体温調節中枢は、間脳の視床下部にある。

(2) 体温調節のように、外部環境が変化しても身体内部の状態を一定に保つ生体の仕組みを同調性といい、筋肉と神経系により調整されている。

(3) 寒冷な環境においては、皮膚の血管が拡張して血流量を増し、皮膚温を上昇させる。

(4) 計算上、体重70kgの人の体表面から10gの汗が蒸発すると、体温が約1℃下がる。

(5) 不感蒸泄とは、水分が発汗により失われることをいう。

## 関係法令（有害業務に係るもの）

**問1 [安全衛生管理体制]**……………… 答え **2**

(1) **○** 記述どおり正しい。総括安全衛生管理者は、業種と規模によってその選任が決められている。常時300人以上の労働者を使用する製造業の事業場においては、総括安全衛生管理者を選任しなければならない。**（安衛法第10条第1項、安衛令第2条第2号）**

(2) **✕** 法令上、誤り。常時500人を超える労働者を使用する事業場で、一定の有害業務に常時30人以上の労働者を従事させる場合には、衛生管理者のうち1人を衛生工学衛生管理者免許を有する者のうちから選任しなければならないが、問題文の「多量の低温物体を取り扱う業務」はこの一定の有害業務に該当しない。**（安衛則第7条第1項第6号、労基則第18条）**

(3) **○** 記述どおり正しい。常時1,000人を超える労働者を使用する事業場、又は常時500人を超える労働者を使用し、「多量の低温物体を取り扱う業務」を含む一定の有害業務（表参照）に常時30人以上の労働者を従事させる事業場では、衛生管理者のうち少なくとも1人を専任の衛生管理者としなければならない。なお、労働者数501～1,000人の事業場では、衛生管理者は3人以上選任する。**（安衛則第7条第1項第4号、安衛則第7条第1項5号、労基則第18条）**

(4) **○** 記述どおり正しい。なお、常時1,000人以上の労働者を従事させる事業場、または一定の有害業務（「深夜業を含む業務」「多量の高熱物体を取り扱う業務」「多量の低温物体を取り扱う業務」等）に常時500人以上の労働者を従事させる事業場においては、産業医はその事業場に専属の者でなければならない。**（安衛法第13条第**

1項、安衛則第13条第1項第3号）

(5) **○** 記述どおり正しい。特定化学物質を製造し、又は取り扱う作業では、作業主任者の選任義務がある。**（安衛法第14条、安衛令第6条第18号、別表第3第3項）**

**問2 [譲渡の制限]**……………………… 答え **2**

(1) **○** 該当する。**（安衛法第42条、安衛令第13条第3項第29号）**

(2) **✕** 該当しない。**（安衛法第42条、安衛法別表第2、安衛令第13条）**

(3) **○** 該当する。防毒マスクのうち、一酸化炭素用、有機ガス用、アンモニア用、ハロゲンガス用、亜硫酸ガス用は、譲渡等の制限に該当する。なお、これら以外（硫化水素用など）は、譲渡等の制限に該当しないので注意のこと。**（安衛法第42条、安衛法別表第2第9号、安衛令第13条第5項）**

(4) **○** 該当する。なお、ろ過材又は面体を有していない防じんマスクは、譲渡等の制限に該当しないので注意のこと。**（安衛法第42条、安衛法別表第2第8号、安衛令第13条第5項）**

(5) **○** 該当する。**（安衛法第42条、安衛令第13条第3項第20号）**

**問3 [定期自主検査]**………………… 答え **4**

(1) **✕** 規定されていない。木材加工用丸のこ盤を使用する作業場所に設けた局所排気装置は、定期自主検査の実施義務が規定されていない。**（安衛法第45条第1項、安衛令第15条第1項第9号、粉じん則第17条第1項）**

(2) **✕** 規定されていない。塩酸（塩化水素の水溶液）は第3類特定化学物質であり、それを使用する作業場所に設けた局所排気装置について、定期自主検査の実施義務は規定されていない。なお、第1

類・第2類特定化学物質では、定期自主検査が必要である。**（安衛法第45条第1項、安衛令第15条第1項第9号、特化則第特化則第29条、第30条）**

（3）✕　規定されていない。エタノールは有機則で規定される有機溶剤ではないため、それを使用する作業場所に設けた局所排気装置について、定期自主検査の実施義務は規定されていない。なお、第1種・第2種有機溶剤では、定期自主検査が必要である。

（4）◯　規定されている。トルエン（第2種有機溶剤）を使用する作業場所の局所排気装置の定期自主検査は、1年以内ごとに1回行わなければならない。**（安衛法第45条第1項、安衛令第15条第1項第9号、有機則第20条第2項）**

（5）✕　規定されていない。アンモニアは第3類特定化学物質であり、それを使用する作業場所に設けたプッシュプル型換気装置について、定期自主検査の実施義務は規定されていない。なお、第1類・第2類特定化学物質では、定期自主検査が必要である。**（安衛法第45条、安衛令第15条第1項第9号）**

問4 ［作業主任者］ …………… 答え **3**

（1）✕　水深10m以上の場所における潜水の作業（高気圧業務）は、潜水士免許を受けた者でなければその業務に就いてはならないが、作業主任者の選任は義務付けられてない。**（安衛法第14条、安衛令第6条）**

（2）✕　チェーンソーを用いて行う立木の伐木の作業は、作業主任者の選任義務はない。**（安衛法第14条、安衛令第6条）**

（3）◯　硝酸は特定化学物質第3類物質であり、特定化学物質を製造し、又は取り扱う作業は、作業主任者を選任しなければならない。**（安衛法第14条、安衛令第6条第1項第18号、別表第3第3の8）**

（4）✕　セメント製造工程においてセメントを袋詰めする作業（粉じん作業）は、作業主任者の選任が義務付けられてない。**（安衛法第14条、安衛令第6条）**

（5）✕　強烈な騒音を発する場所における作業（騒音作業）は、作業主任者の選任が義務付けられてない。**（安衛法第14条、安衛令第6条）**

問5 ［作業環境測定］ …………… 答え **3**

（1）◯　正しい組合せ。**（安衛法第65条第1項、安衛令第21条第4号、安衛則第589条第3号、第603条第1項）**

（2）◯　正しい組合せ。**（安衛法第65条第1項、安衛令第21条第6号、電離則第53条第2号、第55条）**

（3）✕　誤りの組合せ。溶融ガラスからガラス製品を成型する業務は、暑熱の業務であり、半月以内ごとに1回、定期に、当該屋内作業場の作業環境測定を行わなければならない。**（安衛法第65条第1項、安衛令第21条第2号、安衛則第587条第7号、第8号、607条）**

（4）◯　正しい組合せ。**（安衛法第65条第1項、安衛令第21条第3号、安衛則第588条第7号、第590条第1項）**

（5）◯　正しい組合せ。**（安衛令第21条第1項第8号、別表第4第3号、鉛則第52条）**

問6 ［特別規則］ **新傾向** …………… 答え **3**

（1）✕　誤りの組合せ。ホルムアルデヒドは第2類特定化学物質であり、これを規制しているのは特定化学物質障害予防規則である。**（安衛令別表第3第2号31の2、特化則第2条第1項第3号）**

（2）✕　誤りの組合せ。レーザー光線は非電離放射線であり、電離放射線障害防止規則で規定される電離放射線（アルファ線、重陽子線、陽子線、ベータ線、電子線、中性子線、ガンマ線及びエックス線等）には該当しない。**（電離則第2条第1項）**

(3) **○** 正しい組合せ。ドライアイスを使用して冷蔵を行っている保冷貨物自動車の内部における作業は第1種酸素欠乏危険作業であり、これを規制しているのは酸素欠乏症等防止規則である。**(安衛令別表第6第10号、酸欠則第2条第7号、8号)**

(4) **✕** 誤りの組合せ。ヘリウム、アルゴン、窒素等の不活性の気体を入れたことのあるタンク等の内部における作業は、第一種酸素欠乏危険作業であり、これを規制しているのは酸素欠乏症等防止規則である。**(安衛令別表第6第11号、酸欠則第2条第7項)**

(5) **✕** 誤りの組合せ。自然換気が不十分な場所におけるはんだ付けの作業は鉛作業であり、これを規制しているのは鉛中毒予防規則である。**(鉛則第1条第5号リ)**

**問7 [有機溶剤中毒予防規則] 新傾向**
................................................ 答え **5**

(1) **○** 定められている。**(有機則第19条の2)**

(2) **○** 定められている。**(有機則第19条の2)**

(3) **○** 定められている。**(有機則第19条の2)**

(4) **○** 定められている。**(有機則第19条の2)**

(5) **✕** 定められていない。有機溶剤を製造または取り扱う屋内作業場については、作業環境測定士または作業環境測定機関が測定を実施しなければならない。**(安衛法第65条、安衛令第21条、作業環境測定法第3条、有機則第28条)**

**問8 [酸素欠乏症等防止規則]** .......... 答え **5**

(1) **○** 記述どおり正しい。**(酸欠則第2条第1号)**

(2) **○** 記述どおり正しい。**(酸欠則第3条第1項)**

(3) **○** 記述どおり正しい。**(酸欠則第8条)**

(4) **○** 記述どおり正しい。**(酸欠則第25**

条の2第2項)

(5) **✕** 誤り。し尿、腐泥、汚水、パルプ液等の腐敗・分解しやすい物質を入れたことのある槽の内部における作業や、海水が滞留したことのあるピットの内部における作業等は第二種酸素欠乏危険作業であり、酸素欠乏・硫化水素危険作業主任者技能講習を修了した者のうちから、酸素欠乏危険作業主任者を選任しなければならない。なお、第一種酸素欠乏危険作業にあっては、酸素欠乏危険作業主任者技能講習又は酸素欠乏・硫化水素危険作業主任者技能講習を修了した者のうちから選任する。**(安衛法第14条、安衛則別表第1、酸欠則第11条第1項)**

**問9 [特定化学物質障害予防規則] 新傾向**
................................................ 答え **3**

(1) **✕** 定められていないものを含む組合せ (B, Dは定められていない)。

(2) **✕** 定められていないものを含む組合せ (Bは定められていない)。

(3) **○** 定められているものの組合せ。

A **○** 作業環境測定の記録又はその写しは、所轄労働基準監督署長に提出することが、法令上、定められている。**(特化則第53条、第36条第3項)**

B **✕** 製造プロセス等の運転条件及び製造量の記録又はその写しは、所轄労働基準監督署長に提出することが、法令上、定められていない。

C **○** 作業の概要及び当該作業に従事した期間等の記録又はその写しは、所轄労働基準監督署長に提出することが、法令上、定められている。**(特化則第53条、第38条の4)**

D **✕** 定期自主検査の記録又はその写しは、所轄労働基準監督署長に提出することが、法令上、定められていない。

E **○** 特定化学物質健康診断個人票

又はその写しは、所轄労働基準監督署長に提出することが、法令上、定められている。**(特化則第53条、第40条第2項)**

(4) ✕ 定められていないものを含む組合せ **(B, Dは定められていない)**。

(5) ✕ 定められていないものを含む組合せ **(Dは定められていない)**。

**問10** [時間外労働の1日2時間の制限]
............................ 答え **5**

(1) ✕ 超えてもよいものの組合せ。

(2) ✕ 超えてもよいものを含む組合せ **(Aは超えてもよい)**。

(3) ✕ 超えてもよいものを含む組合せ **(Bは超えてもよい)**。

(4) ✕ 超えてもよいものを含む組合せ **(Bは超えてもよい)**。

(5) ◯ 超えてはならないものの組合せ。

A ✕ 労働時間延長の制限業務に該当しない（延長可）。**(労基法第36条、労基則第18条各号)**

B ✕ 労働時間延長の制限業務に該当しない（延長可）。**(労基法第36条、労基則第18条各号)**

C ◯ 多量の低温物体を取り扱う業務及び著しく寒冷な場所における業務は、労使協定を締結しても、1日2時間を超えて労働時間を延長することはできない。**(労基法第36条、労基則第18条第2号)**

D ◯ 重量物の取扱い等重激な業務は、労使協定を締結しても、1日2時間を超えて労働時間を延長することはできない。**(労基法第36条、労基則第18条第7号)**

## 労働衛生（有害業務に係るもの）

**問11** [特殊健康診断] ..................... 答え **3**

(1) ◯ 記述どおり正しい。

(2) ◯ 記述どおり正しい。

(3) ✕ 誤り。情報機器作業に係る健康診断では、眼科学的検査などとともに、筋骨格系に関する検査として上肢の運動機能の検査を行う。下肢の検査は含まれない。

(4) ◯ 記述どおり正しい。**(特化則第39条第1項、別表第3第59号)** 新傾向

(5) ◯ 記述どおり正しい。なお、鉛は、生物学的半減期が長い（数か月）ため随時の採尿、採血でよいので、合わせて押さえておくとよい。

**問12** [作業環境測定] ..................... 答え **5**

(1) ◯ 記述どおり正しい。管理濃度は、単位作業場所の作業環境管理状況の良否を判断するための管理区分を決定するために設定されたものである。

(2) ◯ 記述どおり正しい。なお、A測定の測定点は、無作為に抽出するために、等間隔で引いた線と線の交点にとる。

(3) ◯ 記述どおり正しい。B測定は、原材料を反応槽へ投入する場合など、間欠的に大量の有害物質の発散を伴う作業における最高濃度を知るために行う測定である。

(4) ◯ 記述どおり正しい。

(5) ✕ 誤り。B測定の測定値が管理濃度の1.5倍を超えている単位作業場所は、A測定の結果に関係なく第三管理区分となる。

**問13** [化学物質による健康障害] ... 答え **5**

(1) ◯ 記述どおり正しい。

(2) ◯ 記述どおり正しい。

(3) ◯ 記述どおり正しい。

(4) ◯ 記述どおり正しい。

(5) ✕ 誤り。二酸化窒素による慢性中毒では、呼吸器が侵される。末梢神経障害がみられるのは、ノルマルヘキサンの中毒症状である。

問14［電離放射線による健康障害］答え　**5**
(1) **◯** 記述どおり正しい。
(2) **◯** 記述どおり正しい。造血器、生殖腺、腸粘膜、皮膚など頻繁に細胞分裂している組織や臓器は、電離放射線の影響を受けやすい。
(3) **◯** 記述どおり正しい。電離放射線の被ばく後、数週間程度までに現れる造血器系障害は、急性障害に分類される。
(4) **◯** 記述どおり正しい。電離放射線の被ばくによる白内障は、晩発障害に分類され、被ばく後、半年～30年後に現れることが多い。
(5) **✕** 誤り。電離放射線の被ばくによる発がんと遺伝的影響は、確率的影響に分類され、発生率は線量に依存する。なお、電離放射線には確定的影響と確率的影響がある。確定的影響はしきい値があり、しきい値を超えると発生率及び重症度が線量に対応して増加する。確率的影響はしきい値は存在せず、線量の増加に伴って発生率が高くなる。造血器障害、中枢神経系障害は確定的影響に分類され、がん、白血病、遺伝的影響は確率的影響に分類される。

問15［有機溶剤による健康障害］…答え　**4**
(1) **✕** 誤り。有機溶剤の多くは、揮発性が高く、その蒸気は空気よりも重い。
(2) **✕** 誤り。有機溶剤は、脂溶性が高いため、脂肪の多い脳などに入りやすい。
(3) **✕** 誤り。メタノールによる障害として顕著なものは、神経障害（視神経障害、脳浮腫）及び消化器の中毒症状である。網膜細動脈瘤を伴う脳血管障害を起こすのは、二硫化炭素である。
(4) **◯** 記述どおり正しい。
(5) **✕** 誤り。N, N-ジメチルホルムアミドによる健康障害では、頭痛、めまい、肝機能障害などがみられる。

問16［有害化学物質］………………答え　**1**
(1) **✕** 誤り。アセトンは、常温・常圧の空気中では、蒸気である。
(2) **◯** 正しい。
(3) **◯** 正しい。**新傾向**
(4) **◯** 正しい。**新傾向**
(5) **◯** 正しい。

問17［職業がん］…………………答え　**1**
(1) **◯** 正しい。
(2) **✕** 誤り。ベンジジンは、膀胱（ぼうこう）がんを起こすおそれがある。皮膚がんを起こすことがあるのは、コールタールである。
(3) **✕** 誤り。ビス（クロロメチル）エーテルは、肺がんを起こすおそれがある。
(4) **✕** 誤り。クロム酸は、肺がんや上気道がんを起こすおそれがある。
(5) **✕** 誤り。石綿は、肺がんや胸膜中皮腫（しゅ）を起こすことがある。

問18［化学物質等による疾病のリスク低減措置］……………………………答え　**2**
(1) **◯** 記述どおり正しい。（**化学物質等による危険性又は有害性等の調査等に関する指針8（危険性又は有害性の特定）**）
(2) **✕** 誤り。ハザードは危険源又は有害要因をいう。ハザードの領域に労働者が侵入したり接触しなければ単なるハザードで終わるが、侵入したり接触するとハザードはリスクに変わる。このリスクを危険性、有害性という。問題文の「労働災害発生の可能性と負傷又は疾病の重大性（重篤度）の組合せ」はリスクである。
(3) **◯** 記述どおり正しい。（**化学物質等による危険性又は有害性等の調査等に関する指針10（リスク低減措置の検討及び実施）**）
(4) **◯** 記述どおり正しい。（**化学物質等による危険性又は有害性等の調査等に関する指針10（リスク低減措置の検討及び実施）**）
(5) **◯** 記述どおり正しい。（**化学物質等による危険性又は有害性等の調査等に関する指針**

## 問19 [局所排気装置] ………………… 答え **1**

(1) **O** 記述どおり正しい。

(2) **✕** 誤り。スロット型フードは、外付け式フードに分類される。

(3) **✕** 誤り。ドラフトチェンバ型は、カバー型より排気効果が小さい。

(4) **✕** 誤り。断面積を大きくするほど、ダクトの圧力損失は減少する。流体が配管を通過する際、摩擦や形状による抵抗のため、流体の圧力が下がる現象を圧力損失という。ダクトの断面積を大きくするほど圧力損失は減少するが、搬送速度は遅くなる。

(5) **✕** 誤り。空気清浄装置を付設する局所排気装置では、排風機は、空気清浄装置の後ろの清浄空気が通る位置に設ける。一般に、吸引ダクト ⇒ 空気清浄装置 ⇒ 排風機 ⇒ 排気ダクトの順とする。

## 問20 [労働衛生保護具] ……………… 答え **4**

(1) **O** 記述どおり正しい。隔離式防毒マスクは、面体と吸収缶を連結管でつないだ形状であり、面体に吸収缶が直接付いた形状の直結式防毒マスクよりも有害ガスの濃度が高い大気中で使用することができる。

(2) **O** 記述どおり正しい。

(3) **O** 記述どおり正しい。

(4) **✕** 誤り。使い捨て式防じんマスク（型式検定合格標章が貼付されたもの）は、ヒュームのような微細な粒子に対しても有効である。 新傾向

(5) **O** 記述どおり正しい。防じんマスクや防毒マスクの使用にあたっては、マスクを着用し、息を吸ってみて、面体の接顔部から空気が面体の中に入らないことを確認してから使用する。決してマスクと顔の間にタオルや接顔メリヤス等を当てて使用してはならない。

## 問21 [総括安全衛生管理者] ………… 答え **5**

(1) **O** 義務付けられている。（安衛法第10条、安衛令第2条第2号）

(2) **O** 義務付けられている。（安衛法第10条、安衛令第2条第2号）

(3) **O** 義務付けられている。（安衛法第10条、安衛令第2条第2号）

(4) **O** 義務付けられている。（安衛法第10条、安衛令第2条第2号）

(5) **✕** 義務付けられていない。常時1,000人以上の労働者を使用する、警備業の事業場では、総括安全衛生管理者を選任しなければならないが、300人では選任義務はない。（安衛法第10条、安衛令第2条第1項第3号）

## 問22 [衛生管理者] ………………… 答え **4**

(1) **O** 定められている。（安衛法第10条第1項第5号、第12条、安衛則第3条の2第2号） 新傾向

(2) **O** 定められている。（安衛法第10条第1項第3号、第12条）

(3) **O** 定められている。（安衛法第10条第1項第2号、第12条）

(4) **✕** 定められていない。労働者の健康を確保するため必要があると認めるとき、事業者に対し、労働者の健康管理等について必要な勧告をするのは、産業医の職務である。（安衛法第13条第5項）

(5) **O** 定められている。（安衛則第11条第1項）

## 問23 [面接指導] ……………………… 答え **1**

(1) **O** 記述どおり正しい。（安衛則第52条の21）

(2) **✕** 誤り。要件に該当する労働者から申出があったときは、遅滞なく、面接指導を行わなければならない。（安衛法第66条の10第3項、安衛則第52条の16第2項）

(3) ✕ 誤り。事業者は、面接指導を行った場合は、検査を行った医師等に当該事項を集計させ、その結果について分析させるよう努めなければならない。**(安衛則第52条の14) 新傾向**

(4) ✕ 誤り。事業者は面接指導の結果は、記録しておかなければならないが、健康診断個人票に記載しなければならないという規定は無い。**(安衛法第66条の10第4項、安衛則第52条の18第1項)**

(5) ✕ 誤り。医師についての指名要件は規定されていない。**(安衛法第66条の10、安衛則第52条の10) 新傾向**

**問24 [産業医]** ·················· 答え **1**

(1) ✕ 定められていない。安全衛生に関する方針の表明に関する職務は、総括安全衛生管理者の職務である。**(安衛則第3条の2第1号)**

(2) 〇 定められている。**(安衛則第14条第1項第5号)**

(3) 〇 定められている。**(安衛則第14条第1項第1号)**

(4) 〇 定められている。**(安衛則第14条第1項第8号)**

(5) 〇 定められている。**(安衛則第14条第1項第9号)**

**問25 [定期健康診断]** ·············· 答え **1**

(1) ✕ 該当しない(省略できない)。**(安衛則第44条第1項、第2項)**

(2) 〇 該当する(省略できる)。**(安衛則第44条第1項、第2項)**

(3) 〇 該当する(省略できる)。**(安衛則第44条第1項、第2項)**

(4) 〇 該当する(省略できる)。**(安衛則第44条第1項、第2項)**

(5) 〇 該当する(省略できる)。**(安衛則第44条第1項、第2項)**

**問26 [労働時間]** ·················· 答え **4**

(1) ✕ 誤り。災害など避けられない事由により臨時の必要がある場合は、時間外労働の協定をしなくても、行政官庁への届出により、時間外労働、休日労働及び深夜労働をさせることができる。**(労基法第33条第1項)**

(2) ✕ 誤り。労働時間に関する規定の適用については、事業場を異にする場合においても、労働時間を通算する。**(労基法第38条第1項)**

(3) ✕ 誤り。労働時間が6時間を超える場合は少なくとも45分、8時間を超える場合は少なくとも1時間の休憩時間を、労働時間の途中に与えなければならない。**(労基法第34条第1項)**

(4) 〇 記述どおり正しい。**(労基法第41条第1項第2号)**

(5) ✕ 誤り。フレックスタイム制の清算期間は、3か月以内の期間に限られる。**(労基法第32条の3第1項第2号)**

**問27 [年次有給休暇]** ············· 答え **5**

(1) ✕ 誤り。

(2) ✕ 誤り。

(3) ✕ 誤り。

(4) ✕ 誤り。

(5) 〇 正しい。週所定労働時間が30時間以上で、雇い入れ日から起算して6か月以上継続勤務し、直近の1年間に全労働時間の8割以上出勤した労働者に対しては、勤続年数に応じた休暇を与えなければならない。問題文の継続勤務年数3.6年の場合、年次有給休暇の付与日数は14日となる。なお、週所定労働時間が30時間未満、かつ週所定労働日数が4日以下であるパートタイムなど所定労働日数が少ない労働者については、別途の規定がある。**(労基法第39条第1～3項、労基則第24条の3)**

## 労働衛生（有害業務に係るもの以外のもの）

### 問28 [メンタルヘルスケア] ………… 答え **5**

(1) **○** 記述どおり正しい。**（安衛法第18条、安衛則第22条、メンタルヘルス指針：4）**

(2) **○** 記述どおり正しい。**（メンタルヘルス指針：5）**

(3) **○** 記述どおり正しい。**（メンタルヘルス指針：2-②）**

(4) **○** 記述どおり正しい。**（メンタルヘルス指針：2-③）**

(5) **✕** 適切でない。衛生委員会や安全衛生委員会において、「ストレスチェック制度に関する調査審議とメンタルヘルスケアに関する調査審議を関連付けて行うことが望ましい」とされている。**（安衛法第18条、安衛則第22条、メンタルヘルス指針：3）** 新傾向

### 問29 [健康測定] …………………… 答え **4**

(1) **○** 正しい。

(2) **○** 正しい。柔軟性の測定法としては、立位（又は座位）の体前屈がある。

(3) **○** 正しい。

(4) **✕** 誤り。敏しょう性の運動機能検査項目の測定法として、全身反応時間がある。全身反応測定は、一般的に反応開始の合図から足が跳躍台（マット）を離れるまでの時間を測る。

(5) **○** 正しい。全身持久性の運動機能検査項目の測定法として、自転車エルゴメーターによる最大酸素摂取量間接測定法がある。

### 問30 [労働衛生統計] ……………… 答え **2**

(1) **✕** 誤り。

(2) **○** 正しい。計算式は下記の通り。

偽陽性率 (%)

$$= \frac{陽性・疾病無し}{（陽性・疾病無し）+（陰性・疾病無し）} \times 100$$

$$= 200 \div (200 + 775) \times 100 \fallingdotseq 20.51\%$$

偽陰性率 (%)

$$= \frac{陰性・疾病有り}{（陽性・疾病有り）+（陰性・疾病有り）} \times 100$$

$$= 5 \div (20 + 5) \times 100 = 20.0\%$$

(3) **✕** 誤り。

(4) **✕** 誤り。

(5) **✕** 誤り。

### 問31 [脳血管障害、虚血性心疾患] 答え **3**

(1) **○** 記述どおり正しい。

(2) **○** 記述どおり正しい。

(3) **✕** 誤り。くも膜下出血は、通常、脳動脈瘤が破れた直後、激しい頭痛で発症する。新傾向

(4) **○** 記述どおり正しい。

(5) **○** 記述どおり正しい。

### 問32 [骨折] 新傾向 ……………… 答え **5**

(1) **✕** 誤り。単純骨折（閉鎖骨折）とは、皮膚の下で骨が折れているが、皮膚にまで損傷が及んでいない状態をいう。骨にひびが入った状態（不完全骨折）は、単純骨折の一つである。

(2) **✕** 誤り。複雑骨折（開放骨折）は、骨の折端が皮膚の外に出ている状態をいう。

(3) **✕** 誤り。骨にひびの入った状態を不完全骨折といい、骨が完全に折れている状態を完全骨折という。完全骨折では、骨折端どうしが擦れ合う軋轢音や変形などが認められる。

(4) **✕** 誤り。脊髄損傷が疑われる場合は、できるだけ動かさないようにしなければならない。もし搬送しなければならないときは、硬い板等に乗せて行う。

(5) **○** 記述どおり正しい。

### 問33 [食中毒] ……………………… 答え **3**

(1) **✕** 誤り。ノロウイルスによる食中毒は、ウイルスが付着した食品を食べることなどにより、ウイルスが体内で増殖して発

症する、ウイルス性食中毒である。

(2) ✕ 誤り。ウイルスの感染性は、85℃以上で1分以上の煮沸で失われる。ノロウイルスの失活化には、エタノールや逆性石鹸はあまり効果がなく、煮沸消毒または塩素系の消毒剤が効果的である。

(3) ◯ 記述どおり正しい。潜伏期間は、1～2日（24～48時間）である。

(4) ✕ 誤り。ノロウイルスによる食中毒は、冬季を中心に年間を通じて発症する。

(5) ✕ 誤り。ノロウイルスによる食中毒の症状は、吐き気、嘔吐、下痢、腹痛、発熱である。

問34 [健康測定] **新傾向** ............ 答え **1**

(1) ◯ 記述どおり正しい。BMI（body mass index）＝体重（kg）／身長（m²）で算出し、この値が18.5以上25未満を普通（正常）、25以上を肥満、18.5未満を低体重とする。

(2) ✕ 誤り。BMIは、身長と体重から算出する。

(3) ✕ 誤り。理由は同上。

(4) ✕ 誤り。腹囲は、内臓脂肪の面積と直線的な比例関係にある。

(5) ✕ 誤り。BMIによる肥満度の判定基準は、男女共通の数値が用いられる。

## 労働生理

問35 [呼吸] ............................ 答え **3**

(1) ✕ 誤り。呼吸は、横隔膜や肋間筋などの呼吸筋が収縮と弛緩をすることで胸腔内の圧力を変化させ、肺を受動的に伸縮させることにより行われる。

(2) ✕ 誤り。肺胞内の空気と肺胞を取り巻く毛細血管中の血液との間で行われる酸素と二酸化炭素のガス交換を外呼吸という。内呼吸（組織呼吸）は、全身の毛細血管中の血液が各組織細胞に酸素を渡して二酸化炭素を受け取るガス交換である。

(3) ◯ 記述どおり正しい。なお、呼気の約80％は窒素である。

(4) ✕ 誤り。チェーンストークス呼吸とは、呼吸中枢の機能低下により「15～20秒の無呼吸 → 深く早い呼吸 → 浅くゆっくりした呼吸」を繰り返す状態をいい、重症化した心不全や脳卒中などが原因となる。なお、「チェーンストークス」の語は、人名に由来する。

(5) ✕ 誤り。身体活動時には、血液中の二酸化炭素分圧の上昇などにより呼吸中枢が刺激され、1回換気量及び呼吸数が増加する。

問36 [神経と脳] ..................... 答え **1**

(1) ✕ 誤り。神経細胞の細胞体が集合しているところを、中枢神経系では神経核といい、末梢神経系では神経節という。問題文は、説明が逆である。なお、神経核は、中枢神経系である脳や脊髄の中にある神経細胞体が塊状に集まっている部分をいい、神経節は、末梢神経の途中で局部的に神経細胞が集合して太くなり結節状をしている部分をいう。

(2) ◯ 記述どおり正しい。

(3) ◯ 記述どおり正しい。交感神経系は、活動するときに働く神経系で、日中に活動が高まり、心拍数を増加させ、消化管の運動を低下する。

(4) ◯ 記述どおり正しい。自律神経系は、交感神経系と副交感神経系とに分類され、各種臓器において双方の神経線維が分布し、相反する作用を有している。

(5) ◯ 記述どおり正しい。

問37 [心臓と血液循環] ............ 答え **1**

(1) ✕ 誤り。心臓は、心臓の中にある洞結節と呼ばれるペースメーカーで発生した刺激が、刺激伝導系を介して心筋に伝わることにより、規則正しく収縮と拡張をくり返す。

(2) ○ 記述どおり正しい。肺循環は、右心室から肺動脈を経て肺の毛細血管に入り、肺静脈を通って左心房に戻る血液の循環である。

(3) ○ 記述どおり正しい。肺動脈を流れる血液は静脈血であり、肺静脈を流れる血液は動脈血である。

(4) ○ 記述どおり正しい。

(5) ○ 記述どおり正しい。動脈硬化は、心筋梗塞や脳梗塞の原因となる。

**問38 [栄養素の消化と吸収／肝臓] 答え 1**

(1) ✕ 誤り。脂肪は、膵臓から分泌される消化酵素である膵リパーゼにより、脂肪酸とグリセリンに分解される。なお、アミラーゼは、膵臓と唾液腺から分泌される消化酵素で、炭水化物をブドウ糖に分解する。

(2) ○ 記述どおり正しい。

(3) ○ 記述どおり正しい。肝臓は、コレステロールとリン脂質を合成し、また、余剰の蛋白質と糖質を中性脂肪に変換する。

(4) ○ 記述どおり正しい。コレステロールやリン脂質は、細胞膜の主要な成分であり、脳や神経組織などに多く含まれている。

(5) ○ 記述どおり正しい。

**問39 [腎臓と尿] ⋯⋯⋯⋯⋯⋯ 答え 3**

(1) ○ 正しいものを含む組合せ (Bは正しい)。

(2) ○ 正しいものを含む組合せ (Cは正しい)。

(3) ✕ 誤っているものの組合せ。

A ✕ 誤り。糸球体から血液中の血球および蛋白質以外の成分がボウマン嚢中に濾し出され、原尿が生成される。糖は濾し出される。なお、腎小体は、毛細血管の集合体である糸球体と、それを包み込んでいるボウマン嚢から成る。血球や蛋白質といっ

た大きな分子は、糸球体から原尿中に濾し出されない。

B ○ 記述どおり正しい。尿細管では、原尿に含まれる大部分の水分及び電解質、糖などの栄養物質が血液中に再吸収され、残りが尿として生成される。

C ○ 記述どおり正しい。尿は、その95％は水、残りの5％が固形物で構成され、通常、弱酸性である

D ✕ 誤り。尿酸は、体内のプリン体と呼ばれる物質の代謝物で、血液中の尿酸の量の検査が広く行われている。血液中の尿酸値が高くなる高尿酸血症は、関節の痛風発作などの原因となるほか、動脈硬化とも関連するとされている。

(4) ○ 正しいものの組合せ。

(5) ○ 正しいものを含む組合せ (Cは正しい)。

**問40 [感覚器] ⋯⋯⋯⋯⋯⋯⋯⋯ 答え 5**

(1) ○ 記述どおり正しい。なお、眼軸が長過ぎるために、平行光線が網膜の前方で像を結ぶものを近視という。

(2) ○ 記述どおり正しい。

(3) ○ 記述どおり正しい。一般に冷覚の方が温覚よりも鋭敏で、温感は徐々に起こるが、冷感は急速に現れる。

(4) ○ 記述どおり正しい。なお、内臓の動きや炎症などを感じて、内臓痛を認識する感覚は、内臓感覚である。

(5) ✕ 誤り。平衡感覚に関係する器官である前庭及び半規管は、内耳にあって、体の傾きや回転の方向を知覚する。前庭は体の傾きの方向や大きさを感じ、半規管は体の回転の方向や速度を感じる。

**問41 [ホルモン] ⋯⋯⋯⋯⋯⋯⋯ 答え 1**

(1) ✕ 誤りの組合せ。アルドステロンは、副腎皮質から分泌され、体液中の塩類

バランスを調節するはたらきをする。血糖量を増加させるのは、膵臓から分泌されるグルカゴンや副腎皮質から分泌されるコルチゾールである。

(2) ◯　正しい組合せ。

(3) ◯　正しい組合せ。

(4) ◯　正しい組合せ。**新傾向**

(5) ◯　正しい組合せ。

**問42 ［血液と免疫］**……………… 答え　**5**

(1) ◯　記述どおり正しい。

(2) ◯　記述どおり正しい。

(3) ◯　記述どおり正しい。抗体は、抗原に特異的に結合し、抗原の働きを抑える働きがある。なお、免疫には、リンパ球が産生する抗体によって病原体を攻撃する体液性免疫と、リンパ球などが直接に病原体などを取り込んで排除する細胞性免疫の二つがある

(4) ◯　記述どおり正しい。好中球は、白血球の約60％を占め、偽足を出してアメーバ様運動を行い、体内に侵入してきた細菌などを貪食する。

(5) ✘　誤り。白血球の一種であるリンパ球には、細菌や異物を認識し攻撃するＴリンパ球と抗体を産生するＢリンパ球などがある。問題文は、Ｔリンパ球とＢリンパ球の説明が逆である。

**問43 ［ストレス］**………………… 答え　**1**

(1) ✘　誤り。ストレッサーは、その強弱にかかわらず、自律神経系と内分泌系を介して、心身の活動を亢進する。

(2) ◯　記述どおり正しい。

(3) ◯　記述どおり正しい。

(4) ◯　記述どおり正しい。

(5) ◯　記述どおり正しい。

**問44 ［体温調節］**………………… 答え　**1**

(1) ◯　記述どおり正しい。体温調節中枢は、間脳の視床下部にあり、産熱と放熱と

のバランスを維持し、体温を一定に保つよう機能している。

(2) ✘　誤り。外部環境が変化しても身体内部の状態を一定に保つ生体の仕組みは恒常性（ホメオスタシス）といい、自律神経系と内分泌系により調整されている。

(3) ✘　誤り。寒冷な環境においては、皮膚の血管が収縮して血液量を減少し、体外に放散させる熱の量を減らす。なお、暑熱な環境においては、皮膚の血管が拡張して血流量を増やし、発汗量も増やすことで、人体からの熱の放散が促進される。

(4) ✘　誤り。計算上、体重70kgの人の体表面から100gの汗が蒸発すると、体温が約1℃下がる。体重70kgの人の熱容量（58.1kcal）は、水100ml（100g）の気化熱（58kcal）とほぼ等しくなる。

(5) ✘　誤り。発汗していない状態でも皮膚及び呼気から1日約850gの水が蒸発があり、これを不感蒸泄という。

●著者紹介

**衛生管理者試験対策研究会**

衛生管理者試験を中心に、試験問題・出題傾向・試験対策などの分析や研究、法令集や試験対策本など関連書籍の執筆などを行うグループ。

**第1種衛生管理者**
**一問一答パーフェクト1500問**
**'24〜'25年版**

| 発行日 | 2024年 6月25日 | 第1版第1刷 |
| | 2024年 9月17日 | 第1版第2刷 |

著　者　　衛生管理者試験対策研究会

発行者　斉藤　和邦
発行所　株式会社　秀和システム
　　　　〒135-0016
　　　　東京都江東区東陽2-4-2　新宮ビル2F
　　　　Tel 03-6264-3105（販売）Fax 03-6264-3094
印刷所　三松堂印刷株式会社　　　　Printed in Japan

ISBN978-4-7980-7243-2 C2030